Estera Witte
@estera_menomove

AF842260

50 & FIT

Estera Witte
@estera_menomove

50 & FIT

Das ganzheitliche Trainingsprogramm für Frauen

In 12 Wochen zu mehr Kraft, Energie und einem neuen Lebensgefühl

riva

INHALT

WILLKOMMEN AUF DEINEM NEUEN WEG

Liebe Leserin,

wenn du dieses Buch in der Hand hältst, dann trägst du vermutlich schon länger diesen Gedanken in dir: »Ich will mich wieder mehr spüren. Ich will etwas für mich tun.« Vielleicht sehnst du dich nach mehr Leichtigkeit, nach Energie oder Beweglichkeit. Vielleicht fühlst du, dass dein Körper sich verändert hat – und du wünschst dir, ihm wieder näherzukommen. Dann bist du genau hier richtig.

Wenn wir in die Lebensphase ab 50 eintreten, verändert sich vieles – im Körper und im Empfinden. Oft leise, manchmal sehr deutlich. Und auch wenn wir es uns nicht immer eingestehen wollen, unser Körper spricht mit uns. Er braucht andere Dinge als noch vor 10 oder 20 Jahren. Und er braucht sie nicht weniger, sondern bewusster. Was du brauchst, ist kein strenger Plan oder eine Diät, auch kein Fitnessprogramm zum Durchhalten. Was du brauchst, ist ein liebevoller Umgang mit dir selbst und die Erlaubnis, klein anzufangen. Ich spreche hier aus Erfahrung – aus meiner eigenen und der vieler Frauen, die ich begleite.

Der Körper fühlt sich manchmal schwerer an, müder. Die Energie ist da, aber sie verteilt sich anders. Die Muskeln bauen sich schneller ab, wenn wir sie nicht benutzen. Die Beweglichkeit lässt eher nach. Und auch die Hormone machen nicht mehr ganz das, was sie früher gemacht haben. Es kann sein, dass wir weniger belastbar sind – oder schneller überfordert. Es kann aber auch sein, dass wir uns kraftvoller fühlen als je zuvor, aber uns dennoch mehr Pausen gönnen möchten.

Das alles ist nicht »richtig« oder »falsch« – es ist echt. Und es ist dein Körper, der dir zeigt, dass es jetzt Zeit ist, noch mehr auf ihn zu hören, mit ihm zu arbeiten und nicht gegen ihn und nicht mit Druck. Auch nicht mit Diäten oder übertriebenem Ehrgeiz, sondern mit Feingefühl, Klarheit und Zuwendung.

Wir Frauen in der zweiten Lebenshälfte haben besondere Bedürfnisse und wir dürfen diese Bedürfnisse auch ernst nehmen. Vielleicht hast du früher Dinge einfach durchgezogen, hast durchgehalten, einfach nur funktioniert. Vielleicht bist du es gewohnt, eher für andere zu sorgen als für dich. Nun, jetzt, genau jetzt ist die Zeit, in der du wieder deine eigene Mitte finden darfst.

Bewegung spielt dabei eine ganz zentrale Rolle. Sie sollte dabei aber nicht als Pflicht empfunden werden, nicht als Stressfaktor, sondern als liebevolle Einladung an deinen Körper. Bewegung darf dir helfen, dich wieder leichter, verbundener und lebendiger zu fühlen. Sie darf dich unterstützen, wenn die Gelenke zwicken, wenn der Rücken sich verspannt, wenn die Stimmung schwankt oder der Schlaf nicht kommt. Sie darf dir Kraft schenken, körperlich und auch seelisch. Es ist nie zu spät, gut für dich zu sorgen. Und es ist nie zu wenig, wenn du nur ein paar Minuten für dich investierst – im Gegenteil, es ist genau richtig!

Meine eigene Geschichte

Doch bevor du in dieses Buch eintauchst, möchte ich mich dir vorstellen. Denn ich finde es wichtig, dass du weißt, von wem diese Zeilen kommen, welche Beweggründe mich leiten und warum mir dieses Thema so sehr am Herzen liegt. Dieses Buch ist nicht nur eine Sammlung von Übungen und Tipps, es ist ein Stück meiner eigenen Geschichte. Eine Geschichte, in der es um Bewegung, um Veränderungen, um Verluste, um neue Kraft und Lebensfreude geht.

Während ich dieses Buch schreibe, bin ich 56 Jahre alt. Ich bin Mutter von drei wundervollen, erwachsenen Kindern und inzwischen auch stolze Oma von zwei kleinen Enkelkindern, die mein Herz jedes Mal höherschlagen lassen, wenn sie mich mit ihrem Lachen begrüßen oder mir die Arme entgegenstrecken.

Geboren und aufgewachsen bin ich in Polen, in Berlinchen. Ich habe eine Ausbildung zur Kauffrau abgeschlossen, aber diesen Beruf nie ausgeübt. Mein Leben nahm einen anderen Weg. Schon mit Anfang 20 kam ich nach Deutschland, heiratete ich, wurde Mutter, und ab da drehte sich mein Alltag viele Jahre lang um Windeln, Kinderlachen, Hausaufgaben, Sorgen und all die großen und kleinen Dinge des Familienlebens. Rückblickend war es eine intensive, erfüllte Zeit, aber auch eine Zeit, in der ich meine eigenen Bedürfnisse oft hintangestellt habe.

Erst später habe ich meine Leidenschaft für Bewegung zu meinem Beruf gemacht. Vor etwa 20 Jahren ließ ich mich zur Fitnesstrainerin ausbilden, entdeckte Pilates für mich und absolvierte zahlreiche Weiterbildungen, auch im Rehabilitationssport. Ich durfte so viele unterschiedliche Menschen begleiten – junge Mütter, Männer in jedem Alter, sportliche Jugendliche, Frauen, die noch nie einen Fuß in ein Fitnessstudio gesetzt hatten. In meinen Kursen waren alle willkommen. Am meisten habe ich es genossen zu sehen, wie Menschen nach einer Stunde mit einem Lächeln, rotem Kopf und leuchtenden Augen nach Hause gingen.

Doch irgendwann – ganz leise – begann sich etwas in mir zu verändern. Ich merkte, dass mein Körper nicht mehr so reagierte wie früher. Meine Gelenke schmerzten, ich war schneller erschöpft, manchmal auch grundlos traurig oder gereizt. Nachts wachte ich plötzlich schweißgebadet auf. Mein Schlafanzug klebte am Körper, das Bettlaken war nass und ich fühlte mich, als hätte ich eine Stunde Sport gemacht, dabei hatte ich doch nur geschlafen.

Zuerst dachte ich: »Vielleicht übertreibe ich es einfach mit dem Training.« Dass es mit den Wechseljahren zusammenhängen könnte, kam mir gar nicht in den Sinn. Ich war überzeugt: Die Wechseljahre beginnen mit der letzten Periode, und die schien für mich noch weit weg.

Heute weiß ich, dass es der Beginn der Wechseljahre war. Damals war ich einfach nur verwirrt. Und das war nur der Anfang. Plötzlich hatte ich Stimmungsschwankungen, die ich mir nicht erklären konnte. Ich reagierte überempfindlich, manchmal war ich schon beim kleinsten Anlass gereizt. Eine pubertierende Tochter und meine Scheidung waren zusätzliche Herausforderungen, die dazu beitrugen, dass ich mich mit vielem schwertat, oft unverstanden und kraftlos fühlte. Ich zog mich zurück, verlor inzwischen die Freude am Sport, der mir sonst immer so viel Halt gegeben hatte. Stattdessen fühlte ich mich kraftlos, müde, voller Schmerzen – innerlich und äußerlich. Ich erinnere mich an Tage, an denen ich morgens schon keine Energie hatte, um aufzustehen, obwohl ich doch immer die Starke sein wollte.

Rückblickend bin ich dankbar, dass ich nie ganz aufgehört habe, mich zu bewegen. Auch wenn ich weniger trainierte als früher, blieb der Sport Teil meines Lebens. Heute weiß ich: Genau das hat mein Körper gebraucht. Meine Muskeln waren wie mein innerer Anker – sie haben mich getragen, wenn ich innerlich schwankte.

Mit 51 Jahren hatte ich meine letzte Periode. Damit begann endgültig meine Postmenopause – und zugleich eine völlig neue Lebensphase. Doch die menopausalen Beschwerden begleiteten mich noch viele Jahre weiter und prägten diesen Übergang stärker, als ich erwartet hatte. Ab da begann ich mich intensiver mit dem Thema auseinanderzusetzen. Ich habe gelernt, was mit meinem Körper passiert, vieles ausprobiert, manches wieder verworfen, anderes in meinen Alltag übernommen. Ich habe meinen Körper neu kennengelernt.

Heute kann ich sagen: Sport war und ist mein Schlüssel. Er hat mir geholfen, stark zu bleiben, körperlich und seelisch. Ohne Bewegung wäre ich heute sicher nicht da, wo ich bin.

Ein gesundes Leben in der zweiten Lebenshälfte

All diese Erfahrungen – die schönen wie die schweren – haben mich letztlich hierhergeführt. Sie haben mir gezeigt, wie wichtig es ist, den eigenen Körper ernst zu nehmen, ihn zu verstehen und ihm Aufmerksamkeit zu schenken. Genau deshalb schreibe ich dieses Buch. Ich möchte, dass es anders ist als viele andere Bücher über die Wechseljahre oder Fitness mit 50 plus. Es ist kein wissenschaftliches Werk voller Fachbegriffe und Theorien. Davon gibt es genug. Dieses Buch soll dich inspirieren, motivieren und dir das Gefühl geben, dass Veränderung leicht sein darf. Ich möchte, dass du dich beim Lesen nicht überfordert fühlst, sondern dass du Freude daran hast. Du sollst nicht grübeln oder dich durch komplizierte Erklärungen kämpfen. Stattdessen wünsche ich mir, dass du spürst: Das kann auch ich schaffen.

Denn eigentlich tragen wir das meiste Wissen schon in uns. Wir wissen, dass Bewegung uns guttut. Wir wissen, dass gute Ernährung wichtig ist. Wir wissen, dass wir mehr auf uns achten sollten. Doch oft fehlt uns die Motivation, wirklich ins Tun zu kommen. Genau hier möchte ich dich abholen.

In meinem Buch findest du deshalb praktische Tipps und Impulse zu den drei Faktoren, die für ein gesundes, erfülltes Leben in der zweiten Lebenshälfte entscheidend sind:

- **Bewegung:** Wir müssen uns bewegen, um langfristig gesund und stark zu bleiben – du erfährst hier, wie du Bewegung in deinen Alltag integrieren kannst, ohne dich zu überfordern.
- **Ernährung:** Der Körper hat jetzt andere Bedürfnisse als früher. Eine bewusste, angepasste Ernährung schenkt dir Energie, nährt dich und hilft dir, dich wohlzufühlen.
- **Erholung:** Höre auf deine innere Stimme und gönne dir Pausen, wenn der Körper danach ruft. Es ist keine Schwäche, sondern pure Stärke, achtsam mit sich selbst umzugehen.

Mein Ziel ist es, dir zu zeigen, dass ein Körper sich auch mit über 50 verändern kann – Schritt für Schritt, Tag für Tag. Und schon kleine Veränderungen machen einen Unterschied. Du wirst sehen, wie anpassungsfähig dein Körper ist, wie sehr er sich immer noch formen, kräftigen und erneuern kann.

Vergiss dabei nur eins nicht: Dein Körper braucht Zeit. Wir sind nicht mehr 20, nicht mehr 30. Aber das heißt nicht, dass nichts mehr möglich ist. Im Gegenteil, es ist so vieles möglich. Dein Körper verändert sich jeden Tag, wenn du ihm täglich ein kleines bisschen Aufmerksamkeit schenkst. Und mit »ein kleines bisschen« meine ich kein stundenlanges Training im Fitnessstudio. Es reichen schon ein paar Minuten – bewusst und regelmäßig.

Dieses Buch soll dir dabei helfen, genau das umzusetzen. Es soll dich motivieren, inspirieren und begleiten, damit du spürst, dass es nie zu spät ist, dich zu verändern und voller Kraft und Lebensfreude in diese neue Lebensphase zu gehen. Ich nenne dieses Buch ein Motivations- und Übungsbuch, weil es in erster Linie darum geht, dich zu motivieren und dich daran zu erinnern, wie wichtig es ist, für dich zu sorgen. Dafür gibt es das 12-Wochen-Programm als klare Struktur, die dich unterstützt und als Einladung fungiert, dranzubleiben – mit Freude, mit Neugier und mit einem guten Gefühl. Dieses Buch soll nicht eines von denen sein, die nach ein paar Tagen in der Ecke liegen. Ich habe es für dich geschrieben, damit du gerne startest und gerne weitermachst.

Auch wenn dieses Buch »50 & fit« heißt, richtet es sich an jede Frau, die spürt, dass jetzt der richtige Zeitpunkt ist, etwas zu verändern, ganz unabhängig vom Alter. Dieses Buch ist für deinen Weg, deine Motivation und für deinen Neubeginn.

Ich wünsche mir, dass meine Geschichte dir Hoffnung gibt. Dass du beim Lesen spürst: Es lohnt sich dranzubleiben. Dein Körper und deine Seele werden es dir danken – so wie es mein Körper jeden Tag für mich tut.

Deine Estera

1

Bewegung ab 50 – dein Schlüssel zu mehr Energie

Mit 50 beginnt ein neues Kapitel, und Bewegung kann zu deiner stärksten Verbündeten werden. Sie darf ein liebevolles Zeichen an dich selbst sein: Ich kümmere mich um mich.

Jede bewusste Bewegung, ob groß oder klein, schenkt dir Kraft, Leichtigkeit und Lebensfreude. Es ist nie zu spät, anzufangen, aber immer zu früh, aufzuhören.

VERÄNDERUNGEN IM KÖRPER AB 50

Wenn du dieses Buch liest, hast du wahrscheinlich schon einen großen Teil der hormonellen Achterbahnfahrt der Wechseljahre hinter dir. Die Perimenopause – diese oft lange Phase, in der sich vor allem Östrogen und Progesteron neu sortieren und dadurch Zyklus, Energie und Stimmung schwanken – liegt vielleicht schon hinter dir. Im Durchschnitt endet sie bei vielen Frauen in Mitteleuropa etwa um das 51. Lebensjahr. Doch jede Frau erlebt diesen Prozess auf ihre ganz eigene Weise. Es gibt kein festes Muster, kein »so muss es sein« – nur deinen persönlichen Rhythmus.

Nach der Perimenopause folgt die Menopause. Sie dauert tatsächlich nur einen einzigen Tag – den Tag, an dem deine letzte Regelblutung zwölf Monate zurückliegt. Ab diesem Zeitpunkt beginnt die Postmenopause, eine neue Lebensphase, in der sich dein Körper langsam auf ein neues hormonelles Gleichgewicht einstellt. Aber nur weil die letzte Periode vorbei ist, heißt das nicht, dass automatisch Ruhe einkehrt. Viele Frauen – mich eingeschlossen – spüren weiterhin Veränderungen, körperlich oder emotional. Genau in dieser Zeit habe ich gelernt, präziser hinzuhören: Mein Körper sendet klare Signale, ich musste nur lernen, sie zu verstehen.

Dieses Bewusstsein ist der Schlüssel. Je besser du verstehst, was in dir passiert, desto leichter kannst du dich darauf einstellen. Du erkennst, was dir guttut, was dich stärkt, und kannst aktiv dazu beitragen, dich wieder kraftvoll, lebendig und im Gleichgewicht zu fühlen. Im Grunde verändern sich in dieser Lebensphase vier große Bereiche besonders:

- **Hormone:** Die Hormonspiegel sinken und hinterlassen eine neue innere Landschaft. Stimmung, Schlaf, Energie – vieles fühlt sich anders an. Dein Körper sucht ein neues Gleichgewicht, Schritt für Schritt.
- **Stoffwechsel:** Er wird sensibler. Kleine Gewohnheiten wirken plötzlich stärker, andere weniger. Es ist, als würde dein Körper dich einladen, bewusster hinzuschauen und ihm genau das zu geben, was er jetzt wirklich braucht.

- **Muskulatur:** Sie will gepflegt werden. Ohne regelmäßige Impulse verliert sie Kraft, doch gleichzeitig reagiert sie dankbar auf jedes Training. Jeder Schritt, jede Wiederholung ist ein Versprechen an deine eigene Stärke.
- **Knochen:** Sie tragen dich durchs Leben und brauchen jetzt besondere Zuwendung. Mit Bewegung und guter Ernährung schenkst du ihnen Stabilität – und dir selbst ein Gefühl von Sicherheit und innerem Halt.

Hormonumstellungen – dein Körper im Wandel

Es ist ein ganz natürlicher Prozess, dass die Östrogen- und Progesteronspiegel sinken – die beiden Hormone, die das Erwachsenenleben mit der Menstruation jeder Frau prägen. Diese Umstellung geschieht über einen längeren Zeitraum und schließlich pendeln sich die Hormonspiegel auf einem neuen, niedrigeren Niveau ein. Dies hat körperliche und emotionale Auswirkungen, die sich bei manchen Frauen mehr, bei anderen weniger stark bemerkbar machen.

Östrogen – die schützende Kraftquelle deiner Vitalität

Wusstest du, dass Östrogen in deinem Körper wie ein unsichtbarer Schutzschild wirkt? Viele kennen es nur als »Weiblichkeitshormon«, doch seine Aufgaben reichen viel weiter. Jahrzehntelang hat es deine Knochen stark gehalten, dein Herz geschützt, deine Haut elastisch gehalten und dafür gesorgt, dass deine Muskulatur auf Training reagiert. Östrogen arbeitet in jeder Zelle – auch dort, wo du es vielleicht nie vermutet hättest: in deinen Muskeln, in deinem Gehirn, in deinen Gefäßen.

Solange genügend davon vorhanden ist, läuft dein inneres Kraftwerk fast reibungslos. Muskeln bauen sich leichter auf, die Zellen können Eiweiß besser verwerten, die Durchblutung ist gut – und deine Mitochondrien, diese kleinen Kraftwerke in deinen Zellen, produzieren zuverlässig Energie. Du fühlst dich lebendig, belastbar und widerstandsfähig.

Doch wenn der Östrogenspiegel sinkt, verändert sich der Rhythmus. Der Motor läuft etwas langsamer, Regeneration dauert länger und Muskelabbau geschieht schneller, selbst wenn du dich genauso viel bewegst wie früher. Vielleicht hast du schon gespürt, dass du dich manchmal weniger kräftig oder elastisch fühlst – oder dass dir nach dem Training die Erholung schwerer fällt. Das ist keine Schwäche, es ist Ausdruck einer neuen hormonellen Balance, in die dein Körper hineinwächst.

Auch der Stoffwechsel verändert sich. Östrogen beeinflusst, wie gut dein Körper Energie nutzt und Fett verbrennt. Sinkt dieser Impuls, wird überschüssige Energie leichter als Fett gespeichert – besonders wenn Muskelreize fehlen oder du viel Stress hast. Gleichzeitig kann es vermehrt zu Entzündungen kommen, was die Gelenke empfindlicher macht. All das ist ein Zeichen dafür, dass dein Körper jetzt neue, bewusste Unterstützung braucht.

Progesteron – die leise Kraft der inneren Ruhe

Neben Östrogen wirkt ein zweiter, oft übersehener Helfer: Progesteron. Es ist das Hormon der Ruhe, der Gelassenheit und des tiefen Schlafs. Es hat deinen Zyklus ausgeglichen, dein Nervensystem beruhigt und deinem Körper geholfen, Gewebe zu reparieren. Doch Progesteron verabschiedet sich meist früher als Östrogen. Ohne Eisprünge gibt es kaum Nachschub – und plötzlich fehlt ein wichtiger innerer Ruhepol.

Ich erinnere mich noch gut an die ersten Nächte, in denen ich spürte, dass etwas anders war. Ich lag wach, starrte in die Dunkelheit, während mein Kopf immer weiterarbeitete. Am nächsten Morgen fühlte ich mich wie ausgelaugt, als hätte jemand die Energie über Nacht einfach abgedreht. Und dann diese Stimmungsschwankungen – aus dem Nichts heraus. Es war, als würde meine innere Mitte immer wieder verrutschen.

Vielleicht erlebst du das gerade auch: unruhige Nächte, eine dünne emotionale Haut, das Gefühl, schneller gereizt zu sein, oder Wasseransammlungen, die du früher nie hattest. All das kann durch den Rückgang von Progesteron entstehen. Es zeigt dir, dass dein Körper neue Wege sucht, um zur Ruhe zu kommen – und dass du jetzt mehr denn je liebevolle Rituale brauchst, die dich stabilisieren.

Testosteron – der stille Motor für Kraft und Lebenslust

Und dann gibt es noch Testosteron – das Hormon, das vorwiegend mit Männern in Verbindung gebracht wird. Doch auch in uns Frauen spielt es eine zentrale Rolle. Es gibt Kraft, baut Muskeln auf, stärkt die Knochen, steigert die Energie und beeinflusst unsere Lust auf Bewegung, Abenteuer und Intimität. Rund um den Eisprung erreicht es seinen Höhepunkt – es sind oft die Tage, in denen wir uns selbstbewusst, begehrenswert und voller Tatendrang fühlen. Testosteron ist eng mit der Libido verbunden. Wenn seine Menge sinkt, können Antrieb und Lust nachlassen. Aber auch hier gilt: Ein niedrigerer Testosteronspiegel bedeutet nicht das Ende von Sinnlichkeit. Viele Frauen entdecken in dieser Lebensphase eine neue Form von Sexualität – bewusster, zärtlicher, tiefer, weniger von Hormonen abhängig und dennoch unglaublich erfüllend.

Vielleicht spürst du, dass dir manches schwerer fällt als früher oder dass die Energie schneller versiegt. Zum Glück reagiert dein Körper erstaunlich positiv auf Reize. Jede Form von Krafttraining, jeder Spaziergang, jede bewusste Bewegung wirkt wie ein Weckruf: »Diese Muskeln brauche ich noch.« Und dein Körper folgt diesem Signal – egal, wie alt du bist. Du bist 50 – und du bist fit. Und das ist erst der Anfang.

Stoffwechsel – Neuausrichtung zu mehr Sensibilität

Mit der Postmenopause beginnt eine neue Phase, in der dein Stoffwechsel anders arbeitet als früher – ruhiger, bewusster, sparsamer. Nichts daran ist falsch. Es ist dein Körper, der sich neu organisiert und dir zeigt: »Ich brauche jetzt andere Abläufe, andere Signale, eine andere Art von Energie.« Und plötzlich ergibt vieles Sinn, was du vielleicht schon länger wahrnimmst. Der Körper verbraucht jetzt weniger Energie. Im Durchschnitt sinkt der Grundumsatz um etwa fünf bis zehn Prozent – das sind 60 bis 120 Kalorien pro Tag, die dein Körper einfach nicht mehr benötigt. Das klingt nach wenig, aber über Wochen und Monate summiert sich das. Nicht, weil du etwas falsch machst, sondern weil dein Stoffwechsel jetzt weiser und effizienter geworden ist. Ein Stück Kuchen oder ein kleiner Snack kann sich jetzt schneller als sogenanntes Hüftgold bemerkbar machen. Auch die

Fettverteilung verändert sich etwas. Viele Frauen stellen fest, dass sich Fett eher am Bauch ansiedelt. Und das Spannende daran ist, dass dieses neue Bauchfett nicht einfach so entsteht. Es ist ein Versuch deines Körpers, den sinkenden Östrogenspiegel auszugleichen, denn Fettgewebe kann in kleinen Mengen Östrogen produzieren und wird deshalb genau dort gespeichert, wo dein Körper es als besonders hilfreich empfindet. Dieser kleine »Rettungsring am Bauch« wirkt ungewohnt, aber er ist Teil eines biologisch sinnvollen Plans, dich zu versorgen – jederzeit und verlässlich.

Auch das Maß der zur Verfügung stehenden Energie ändert sich. Es gibt Tage, an denen du dich kraftvoll fühlst, und andere, an denen du von einem Moment auf den nächsten müde wirst. Das hängt nicht nur mit Hormonen zusammen, sondern auch damit, wie empfindlich deine Zellen jetzt auf Insulin reagieren. Mit zunehmendem Alter und sinkendem Östrogen wird dein Körper etwas »insulinfauler«. Die Zellen öffnen sich nicht mehr so bereitwillig für Zucker aus dem Blut. Dadurch steigt der Blutzucker nach Mahlzeiten leichter an – und fällt dann wieder schneller ab. Diese Achterbahn erzeugt genau diese Energiewellen: erst ein kurzer Energieschub, dann ein plötzlicher Einbruch. Gleichzeitig speichert der Körper, wie auch schon aufgrund des geringeren Östrogenspiegels, überschüssige Energie nun schneller als Fett, vor allem am Bauch.

Und da kommt ein weiterer Punkt ins Spiel, den viele Frauen unterschätzen – der Schlaf. Wenn wir in der Postmenopause schlechter schlafen – sei es durch nächtliches Aufwachen, Hitzewellen oder einen unruhigen Rhythmus –, reagiert der Stoffwechsel spürbar. Eine einzige Nacht mit schlechtem Schlaf reicht schon aus, um die Hungerhormone durcheinanderzubringen. Ghrelin, das Hungerhormon, steigt an und du fühlst dich hungriger, als du es eigentlich bist. Der Gehalt an Leptin, dem Sättigungshormon, sinkt wiederum und du wirst nicht richtig satt. Plötzlich stehst du in der Küche und fragst dich, warum du schon wieder Appetit hast. Dir fehlt es nicht an Willen, das ist Biologie. Der Körper versucht, die fehlende Energie aus dem Schlaf über Nahrung auszugleichen.

All diese Veränderungen sorgen auch dafür, dass dein Körper bewusster mit Fettverbrennung umgeht. Er startet langsamer, bleibt vorsichtiger und wechselt später in den Modus, in dem er Energie aus Fett zieht. Deshalb fühlt sich Bewegung manchmal so an, als würde sie weniger bringen als früher, obwohl dein Körper fleißig arbeitet – das geschieht jetzt nur eben in einem anderen Tempo.

Auch das Bindegewebe reagiert. Es wird ein wenig weicher, sensibler, und es regeneriert langsamer. Nicht, weil du an Spannkraft verlierst, sondern weil der Stoffwechsel sich stärker auf Erhaltung und stabile Energieverteilung konzentriert. Dein Körper priorisiert und er priorisiert sinnvoll.

Vielleicht kennst du auch das Gefühl, an manchen Tagen etwas mehr Wasser zu speichern. Ringe sitzen enger am Finger, der Bauch fühlt sich voller an. Auch das ist völlig normal. Der Stoffwechsel reguliert Flüssigkeit jetzt feinfühliger – manchmal schwankt er ein wenig, je nach Stress, Salzkonsum, Schlaf oder Temperatur.

Und dann ist da noch die Verdauung. Die Darmbewegungen werden etwas langsamer, die Schleimhäute trockener und auch die Zusammensetzung der Darmflora verändert sich. All das führt dazu, dass du empfindlicher auf bestimmte Lebensmittel reagierst oder dass du dich nach einer Mahlzeit schneller aufgebläht fühlst. Dein Darm nimmt sich Zeit. Er braucht oft etwas länger, um Nahrung zu bewegen und zu verarbeiten. Dadurch kann es zu einem volleren Bauchgefühl, zu Gasbildung oder zu diesem typischen »Ich fühle mich schwer«-Moment kommen.

Auch die Darmbakterien reagieren auf die hormonelle Veränderung. Manche Bakterienstämme werden weniger aktiv, andere übernehmen mehr Rollen. Das kann bedeuten, dass du empfindlicher auf Zucker, Weißmehl oder schwerere Speisen reagierst.

Wenn man all das zusammen betrachtet, entsteht ein sehr klares Bild. Dein Stoffwechsel ist nicht im Rückzug – er ist in einer Neuausrichtung. Er wird feiner, sensibler, bewusster. Er zeigt deutlicher, was ihm guttut und was nicht. Und genau diese Klarheit hilft dir, deinen Körper heute besser zu verstehen als je zuvor.

Der Grundumsatz – deine tägliche Energie in Ruhe

Der Grundumsatz beschreibt die Menge an Energie, die der Körper im völligen Ruhezustand benötigt – allein für Atmung, Herzschlag, Stoffwechsel und alle anderen lebenswichtigen Funktionen.

Hier findest du zwei Berechnungswege: eine genaue Formel und eine einfache Faustformel. Als Beispiel nehmen wir eine Frau, 55 Jahre, 70 Kilogramm schwer, 165 Zentimeter groß.

1. Exakte Berechnung: Die Mifflin-St.-Jeor-Formel

Diese Formel berücksichtigt Alter, Größe und Gewicht und ist wissenschaftlich die genaueste.

Grundumsatz (Kilokalorien pro Tag) = 10 × Körpergewicht (Kilogramm) + 6,25 × Körpergröße (Zentimeter) – 5 × Alter (Jahre) – 161

- 10 × 70 = 700
- 6,25 × 165 = 1.031,25
- 5 × 55 = 275

Daraus folgt:

700 + 1031,25 – 275 – 161 = 1295, 25

Der **Grundumsatz** beträgt hier etwa **1.295 Kilokalorien** pro Tag.

2. Die vereinfachte Faustformel

Die folgende Faustformel ist ideal, wenn du schnell einen Orientierungswert brauchst – ohne Angabe von Alter und Körpergröße.

Grundumsatz (Kilokalorien pro Tag) = Körpergewicht (Kilogramm) × 0,9 × 24

70 × 0,9 × 24 = 1512

Der **Grundumsatz** beträgt hier etwa **1.512 Kilokalorien** pro Tag.

Muskelabbau und Muskelmasse

Der Abbau der Muskelmasse beginnt oft deutlich früher, als die meisten Frauen denken. Anfangs geschieht es fast unmerklich: Im Alter zwischen 30 und 40 verlieren wir etwa drei bis fünf Prozent Muskelmasse pro Jahrzehnt, wenn wir nichts dagegen tun. Richtig spürbar wird es dann ab dem 50. Lebensjahr. Mit den Wechseljahren und dem sinkenden Östrogenspiegel beschleunigt sich dieser Prozess deutlich. Im Schnitt verlieren wir nun bis zu acht oder zehn Prozent pro Jahrzehnt, wenn wir inaktiv bleiben. Ab 60 kann es sogar ein bis zwei Prozent pro Jahr sein – das sind bis zu 20 Prozent in zehn Jahren. Man nennt diesen schleichenden Verlust den »stillen Dieb der Kraft« oder »Muskelräuber des Alterns« – Sarkopenie. Das Tückische daran: Wir bemerken den Verlust oft erst, wenn er bereits weit fortgeschritten ist.

Doch weniger Muskelmasse bedeutet nicht nur weniger Kraft. Mit der abnehmenden Muskelkraft verlieren wir langsam auch Beweglichkeit, Gleichgewichtssinn und Reaktionsfähigkeit – Dinge, die uns früher selbstverständlich erschienen. Wenn die Muskeln schwächer werden, kann der Körper alltägliche Bewegungen nicht mehr so präzise steuern. Es geht also nicht nur um die Menge, sondern auch um die Qualität der Muskulatur.

Schwächere Muskelfasern erhöhen das Risiko für Stürze – und jeder Sturz kann bedeuten, dass wir vorübergehend ein Stück unserer Selbstständigkeit verlieren. Und doch sind Muskeln viel mehr als reine Kraftgeber. Sie wirken wie ein Schutzschild für die Gelenke. Sie umhüllen sie wie ein stabilisierendes Netz, verteilen den Druck gleichmäßig und schützen Knorpel, Bänder und Knochen vor Verschleiß. Werden diese Muskeln schwächer, müssen die Gelenke die gesamte Belastung allein tragen – das spürt man bei jedem Schritt, jeder Treppe. Manchmal schmerzen die Gelenke auch, wenn sie weniger gut von den Muskeln stabilisiert werden.

Interessanterweise sind schmerzende Knie oft kein Gelenkproblem, sondern ein Zeichen einer schwachen Oberschenkelmuskulatur. Ja, die Beinkraft nimmt sogar besonders bei Frauen stärker ab, während die Oberkörperkraft noch etwas länger stabil bleibt.

Aber Muskeln sind nicht nur Stabilisatoren, sie unterstützen die Herz-Kreislauf-Gesundheit, regulieren den Blutzucker und sind nebenbei das größte Stoffwechselorgan. Wenn die Muskelmasse sinkt, verringert sich auch der Kalorienverbrauch im Ruhezustand. Du ernährst dich bewusst, isst nicht mehr als früher – und trotzdem verändert sich dein Körper. Und das liegt eben nicht nur an einem veränderten Hormonhaushalt, sondern auch an einer abnehmenden Muskelmasse.

Muskeln sind wahre Energiekraftwerke. Je mehr Muskelmasse du hast, desto mehr Energie verbraucht dein Körper – beim Sport, im Alltag und sogar im Schlaf. Sinkt die Muskelmasse, wie es in der Postmenopause ganz natürlich geschieht, sinkt auch der Grundumsatz. Über Nahrung aufgenommene Energie wird langsamer verbrannt und das, was übrig bleibt, speichert der Körper als Fett. Die Auswirkungen sind also nicht nur optisch sichtbar oder zeigen sich in nachlassender Kraft, sie sind funktionell und gesundheitsrelevant. Aber das ist keine Einbahnstraße.

Mit gezieltem Krafttraining, regelmäßiger Bewegung und der richtigen Ernährung können wir Muskelmasse wieder aufbauen, erhalten und dem Körper das zurückgeben, was er braucht: Stärke, Energie und Lebendigkeit.

Knochenstabilität dank ausreichend Bewegung

Knochen sind ein echtes Wunder: leicht und filigran und doch unglaublich stark – solange sie dicht und gesund sind. Sie tragen dich jeden Tag, bei jedem Schritt, jedem Sprung, jeder Bewegung.

Die Knochendichte verändert sich bei vielen Frauen jetzt schneller. Dieser Prozess wird unter anderem durch den Rückgang von Östrogen in den Wechseljahren beschleunigt. Studien zeigen, dass Frauen in den ersten zehn Jahren nach der Menopause bis zu zwei bis drei Prozent ihrer Knochendichte pro Jahr verlieren, besonders in der Wirbelsäule und Hüfte. Nach dieser Phase verlangsamt sich der Verlust auf etwa 0,5 bis 1 Prozent pro Jahr.

Das bedeutet: Der Abbau überwiegt den Aufbau, die Knochen werden leichter und poröser. Gleichzeitig steigt das Risiko für Osteoporose. Diese Erkrankung betrifft etwa 80 Prozent der Frauen, aber auch 20 Prozent der Männer. Etwa 30 bis 40 Prozent aller Frauen über 50 entwickeln Osteoporose oder weisen zumindest eine verminderte Knochenmasse (Osteopenie) auf.

Die Folgen sind Hüftfrakturen, Wirbelkörperbrüche, Rückenschmerzen und eine verringerte Mobilität. Deshalb ist es besonders wichtig, dass wir Frauen auf unsere Knochen achten. Die Krankheit selbst beginnt oft still und unbemerkt, oft stellt sich erst nach einem Bruch heraus, dass die Knochen erheblich geschwächt sind. Genau deshalb lohnt es sich, präventiv zu handeln.

In meiner Familie gibt es Fälle von starker Osteoporose. Deswegen habe ich beschlossen, meine Knochendichte messen zu lassen, um zu wissen, wo ich stehe. Und ich habe hier nicht aus Angst gehandelt, sondern es ist ein bewusster Schritt der Selbstfürsorge. Ich möchte wissen, ob Handlungsbedarf besteht, ob ich gezielt Maßnahmen ergreifen sollte, denn ich wollte nicht erst auf einen Bruch warten, um zu erfahren, dass meine Knochen anfälliger sind, als ich dachte. Ich empfehle das auch jeder Frau, deren Familie ähnliche Fälle kennt. Es ist nie zu früh, die Knochenmineraldichte zu prüfen, was mit dem sogenannten DXA-Scan gemacht wird – das steht für *Dual Energy X-ray Absorptiometry*, auf Deutsch Doppelröntgenabsorptiometrie genannt. Jede Information gibt dir die Chance, aktiv zu werden.

Doch auch ohne Untersuchung gibt es eine Menge, die du selbst tun kannst, um die Knochen zu stärken. Bewegung ist der stärkste Stimulus, um Knochen widerstandsfähig zu halten. Ohne regelmäßige Belastung verlieren sie an Festigkeit. Entscheidend ist das Zusammenspiel von Belastung und Entlastung. Nur wenn die Knochen Reize spüren, regen sie ihren Stoffwechsel an und erhalten die Dichte – ohne Reiz würde mehr Knochenmaterial abgebaut.

Besonders von Vorteil sind Bewegungen, die kleine Stöße auf den Körper bewirken – leichtes Hüpfen, Treppensteigen, Walking oder kurze Sprungübungen. Jede bewusste

Bewegung sendet ein Signal an die Knochen, Mineralstoffe einzulagern und ihre Struktur zu stärken. Selbst Alltagstätigkeiten wie Einkäufe tragen, Aufstehen aus dem Stuhl, Tragen von Wäsche oder leichte Hausarbeiten sind wertvolle Belastungen. Das Ziel ist nicht Leistungssport, sondern kontinuierliche, bewusste Reize von kleinen Erschütterungen durch Sprünge oder Halte- und Zugbelastungen, die Knochen und Muskeln im Zusammenspiel stärken.

VORTEILE EINES AKTIVEN LEBENSSTILS

Fit mit 50 und darüber hinaus? Aber klar! Du hältst den Schlüssel selbst in der Hand. Jeder Schritt, jede Bewegung, jede bewusste Entscheidung wirkt wie ein kleines Geschenk an deinen Körper und deine Seele. Bewegung ist nämlich nicht nur Training, sie ist ein Dialog mit dir selbst. Du stärkst nicht nur Muskeln, Knochen und Herz, sondern auch deinen Geist, deine Stimmung bessert sich und du spürst mehr Lebensfreude. Gerade in der Postmenopause, wenn sich vieles verändert, ist Bewegung ein wunderbarer Weg, um ein neues Gleichgewicht zu finden – körperlich und mental. Hier findest du die wichtigsten Vorteile auf einen Blick:

Körperliche Vorteile

Ein aktiver Lebensstil ist das beste Geschenk für Körper und Gesundheit.

Jede Bewegung hilft dir, deine körperliche Fitness langfristig zu bewahren und Beschwerden effektiv vorzubeugen.

Bewegungsapparat

- Knochen werden belastbarer und stabiler.
- bessere Mineralstoffversorgung der Knochen
- verlangsamte Abnahme der Knochendichte → wichtige Osteoporose-Prävention
- Sehnen und Bänder werden elastischer und widerstandsfähiger.
- Gelenke werden besser geschützt und bleiben beweglicher.
- Muskeln werden stärker, leistungsfähiger und regenerieren besser.
- verbesserte Körperhaltung
- weniger Rücken-, Hüft- und Knieschmerzen
- bessere Koordination, Reaktionsfähigkeit und verbesserter Gleichgewichtssinn
- sichereres Gehen, geringeres Sturzrisiko
- verbesserte Beweglichkeit und Geschmeidigkeit

Herz-Kreislauf-System

- Herz wird kräftiger, pumpt effektiver.
- stabilerer Blutdruck
- elastischere Blutgefäße
- verbesserte Durchblutung des gesamten Körpers
- höhere Sauerstoffzufuhr
- geringere Thrombosegefahr
- Vermehrung roter Blutkörperchen
  (verbesserter Sauerstofftransport im Körper und effizienterer Stoffwechsel)
- bessere venöse Rückstromfunktion (Venen arbeiten effizienter)
- reduziertes Risiko für Herzinfarkt und Schlaganfall

Atmung und Lungenfunktion
- erhöhte Lungenkapazität
- verbesserte Atemtiefe und Atemqualität
- höhere Sauerstoffaufnahme für bessere Sauerstoffversorgung aller Organe
- bessere Sauerstoffversorgung der Muskulatur und des Gehirns

Stoffwechsel
- verbesserte Insulinsensitivität
- stabilerer Blutzucker
- verbesserte Fettverbrennung
- weniger viszerales Bauchfett
- weniger Entzündungsprozesse
- verbesserte Leberfunktion
- schnellere Verdauung, weniger Trägheit
- stärkeres Immunsystem
- bessere Infektabwehr

Nerven- und Hormonsystem
- bessere Bewegungssteuerung
- verbesserte Raumorientierung
- gesteigerte Aufmerksamkeit
- bessere Konzentration
- schnellere Erholungsfähigkeit des Nervensystems
- ruhigeres vegetatives Nervensystem (Balance von Sympathikus und Parasympathikus)
- verbesserter Schlaf
- weniger Nervosität

Mentale und emotionale Vorteile

Auch die Seele profitiert von Bewegung. Mit regelmäßiger Aktivität schenkst du dir mentale Stärke, emotionale Ausgeglichenheit und mehr Lebensfreude.

Psyche und Stimmung

- bessere Stimmung durch Endorphine und Serotonin
- weniger Stress, weniger Anspannung
- erhöhte Stresstoleranz
- mehr innere Ruhe und Gelassenheit
- weniger Stimmungsschwankungen
- reduziertes Risiko für depressive Verstimmungen

Selbstwahrnehmung und Selbstwertgefühl

- Stärkung des Selbstwertgefühls
- neues, positiveres Körpergefühl
- Steigerung des psychischen Wohlbefindens
- mehr Vertrauen in den eigenen Körper
- intensivere Körperwahrnehmung
- höhere Lebensqualität

Klarheit und mentale Leistungsfähigkeit

- bessere Konzentration
- klarerer Kopf, weniger Gedankennebel (»Brain Fog«)
- verbesserte geistige Leistungsfähigkeit
- leichteres Entscheiden
- mehr Motivation und Antrieb

Lebensfreude und Genussfähigkeit

- höheres Aktivitätsniveau
- mehr Energie im Alltag
- intensivere Lebensfreude
- mehr Freude an Bewegung, Natur und kleinen Momenten
- besseres Aussehen, mehr Wohlbefinden, ein Strahlen von innen

2

Motivation und Mindset

Motivation beginnt im Kopf.
Sie entscheidet, ob wir unsere Ziele erreichen, dranbleiben und uns selbst neue Energie schenken. In diesem Kapitel geht es darum, deine innere Stärke zu entdecken, alte Muster loszulassen und Schritt für Schritt Selbstvertrauen, Freude und Leichtigkeit in dein Leben zu bringen.

EIN NEUES KÖRPERGEFÜHL ENTWICKELN

Stell dir vor, du öffnest morgens die Augen – und noch bevor du aufstehst, spürst du dieses leise, warme Gefühl von Frieden in deinem Körper. Keine Härte, kein »Ich müsste …«, kein »Ich sollte …«, sondern ein sanftes Einverstandensein, ein Gefühl von »Ich bin hier. Und ich bin genug«.

Dieses neue Körpergefühl hat nichts mit Perfektion zu tun. Es entsteht nicht dadurch, dass du in irgendein Ideal passt oder dich an irgendeine Zahl bindest. Es entsteht, wenn du beginnst, dich selbst wieder mit offenen Armen wahrzunehmen. Wenn du dich selbst nicht mehr bekämpfst, sondern begleitest. Es wächst in den Momenten, in denen du dir selbst zuhörst und diese feinen inneren Signale wieder ernst nimmst:

- Wann meldet sich tatsächlich das Hungergefühl – und wann sucht dein Herz nach Trost oder Ruhe?
- Welche Bewegungen schenken dir Energie, Freude und Lebendigkeit?
- Welche Kleidung lässt dich aufatmen, worin fühlst du dich wohl, womit magst du dich zeigen?

Bevor du mit den nächsten Kapiteln beginnst, möchte ich dir ein paar Gedanken mit auf den Weg geben. Ein neues Körpergefühl entwickelt sich nicht über Nacht. Es ist weder ein Sprint noch ein abgeschlossenes Projekt mit klaren Zwischenschritten. Veränderung braucht Zeit, Aufmerksamkeit und Geduld – und manchmal auch ein wenig Nachsicht mit sich selbst.

Auf den folgenden Seiten erwarten dich sechs zentrale Themen. Sie bieten dir die Möglichkeit, herauszufinden, wo du gerade stehst, was dir guttut und wo du vielleicht schon länger etwas übersehen hast. Du musst nicht jeden Punkt sofort angehen. Spüre in dich hinein: Was spricht dich besonders an? Was macht dir Mut oder fordert dich vielleicht heraus? Beides kann helfen, dich selbst besser kennenzulernen und weiterzukommen.

Zu diesen Themen gehören Selbstliebe, persönlicher Fortschritt, bewusste Nicht-Perfektion, Geduld, körperliche Selbstbestimmung, Selbstfürsorge und die damit verbundene Lebensfreude. Es geht nicht darum, dich zu optimieren. Vielmehr laden diese sechs Themen dazu ein, dich selbst wieder bewusster wahrzunehmen – klarer, freundlicher und ehrlicher dir selbst gegenüber. Sie geben dir die Möglichkeit zu erkennen:

- Darf Selbstliebe in deinem Leben wieder mehr Raum bekommen?
- Wünschst du dir, selbstbestimmter zu handeln und zu entscheiden?
- Sollte Selbstfürsorge mehr Priorität, Aufmerksamkeit und Zeit in deinem Alltag erhalten?
- Gibt es alte Muster, Ängste oder Gewohnheiten, die dich ausbremsen?

Zu jedem Thema findest du kleine, alltagstaugliche Mini-Übungen, die dir helfen können, ins Handeln und Fühlen zu kommen – keine Aufgaben, keine Tests. Diese Übungen laden dich ein, Bereiche in den Blick zu nehmen, die du vielleicht bisher wenig beachtet hast. Dabei geht es nicht um Perfektion oder Erwartungen, sondern um Anregungen, die du ganz nach deinem Tempo aufnehmen kannst.

Auf den nächsten Seiten findest du Themen, die dich anregen und begleiten können. Vielleicht entdeckst du dabei Gedanken, die dir bereits vertraut sind, aber die jetzt mehr Raum bekommen dürfen. Möglicherweise spürst du einen neuen Impuls, findest Mut oder eine neue Richtung. Es kann auch sein, dass du einfach erkennst: »Ja, so bin ich.« Ein neues Körpergefühl beginnt nicht allein im Körper, sondern in deiner Einstellung zu dir selbst, in deinem Selbstbild, in deiner Geduld und Freundlichkeit dir selbst gegenüber. All das kann dann entstehen, wenn du dir erlaubst, einen neuen Anfang zu machen.

Selbstliebe und Geduld

Wir Frauen sind Meisterinnen darin, streng mit uns selbst zu sein. Wir kritisieren unseren Körper, unsere Figur, unsere Falten, unsere Entscheidungen – oft härter, als wir es je mit einer Freundin tun würden. Und genau das ist der Punkt: Wir sprechen mit uns selbst oft so, wie wir niemals mit einem Menschen sprechen würden, den wir lieben.

Aber dein Körper ist kein Projekt. Er ist dein Zuhause – seit über fünf Jahrzehnten trägt er dich durchs Leben. Und dieser Körper verdient nicht deine Kritik, sondern deine Dankbarkeit. Er hat dich durch Freude und Schmerz begleitet, vielleicht Kinder getragen, Nächte durchwacht, Tränen getrocknet und Lachen geteilt. Jede Linie, jede Rundung, jede Spur erzählt von gelebtem Leben. Und trotzdem schauen wir oft nur auf das, was »besser« sein könnte.

Dabei beginnt ein neues Körpergefühl genau dort, wo Selbstkritik aufhört – und Selbstliebe beginnt. Selbstliebe heißt nicht, alles an sich großartig zu finden. Selbstliebe heißt, respektvoll mit sich zu sprechen, freundlich mit sich umzugehen und den eigenen Körper nicht länger als ein Feindbild, sondern als ein Zuhause zu erkennen. Überlege, ob du schon mal in den Spiegel geschaut hast und dein erster Gedanke eine kritische Hinterfragung deines Aussehens war. Du hast vielleicht dein Aussehen kommentiert und abgewertet. Genau in so einem Moment darf ein neuer Weg beginnen. Denn Selbstliebe zeigt sich im Alltag, in Kleinigkeiten. In den Sätzen, die du zu dir sagst. In den Pausen, die du dir erlaubst. In den Entscheidungen, die dich stärken statt erschöpfen, und in der Art, wie du deinen Körper berührst, bewegst und betrachtest. Selbstliebe ist ein leiser, aber kraftvoller Entschluss: Ich behandle mich so, wie ich eine Freundin behandeln würde.

Wenn du beginnst, liebevoller mit dir selbst zu sprechen, verändert sich dein Körpergefühl. Deine Haltung wird weicher, deine Erwartungen realistischer und der Blick klarer. Statt gegen dich zu kämpfen, fängst du an, für dich einzustehen. Und genau dann entsteht Raum für Veränderung – echte, nachhaltige Veränderung. Dieses Kapitel lädt dich ein, die Stimme deiner inneren Kritikerin leiser zu drehen und die Stimme deiner inneren Verbündeten lauter werden zu lassen. Die eine sagt: »Nicht genug.« Die andere sagt: »Ich bin auf dem Weg.« Welche möchtest du stärken?

Der zweite Erfolgsfaktor ist Geduld mit dir selbst. Geduld ist einer der am meisten unterschätzten Schlüssel, wenn es darum geht, den Körper zu verändern oder zu stärken. Sosehr wir uns wünschen, schnelle Ergebnisse zu sehen – unser Körper folgt seinem eigenen Rhythmus. Stell dir vor, du pflanzt einen Baum. Du gießt ihn, pflegst ihn und hoffst, dass er sofort Früchte trägt. Doch der Baum braucht Jahre, um stark und gesund zu werden – er wächst in seinem eigenen Tempo, unsichtbar, aber stetig.

Genauso ist es mit deinem Körper, deinem Wohlbefinden, deiner neuen Lebensweise. Was früher in wenigen Wochen spürbar war, braucht heute vielleicht acht oder zwölf Wochen. Viele verlieren in dieser Zeit die Motivation, weil sie schnelle Veränderungen erwarten. Aber dein Körper will nicht gedrängt werden, er will verstanden werden. Früher konntest du wahrscheinlich drei Tage hintereinander trainieren und warst sofort wieder fit. Jetzt braucht dein Körper mehr Ruhe, um Muskeln und Gelenke zu regenerieren. Diese Pausen sind kein Rückschritt, sie sind Teil des Erfolgs. Denn in der Erholung passiert genau das, was du dir wünschst: Anpassung, Kräftigung und Neubildung.

Geduld bedeutet auch, anzuerkennen, dass Fortschritt nicht linear verläuft. Es gibt Tage, an denen du dich stark und motiviert fühlst – und Tage, an denen du stolperst. Und genau das ist normal. Wenn du trainierst, wähle die Intensität, die heute zu dir passt. Es muss nicht jeden Tag gleich viel sein. Und wenn es mal gar nicht klappt, ist auch das völlig in Ordnung. Dein Körper lernt sich anzupassen, und er ist klug. Begleitest du ihn mit Ruhe und Achtsamkeit, zeigt er dir, was möglich ist – in jedem Alter. Ich habe gelernt, dass Geduld kein passives Warten ist. Geduld ist ein aktives, liebevolles Begleiten meiner eigenen Entwicklung. Sie ist der Schlüssel, der dich langfristig stark, gesund und glücklich macht.

Mini-Übungen

1. **Der Spiegelmoment**
Stelle dich vor einen Spiegel und suche *nicht* nach Fehlern. Suche nach einem Detail, das du an dir magst. Halte den Blick mindestens zehn Sekunden.

2. **Die freundliche Stimme**
Jedes Mal, wenn du etwas Kritisches über dich denkst, ergänze bewusst: »… und trotzdem bin ich auf dem Weg.«

3. **Dankbarkeit für den Körper**
Lege eine Hand auf deine Brust, eine auf den Bauch. Atme ein paarmal tief und sage: »Danke, dass du da bist. Danke, dass du mich trägst«.

4. **Geduld-Tagebuch**
Notiere jeden Abend drei Momente, in denen du heute geduldig mit dir selbst warst. Zum Beispiel: »Ich habe mir heute erlaubt, eine Pause zu machen« oder »Ich habe mich heute bewusst nicht gewogen«. Lies deine Einträge nach einer Woche noch einmal – und spüre, wie Geduld ein Erfolgsmoment sein kann.

5. **Atemmeditation der Geduld**
Setze dich bequem hin, schließe die Augen und atme bewusst tief ein und aus. Wiederhole innerlich: »Ich erlaube mir, in meinem eigenen Tempo zu wachsen.« Spüre, wie dein Körper und dein Geist ruhiger werden.

6. **Geduldige Perspektive einnehmen**
Wenn ein Rückschlag oder eine Schwierigkeit auftritt, stelle dir vor, du würdest deiner besten Freundin in der gleichen Situation begegnen. Welche Worte der Ermutigung würdest du ihr mitgeben? Sage dir diese Worte nun selbst – sprich sie laut aus oder sage sie dir in Gedanken.

Persönlicher Fortschritt und bewusste Nicht-Perfektion

Vielleicht kennst du diesen Moment: Du stellst dich morgens auf die Waage – und plötzlich fühlt sich deine Stimmung leichter oder schwerer an, abhängig von einer einzigen Zahl. Doch Fortschritt ist mehr als eine Zahl auf der Waage. Sind es wirklich ein paar Ziffern, die über deinen Tag entscheiden sollen? Über dein Selbstwertgefühl und über deinen Erfolg? Genau hier beginnt der Irrtum. Die Waage kann nur messen, was du wiegst, aber sie kann nicht messen:

- wie kraftvoll du geworden bist,
- wie viel leichter du dich bewegst,
- wie du wieder Treppen steigen kannst, ohne zu schnaufen,

- wie viel weniger dein Rücken schmerzt,
- wie stabil du dich fühlst,
- wie sehr dein Vertrauen in deinen Körper wächst,
- wie viel Energie in dir freigesetzt wurde.

Die Waage kennt deine Reise nicht, das tust nur du selbst. Wir alle nehmen in den Wechseljahren Veränderungen wahr – Gewichtsschwankungen, Wassereinlagerungen oder Verschiebungen im Hormonsystem, die unsere Stimmung und den Körper beeinflussen. Der Körper speichert und verwertet Nahrung anders, fühlt sich anders an, reagiert anders. Doch diese Veränderungen sind nicht alle zu deinem Nachteil. Du kannst trotzdem gleichzeitig stärker, gesünder und lebendiger werden, auch wenn die Waage sich kaum bewegt oder während du sogar zunimmst.

Muskeln haben eine höhere Dichte als Fettgewebe. Deshalb ist Muskelmasse bei gleichem Volumen schwerer und kompakter. Wenn du also trainierst, kann es sein, dass dein Körper fester, definierter, straffer wird – und die Zahl auf der Waage trotzdem keinen Wow-Effekt in Form eines niedrigeren Gewichts zeigt. Aber dein Körper zeigt dir, dass es ihm gut geht, dein Spiegel zeigt es dir und dein Lebensgefühl sagt dir, wann und dass du dich wohlfühlst. Fortschritt ist das, was du spürst – nicht das, was die Waage anzeigt. Lasse zu, dass heute der Tag ist, an dem du eine neue Sicht auf das Phänomen Fortschritt gewinnst. Wenn du magst, halte deinen Weg fest: nicht um dich selbst zu kontrollieren, sondern als Erinnerung an deine eigene Stärke. Ein Foto, ein Maßband, ein Tagebucheintrag – kleine Spiegel deiner Entwicklung. Sie dienen nicht dazu, dich zu bewerten, sondern sie wollen dich feiern.

Mit dem Fortschritt wünschen wir uns auch oft Perfektion. Perfekt sein – das klingt verlockend, oder? Aber wer hat eigentlich entschieden, wie »perfekt« aussieht? Wer legt fest, dass ein Körper, ein Lebensstil oder ein Tagesablauf »genug« ist?

»Wen kümmert schon Perfektion? Selbst der Mond ist nicht vollkommen – er trägt seine Krater ganz selbstverständlich.« Dieser Satz, der Bob Marley zugeschrieben wird, hat mich sehr zum Nachdenken gebracht. Denn er zeigt so klar, dass Perfektion eine Illusion ist.

Lange Zeit war Perfektionismus auch mein ganz persönlicher Stolperstein. Ich wollte alles »richtig« und möglichst fehlerfrei machen. Genau das hat mich oft davon abgehalten, überhaupt anzufangen. Immer wieder hatte ich das Gefühl, nicht gut genug zu sein, etwas nicht perfekt zu können und es deswegen ganz bleiben zu lassen und nichts zu tun. So habe ich mir viele Chancen genommen und mich selbst ausgebremst. Zum Glück durfte ich lernen, dass Perfektion nicht das Ziel ist – und dass es viel wertvoller ist, Dinge einfach auszuprobieren, auch wenn sie nicht perfekt werden. Heute traue ich mich, Schritte zu gehen, die ich mir früher niemals erlaubt hätte. Nicht, weil ich jetzt alles so gut kann, sondern weil ich erkannt habe, dass jeder Schritt zählt, jeder Versuch bringt mich weiter. Es geht nicht darum, sofort das perfekte Ergebnis zu erreichen, sondern darum, loszugehen und zufrieden zu sein mit dem, was gerade möglich ist.

Auch in der Bewegung, beim Training, bei Alltagstätigkeiten geht es nicht darum, alles perfekt zu machen. Perfektion ist keine Voraussetzung für Fortschritt, Gesundheit oder Freude. Im Gegenteil – der Versuch, perfekt zu sein, kostet dich Energie, Selbstvertrauen und Lebenslust.

Wirkliche Veränderung entsteht, wenn wir uns erlauben, unvollkommen zu sein. Wenn wir uns selbst behandeln wie eine liebe Freundin: mit Geduld, Verständnis und Wärme. Dein Körper, dein Leben, dein Tempo – all das darf sein, so wie es gerade ist. Nicht perfekt, aber echt; nicht makellos, aber lebendig; nicht fehlerfrei, aber stark. Und genau darin liegt die Kraft, die dich weiterbringt. Die Kraft, dranzubleiben, dich zu bewegen, dich zu ernähren, dein neues Körpergefühl zu entwickeln – ohne Druck, ohne Schuldgefühle, einfach aus Selbstliebe.

Mini-Übungen

1. Bewegungsfreude bewusst wahrnehmen

Während du heute eine Lieblingsbewegung machst (Spazierengehen, Tanzen, Stretching, Radfahren), achte bewusst auf dein Körpergefühl: Was fühlt sich stark an? Was macht dir Freude? Konzentriere dich auf diese positiven Erfahrungen statt auf Kalorien oder dein Gewicht.

2. Erfolg ohne Waage feiern

Wähle ein Ritual, um dich für Fortschritte zu belohnen, die nicht auf der Waage sichtbar sind: ein warmes Bad, eine Tasse Tee, ein Spaziergang in der Natur, eine Kerze anzünden.

3. Visualisierung

Schließe die Augen und stelle dir vor, wie dein Körper voller Energie, Freude und Leichtigkeit ist. Spüre in dich hinein: Dein Fortschritt ist fühlbar, nicht messbar. Nimm dieses Gefühl bewusst mit in den Tag.

4. Spiegelübung der Sanftheit

Stelle dich vor den Spiegel, schaue dir in die Augen und sage: »Ich muss nicht perfekt sein, um wertvoll zu sein.« Wiederhole diesen Satz dreimal, atme bewusst tief ein und aus und spüre, wie sich eine kleine Last von deinen Schultern löst.

5. Loslassen-Ritual

Nimm einen Zettel und schreibe darauf: »Ich muss … sein/tun/erreichen, um gut zu sein.« Zerreiße den Zettel bewusst oder verbrenne ihn an einem sicheren Ort in einer Feuerschale und sage dir innerlich: »Ich bin genug, so wie ich bin.« Auf diese Weise reinigst du dich symbolisch von dem Druck, den du dir selbst gemacht hast.

6. Perfektion durch Freude ersetzen

Plane heute bewusst eine kleine Aktivität nur für dich, ohne Anspruch darauf, perfekt zu sein: einen Song hören, der dich zum Tanzen animiert, ein Lieblingsgericht kochen, ein Buch lesen oder was immer du gerne tust. Spüre, wie Freude und Leichtigkeit mehr Energie geben als Perfektion.

Körperliche Selbstbestimmung und Selbstfürsorge im Alter

Viele Frauen haben über Jahre hinweg Vorgaben erhalten, wie sie aussehen, was sie wiegen oder wie sie sich verhalten sollten. Im Laufe der Zeit entsteht jedoch oft das Bedürfnis, wieder stärker auf sich selbst zu achten – unabhängig von äußeren Idealen oder Maßstäben. Körperliche Selbstbestimmung bedeutet, selbst zu entscheiden, wie du dich bewegen möchtest, wie du dich fühlst und wie du mit deinem Körper umgehst – unabhängig von deinem Alter, von Meinungen anderer oder gesellschaftlichen Erwartungen. Körperliche Selbstbestimmung heißt:

- deinen Körper wieder bewusst wahrzunehmen, statt nur zu »funktionieren«,
- zu spüren, was dir guttut und was du nicht mehr brauchst,
- selbst zu entscheiden, wie stark, beweglich oder frei du sein möchtest,
- und dein eigenes Tempo zu wählen – nicht das der Gesellschaft, der Vergangenheit oder anderer Menschen.

Diese Form der Selbstbestimmung ist vielleicht die schönste Freiheit, die das Älterwerden mit sich bringt: die Freiheit, dich so zu bewegen, zu ernähren und zu leben, wie es dir entspricht – in deinem Tempo, mit deinem Gefühl.

Selbstbestimmung beginnt im Kopf, ist im Körper spürbar und wächst durch Handeln. Jede bewusste Entscheidung für dich, jede Bewegung, die dir Freude macht, jede Pause, die du dir gönnst – all das stärkt dein Vertrauen in deinen Körper und in dich selbst. Selbstbestimmung im Alter ist kein Privileg. Es ist dein Recht und es ist ein Geschenk, das du dir jeden Tag machen kannst.

Mit Selbstbestimmung ist auch Selbstfürsorge und damit verbunden Lebensfreude ein Thema, das im Alter immer wichtiger wird, weil es, zumindest im höheren Alter, nicht mehr selbstverständlich ist. Mit 50 kennen wir unsere Stärken, unsere Bedürfnisse, unsere Grenzen – zumindest glauben wir das. Wir wissen, was uns guttut, und wir spüren, was wir nicht mehr brauchen.

Selbstfürsorge bedeutet, dieses Wissen ernst zu nehmen und Verantwortung zu übernehmen – liebevoll, achtsam und ohne sich selbst gegenüber Druck auszuüben. Es bedeutet, dass du dich um dich selbst kümmerst – körperlich, mental und emotional. Du entscheidest, was deinem Körper, deinem Geist und deiner Seele guttut. Welche Bewegung stärkt dich, welche Ernährung schenkt dir Energie, wann brauchst du Ruhe in welcher Form, damit du dich wirklich erholst? Selbstfürsorge heißt: Du darfst dir selbst wichtig sein.

Viele Frauen geben jahre-, oft jahrzehntelang sehr viel – für die Familie, im Beruf, sie erledigen zahlreiche Aufgaben und kommen noch mehr Verpflichtungen nach. Und oft bleiben der eigene Körper, die eigene Kraft, die eigene Freude irgendwo zwischen all dem, was noch schnell erledigt werden muss, auf der Strecke. Jetzt ist die Zeit gekommen, dich selbst wieder in den Mittelpunkt zu stellen. Nicht egoistisch, sondern achtsam, und nicht, weil du musst, sondern weil du es dir wert bist.

Lebensfreude entsteht, wenn wir Selbstfürsorge mit Genuss verbinden. Es geht nicht um Perfektion oder Selbstoptimierung. Es geht darum, uns selbst Raum zu geben und bewusst zu genießen. Wann hast du das letzte Mal einfach getanzt, nur weil du Lust hattest? Wann bist du ohne Ziel spazieren gegangen – einfach, weil es sich gut angefühlt hat? Wann hast du dich selbst für etwas gelobt, was du gut gemacht hast?

Lebensfreude ist nichts, das einfach irgendwann verloren geht. Stell sie dir vor wie einen Muskel: Wenn wir ihn lange nicht nutzen, wird er schwächer. Doch sobald wir anfangen, ihn wieder zu spüren und zu bewegen, erwacht er von Neuem. Ich spüre immer wieder, wie Lebensfreude in genau diesen Momenten wächst – wenn ich mir selbst Zuwendung schenke, wenn ich tief durchatme, wenn ich mir erlaube, einfach zu sein. Je mehr wir die Verantwortung für unser Wohlbefinden übernehmen, desto klarer spüren wir, wie viel Energie, Freude und Lebenslust in uns schlummern. Gerade ab 50 kann sich Lebensfreude intensiver anfühlen, in der Qualität der Erfahrung mehr Tiefe erreichen – sie äußert sich nicht laut und wild (obwohl auch das erlaubt ist!), sondern fühlt sich warm, kraftvoll, selbstbestimmt an.

Mini-Übungen

1. Eigenes Körperrecht definieren

Schreibe drei Entscheidungen, die nur du über deinen Körper treffen darfst, auf einen Zettel – zum Beispiel wie viel du dich bewegst, welche Sportart du trainierst, wie du dich ernährst oder wann du dir Ruhe gönnst. Hänge diesen Zettel als Erinnerung an deine Selbstbestimmung an einem Ort auf, an dem du oft vorbeikommst, sodass du ihn regelmäßig lesen kannst.

2. Körper-Check-in

Setze dich bequem hin, schließe die Augen und spüre bewusst in deinen Körper hinein. Welche Bereiche fühlen sich angespannt oder müde an? Welche fühlen sich lebendig oder stark an? Nimm wahr, ohne zu bewerten, und notiere anschließend, welche Bedürfnisse du spürst.

3. Grenzen achten

Überlege heute bei jeder Aktivität: Tut mir das gut? Fühlt es sich richtig an? Trainiere, auch mal »Nein« zu sagen – sei es bei einer Bewegung, die dir nicht guttut, bei deiner Ernährung oder einer deiner Alltagspflichten. Jede bewusste Entscheidung stärkt deine Selbstbestimmung.

4. Selbstversorger-Check

Überlege: In welchen Bereichen deines Lebens übernimmst du bereits Verantwortung für dein Wohlbefinden – und wo könntest du mehr tun? Notiere ein bis zwei konkrete Schritte für heute oder diese Woche, mit denen du dein Wohlbefinden steigern kannst.

5. Dankbarkeitsmoment für dich selbst

Setze dich für ein paar Minuten hin, schließe die Augen und atme bewusst ein und aus. Denke an eine Sache, die du heute für dich getan hast, die dir guttut, und sage innerlich: »Danke, dass ich auf mich achte.«

6. Freude bewusst spüren

Wähle eine Aktivität, die dir Spaß macht, zum Beispiel Tanzen, Singen, Spazierengehen, Malen, und widme dich ihr ganz bewusst, langsam, ohne Ablenkung. Spüre die Energie und Lebensfreude in deinem Körper.

MOTIVATION FINDEN UND BEHALTEN

Irgendwann habe ich verstanden, dass Motivation nichts Zufälliges ist. Ich erwarte nicht mehr, dass sie einfach vom Himmel fällt oder mich in einem perfekten Moment überkommt. Inzwischen weiß ich, dass sie dann entsteht, wenn ich einen Grund habe, der mir wirklich etwas bedeutet. Und je besser ich diesen Grund kenne, desto verlässlicher begleitet mich meine Motivation.

Du findest deine eigene Motivation, wenn du ehrlich erkennst, warum dir etwas wichtig ist – nicht nur als Gedanke, sondern als inneres Gefühl. Wenn du dir diesen Grund immer wieder bewusst machst, dann bleibt Motivation nicht mehr nur ein kurzer Energieschub, sondern wird zu einem inneren Kompass, der dich auf deinem Weg ausrichtet.

Wir alle glauben manchmal, Motivation müsse groß und beeindruckend sein – ein radikaler Neustart, ein neuer Lebensstil, ein Ziel, das alles verändert. Doch unser Gehirn funktioniert anders. Motivation wächst dort, wo wir uns zutrauen, es schaffen zu können. Es geht weniger darum, das ganze Leben auf einmal zu verändern, sondern darum, den eigenen Grund zu kennen und den ersten Schritt zu machen.

Besonders nach der Menopause verändert sich die Motivation. Sie ist nicht mehr dieser laute Motor, der dich antreibt. Sie wird zu einem freundlichen Impuls, der dich daran erinnert, dass du wichtig bist. Dass du dir Zeit schenken darfst und dass du ein Leben verdient hast, in dem du dich wohlfühlst. Beobachte einmal, wie viel leichter Motivation wird, wenn du drei Dinge zulässt:

1. Du weißt, warum du etwas willst,
2. du glaubst, es schaffen zu können,
3. und du erlaubst dir, es in deinem Tempo zu tun.

Du musst nicht jeden Tag hoch motiviert sein, aber du darfst jeden Tag den Grund kennen, der dich antreibt. Der Grund kann dir gerade in schwierigeren Phasen Orientierung geben. Er bringt dich zu deinem Vorhaben zurück, wenn die anfängliche Energie nachlässt. Er erinnert dich daran, warum du begonnen hast. Ich sage mir manchmal, dass ich etwas ganz bewusst für mich selbst tue. Vielleicht kannst auch du wahrnehmen, welches Ziel oder Gefühl dir dabei wichtig ist.

Noch ein Hinweis: Motivation ist nicht etwas, das man einmal findet und für immer behält. Sie entsteht immer wieder neu – durch kleine Schritte, durch Selbstrespekt und durch eine Vorstellung davon, wie du dich fühlen möchtest, ohne dich selbst unter Druck zu setzen. In diesem Teil des Buches geht es darum, zu verstehen, wie Motivation entsteht, wie du sie erhalten kannst und wie sie zu einer verlässlichen Ressource für dich werden kann.

Kleine Ziele, große Wirkung

Kennst du den Satz »Veränderung beginnt im Kleinen«? Früher dachte ich, alles auf einmal verändern zu müssen, um wirklich etwas zu bewegen. Groß, radikal, anspruchsvoll – das erschien mir immer effektiver. Doch mit den Jahren habe ich gemerkt, dass genau dieser Ansatz uns Frauen oft blockiert, gerade nach der Menopause. Wir stehen an einem Punkt im Leben, an dem der Körper sich anders anfühlt und anders reagiert, als wir es bisher gewohnt waren. Die Hormone verändern vieles – Energie, Schlaf, Regeneration, Stresslevel –, und all das beeinflusst, wie viel Kraft wir zur Verfügung haben.

Was ich inzwischen gelernt habe – und was ich dir weitergeben möchte –, ist: Große Ziele klingen oft beeindruckend, aber es sind die kleinen Schritte und Ziele, die tatsächlich etwas bewirken. Der Grund dafür ist einfach: Unser Gehirn reagiert nicht auf das, was wir uns vornehmen, sondern auf das, was wir tatsächlich umsetzen.

Die kleinen Erfolge, die wir erreichen, setzen jedes Mal ein bisschen Dopamin frei, einen Signalstoff, der Motivation, Freude und Antrieb stärkt. Nicht die Aussicht auf den großen, schillernden Erfolg irgendwann in der Zukunft, sondern der kleine, liebevolle Schritt, den du heute geschafft hast, ist der Erfolg, den du dir genau heute erarbeitet hast. Hierin liegt der wahre Motor für Veränderung. Und diese kleinen Schritte, diese kleinen Ziele haben noch einen zweiten Effekt: Sie überfordern uns nicht.

Gerade nach der Menopause, wenn die Regeneration mehr Zeit beansprucht und wir schneller ermüden, ist Überforderung etwas, das uns stark ausbremst. Große Vorhaben erzeugen Druck, Druck erzeugt Stress – und Stress erhöht den Cortisolspiegel. Cortisol ist ein Hormon, das unser Energielevel runterfährt, die Fettverbrennung bremst und sich negativ auf die Stimmung auswirken kann – wir fühlen uns gereizt, ängstlich, gestresst und verfügen über weniger Kontrolle über unseren Körper.

Ich sage nicht nur dir, dass kleine Ziele mächtig sind – ich sage es auch mir selbst. Denn ich bin genau wie du eine Frau, deren Körper sich verändert hat. Ich bin durch die Wechseljahre gegangen, habe mich manchmal kraftlos gefühlt, manchmal überfordert oder frustriert. Aber jedes Mal, wenn ich mit einem Vorhaben klein angefangen habe, bin ich am weitesten gekommen: ein kleiner Spaziergang, wenn ich mich energielos gefühlt habe, eine Übung ausführen statt eines ganzen Workouts, eine nahrhafte Mahlzeit kochen statt gleich die komplette Ernährung umstellen. Es ist besser, dir zehn Minuten für dich zu nehmen, als dir gar keine Pause zu gönnen – nur weil du glaubst, sie müsste zwei oder drei Stunden dauern.

Gerade kleine, scheinbar unbedeutende Entscheidungen können eine große Wirkung haben: Sie stärken das Vertrauen in dich selbst und verändern oft mehr als große Veränderungen auf einmal. Wissenschaftliche Studien belegen, dass der Körper auf Regelmäßigkeit besser reagiert als auf Perfektion oder seltene Intensität. Egal ob Stoffwechsel, Muskeln, Stress oder Schlaf – Beständigkeit und kleine, kontinuierliche Impulse sind wirkungsvoller als gelegentliche Extremprogramme. Es geht nicht darum, täglich alles zu schaffen, sondern Tag für Tag kleine Fortschritte zu machen. Oft zeigt sich erst im Rückblick, wie viel die vielen kleinen Schritte tatsächlich bewirken. Entscheidend ist, dass du beginnst.

Den inneren Schweinehund verstehen und austricksen

Ganz ehrlich: Wer kennt ihn nicht, den berühmten inneren Schweinehund? Oft scheint er ganz nah zu sein und flüstert uns Gründe zu, heute nichts zu tun und erst morgen anzufangen. Das ist völlig normal.

Wir alle haben diesen Anteil in uns, egal, wie fit, diszipliniert oder erfahren wir sind. Niemand ist davor gefeit, auch ich als Fitnesstrainerin nicht. Gerade nach der Menopause, wenn Energie nicht mehr so grenzenlos und unerschöpflich zur Verfügung steht wie früher, wird dieser Schweinehund manchmal sogar noch ein bisschen lauter. Und er klingt sehr überzeugend. Aber der innere Schweinehund ist kein Feind, sondern ein Teil unseres natürlichen Schutzmechanismus. Das Gehirn strebt nach Energieersparnis und möchte uns vor Überforderung schützen – ein Prinzip, das früher fürs Überleben wichtig war. Heute zeigt sich dieser Mechanismus in Form von Aufschieben, Ausreden und dem Festhalten an der Komfortzone.

Wenn wir diesen Mechanismus verstehen, können wir bewusster damit umgehen. Wer weiß, warum dieser innere Anteil sich meldet, kann klarer entscheiden, wie er damit umgeht – und kann sagen: »Ich habe deine Sorgen erkannt, aber ich treffe meine Entscheidung trotzdem selbst.« Der Schlüssel im Umgang mit dem inneren Schweinehund liegt nicht im Kampf oder in Strenge, sondern in Verständnis, kleinen Schritten und realistischen Zielen.

Der innere Schweinehund meldet sich besonders laut, wenn die Aufgaben zu groß erscheinen – etwa, wenn du dir vornimmst, sofort das volle Trainingsprogramm, perfekte Ernährung oder einen kompletten Neustart anzugehen. Kleine, überschaubare Schritte hingegen machen den Widerstand geringer: Schon das Anziehen der Sportkleidung, fünf Minuten Bewegung oder bewusstes Atmen reichen oft, um ins Tun zu kommen. Meist entsteht Motivation erst während der Handlung – nicht davor.

Deshalb ist es sinnvoll, mit kleinen Einheiten zu starten. Diese senken die Hürde und aktivieren das Belohnungssystem. Die dabei entstehenden Glückshormone helfen, den inneren Widerstand zu überwinden. Natürlich wird es immer wieder mal auch Tage geben, an denen du müde bist, erschöpft, leer, Tage, an denen du den Schweinehund gewinnen lässt. Auch das gehört dazu. Es ist normal, menschlich und zeugt von einem liebevollen Umgang mit dir selbst – solange diese Tage die Ausnahme sind und nicht die Regel. Wichtig ist, selbst kleine Erfolge anzuerkennen. So verliert der innere Schweinehund an Einfluss und du übernimmst die Kontrolle über deinen Weg.

Mutmacher

Mut hängt eng mit dem Selbstvertrauen zusammen – es geht darum, den ersten Schritt für sich selbst zu wagen. Der Gedanke, etwas Neues zu beginnen, kann verunsichern, gerade wenn man lange wenig auf sich selbst geachtet hat. Genau dann ist Mut gefragt: sich wieder an erste Stelle zu setzen, sich bewusst Zeit zu nehmen und mit etwas zu starten, das einem guttut. Der Einstieg in Bewegung oder kleine Veränderungen im Alltag kann anfangs überwältigend wirken. An dieser Stelle helfen kleine Mutmacher – kurze Impulse, die zum Handeln ermutigen und zeigen, dass mehr möglich ist, als man oft glaubt.

Ein Mutmacher kann vieles sein – eine Erinnerung daran, wie gut du dich nach nur fünf Minuten Bewegung fühlst, ein kurzer Spaziergang an der frischen Luft, das Lob einer Freundin oder der Gedanke, etwas Gutes für dich zu tun und dich daran zu erinnern, dass dies die Zeit ist, die du ganz für dich reserviert hast. Solche Momente stärken Kraft, Selbstvertrauen und Motivation.

Das Entscheidende ist, einfach anzufangen, auch wenn Unsicherheit oder Perfektionismus dich bremsen. Gerade der erste Schritt ist wichtig – jeder kleine Fortschritt trägt zu mehr Selbstvertrauen, Gesundheit und Lebensfreude bei. Wenn du um die 50 bist, fängst du nicht mehr ganz von vorn an, aber du kannst jederzeit einen neuen Abschnitt beginnen. Du kannst dich neu ausprobieren, kleine Fortschritte wertschätzen und dich nicht entmutigen lassen, wenn nicht alles direkt klappt. Mutmacher findest du überall: in kleinen Erfolgen, in deiner Entschlossenheit, in den Dingen, die du wagst, selbst, wenn du dich dabei unsicher fühlst. Sie zeigen, dass jeder Schritt, ob körperlich oder mental, zählt und dass du oft mehr Stärke besitzt, als dir bewusst ist.

RITUALE UND ROUTINEN, DIE DICH STÄRKEN

Strukturen im Alltag sind wertvolle Taktgeber, die Halt geben – besonders in Zeiten, in denen sich Körper, Energie oder Lebensumstände verändern. Wertvolle Instrumente, die solche Strukturen bieten, sind Rituale und Routinen. Sie schaffen Orientierung, vereinfachen Entscheidungen und schenken dir das beruhigende Gefühl, dass du gut für dich sorgst. Dabei geht es nicht um strenge Regeln, sondern um kleine, wiederkehrende Momente, die dich im Alltag unterstützen: Gewohnheiten, die Stabilität schaffen und dir Kraft geben, egal, wie voll dein Tag sein mag.

Bewegung und Ernährung fest im Alltag verankern

Viele Frauen kennen den Moment, in dem sie einen klaren Entschluss fassen – etwa, sich mehr um sich selbst zu kümmern, sich mehr zu bewegen oder gesünder zu essen. In den ersten Tagen oder Wochen klappt das oft gut, bis der Alltag mit Terminen, Müdigkeit und alten Gewohnheiten zurückkehrt. Und plötzlich erscheint der ursprüngliche Plan schwer umsetzbar.

Doch das hat wenig mit Disziplin zu tun und schon gar nichts mit Scheitern, sondern liegt an einem biologischen Prozess: Das Gehirn ist ein Gewohnheitstier. Es bevorzugt Routinen, weil sie Energie sparen. Neue Gewohnheiten bedeuten für das Gehirn zunächst einen zusätzlichen Aufwand und fühlen sich daher ungewohnt und anstrengend an.

Untersuchungen zeigen, dass es rund 66 Tage dauern kann, bis eine neue Gewohnheit fest etabliert ist. Das sind über zwei Monate, bis dein Verhalten dich nicht mehr Kraft kostet, sondern automatisiert wird. Bis Bewegung selbstverständlich wird. Bis die gesündere Ernährung sich nicht mehr nach Verzicht anfühlt, sondern dir Stabilität gibt und für dich zur Normalität wird.

Genau an diesem Punkt beginnen die kleinen Rituale ihre Kraft zu entfalten. Insbesondere Rituale wie regelmäßige Mahlzeiten können dabei helfen: ein Frühstück, das dir Energie gibt, ein Mittagessen, das deinen Blutzucker stabil hält, ein Abendessen, das dich beruhigt statt belastet.

Eine solche Struktur hilft deinem Körper, deinen Hormonen und deinem Nervensystem. Sie reduziert Heißhunger, beugt Stimmungsschwankungen vor und vermittelt dir das beruhigende Gefühl, dass du dich gut um dich selbst kümmerst.

Das gilt auch für Bewegung. Es geht nicht darum, große Leistungen zu erbringen oder perfekt zu sein, sondern um Regelmäßigkeit und Freude. Deine Bewegungseinheiten sollten sich positiv anfühlen und ein fester, angenehmer Teil deines Alltags werden. Drei halbe Stunden pro Woche sind ein guter Anfang. Jeweils 30 Minuten, die nicht verhandelbar sind. Du planst sie wie einen wichtigen Termin ein. Denn du bist es wert, dir diese Zeit zu nehmen. Mit der Zeit kann so aus kleinen Einheiten ein stabiles Ritual entstehen, das Kraft gibt und langfristig wohltuend wirkt.

Viele Frauen spüren in dieser Lebensphase zum ersten Mal, wie wertvoll es ist, sich selbst Priorität zu geben. Nicht aus Egoismus, sondern aus dem Verständnis heraus, dass Selbstfürsorge auch das gesamte Umfeld stärkt.

In diesem Buch begleite ich dich mit einem 12-Wochen-Programm, das so aufgebaut ist, wie es das Gehirn und der hormonell veränderte Körper brauchen:

- in kleinen, gut umsetzbaren Schritten,
- mit Wiederholungen, die neue Gewohnheiten stärken,
- mit gezielten Trainingsimpulsen für den Muskelaufbau,
- mit Ritualen, die dir Struktur geben,
- mit Erklärungen, die Verständnis schaffen,
- mit Übungen, die Freude machen und dich emotional unterstützen.

Dieses Programm soll keinen Druck aufbauen, sondern Orientierung bieten und dich stärken. Mit machbaren Schritten, Freude an Bewegung und neuen Routinen entwickelst du Stück für Stück ein neues Lebensgefühl – mehr Selbstwirksamkeit, Kraft und innere Stabilität. Und du wirst spüren: Veränderung fällt leichter, wenn sie in deinem Alltag Platz findet und von einem positiven Gefühl getragen wird.

Rückschläge annehmen und weitermachen

Es gibt Momente auf dem Lebensweg, in denen es verständlich ist, innezuhalten. Das Leben verläuft nicht immer gradlinig – Rückschritte gehören ebenso dazu wie Fortschritte und sind kein Zeichen von Schwäche, sondern Teil jedes Lernprozesses. Ich habe gelernt, Rückschläge nicht als Scheitern zu deuten, sondern als Hinweis, mir mehr Zeit zu geben: zum Durchatmen, Kräftesammeln und Reflektieren, bevor ich weitermache. Weitergehen heißt nicht, ständig aktiv zu sein, sondern immer wieder den Mut zu finden, neu zu beginnen.

Fast jede Frau kennt Situationen, in denen Pläne geändert werden müssen, und Tage, an denen Erschöpfung oder Überforderung spürbar sind. Das ist besonders in Umbruchphasen völlig normal. Der Körper und das Herz erinnern sich vor allem an das, was du dir mit Geduld und Respekt schenkst.

Rückschläge sind keine Abbrüche, sondern Pausen, aus denen du gestärkt hervorgehen kannst. Es ist ausreichend, Schritt für Schritt weiterzumachen. Frauen, die nach Rückschlägen aufstehen, entwickeln dabei oft eine besondere innere Stärke, die sie auf ihrem Weg trägt.

Mini-Übungen

1. Das Abendritual der Reflexion

Setze dich für ein oder zwei Minuten hin und frage dich:

- Was hat mich heute gehindert?
- Was kann ich mir morgen Gutes tun?

Beide Fragen öffnen den Blick für Lösungen statt für Schuldgefühle.

2. Die 5-Minuten-Geste der Selbstfürsorge

Wenn dir alles zu viel wird, dann nimm dir fünf Minuten Zeit. Fülle diese Zeit mit Bewegung, mit bewusstem Atem, mit einer kleinen Handlung, die dir zeigt, dass du dir selbst wichtig bist. Fünf Minuten sind ausreichend, um den inneren Kreislauf von »Aufschieberitis« zu unterbrechen.

3

Ernährung, die dir guttut

Im mittleren Alter sollte Ernährung kein enges Korsett sein, das uns einengt und den Genuss raubt, sondern eine Quelle der Kraft. Jetzt ist es Zeit, die Beziehung zum Essen neu zu entdecken: frei von Dogmen, fern von Verzicht. Es geht nicht darum, weniger zu dürfen, sondern darum, bewusster zu wählen. In diesem Kapitel möchte ich dich einladen, mit Leichtigkeit und Freude herauszufinden, welche Ernährung dir wirklich guttut.

DIE ROLLE DER ERNÄHRUNG AB 50

Was früher selbstverständlich war, braucht heute etwas mehr Aufmerksamkeit. Muskeln wollen genährt, der Stoffwechsel unterstützt, die Energie bewusst gepflegt werden. Ernährung wird in dieser Lebensphase zu einem feinen Regulator – nicht durch weniger, sondern durch das Richtige. Doch es geht um mehr als Nährstoffe. Essen wird zur Sprache der Selbstfürsorge, zur täglichen Gelegenheit, liebevoll mit sich selbst zu sein. Nicht mehr die Frage, was du essen darfst, steht im Vordergrund, sondern was dir guttut, körperlich und seelisch.

Und schließlich ist Ernährung auch Ausdruck der eigenen Identität. Wir essen nicht mehr, um zu funktionieren oder zu gefallen, sondern um uns lebendig zu fühlen. Essen darf Freude machen, Energie schenken und uns erinnern: Gut für sich zu sorgen ist kein Luxus, sondern ein Zeichen von Stärke und Reife.

Hormonelle Veränderungen und Nährstoffbedarf

Hast du schon bemerkt, dass dein Körper plötzlich auf Lebensmittel anders reagiert als früher? Dass bestimmte Mahlzeiten dich müde machen oder Heißhungerattacken auslösen, obwohl du gar nicht mehr gegessen hast als früher? Hier spielen Hormone eine zentrale Rolle – sie beeinflussen Fettverteilung, Blutzucker, Wasserhaushalt, Muskelaufbau und sogar den Appetit.

Bei jüngeren Frauen werden überschüssige Kalorien eher an Hüften und Oberschenkeln gespeichert, nun zeigt sich oft ein kleines Bäuchlein. Die Natur hat uns Frauen tatsächlich eine Art Notlösung eingebaut. Neben den Eierstöcken ist nämlich auch das Fettgewebe in der Lage, Östrogen zu produzieren. Deshalb lagert der Körper in den Wechseljahren gerne etwas mehr Fett ein – um so zumindest einen kleinen Teil des Östrogenmangels auszugleichen. Gleichzeitig kann der Blutzucker nach Mahlzeiten stärker schwanken, Heißhunger entsteht und wir spüren diesen kleinen Energieschub, der uns oft in Versuchung führt.

Progesteron, das ebenfalls abnimmt, beeinflusst den Wasserhaushalt. Plötzlich entstehen Blähungen oder leichte Wassereinlagerungen nach salzigen Mahlzeiten – der Körper zeigt dir, dass er jetzt anders reagiert.

Und dann ist da noch das Eiweiß: Mit weniger Testosteron baut sich Muskelmasse schneller ab. Wer früher problemlos Muskeln erhalten konnte, merkt jetzt, dass gezielte Eiweißquellen wichtiger werden, um Kraft und Stoffwechsel zu unterstützen. Und ja – Hormone wirken auch auf das Belohnungssystem. Lust auf Süßes oder Snacks ist nicht einfach eine Schwäche. Sie sind Signale des Körpers, der nach schneller Energie fragt, um Balance zu finden. Kleine, bewusste Snacks wie Nüsse, Früchte oder proteinreiche Häppchen helfen, diese Bedürfnisse zu stillen, ohne dass der Blutzucker Achterbahn fährt.

Warum Nährstoffe jetzt so wichtig sind

In dieser Lebensphase brauchst du keine Diät und keine extremen Veränderungen – aber du brauchst Nährstoffe, die dich tragen. Dein Körper funktioniert nicht schlechter, er funktioniert anders. Und indem du ihm gibst, was er braucht, unterstützt du:

- dein Energielevel,
- dein Wohlbefinden,
- deine Kraft,
- deinen Knochenbau,
- deine Schlafqualität,
- deine Stimmung
- und deine langfristige Gesundheit.

Nährstoffe sind in dieser Phase nicht einfach Ernährungsthemen, sie sind eine Form der Selbstfürsorge. Wenn du sie Schritt für Schritt in deinen Alltag einbaust – ohne Druck, aber mit Bewusstsein –, entsteht nach und nach eine Ernährungsroutine, die dich stärkt. Schon kleine Anpassungen zeigen große Wirkung. Es geht darum, den Körper nicht zu überlisten, sondern ihn zu unterstützen. Hast du Lust, diese Reise bewusst zu gestalten? Deinen Körper besser zu verstehen und mit ihm zu arbeiten statt gegen ihn?

DIE WICHTIGSTEN NÄHRSTOFFE

Manchmal sind es die kleinen Dinge, die den größten Unterschied machen. Jeder Nährstoff ist wie ein kleines Puzzleteil, das im Zusammenspiel dafür sorgt, dass Muskeln stark bleiben, Knochen geschützt sind, die Nerven ruhig arbeiten und der Körper insgesamt in Balance bleibt. Wer weiß, welche Nährstoffe besonders wertvoll sind, und sie bewusst in den Alltag integriert, kann so spürbar mehr Kraft, Gelassenheit und Leichtigkeit erleben. In diesem Abschnitt zeige ich dir, welche Nährstoffe dich jetzt besonders unterstützen – deine täglichen Begleiter für ein vitales, starkes und rundum wohltuendes Gefühl im Körper.

Makronährstoffe

Wenn wir über Ernährung sprechen, fällt oft das Wort »Makronährstoffe«. »Makro« bedeutet »groß« – und diese großen Bausteine sind genau das, was uns wirklich Energie gibt: Eiweiße, Fette und Kohlenhydrate. Ohne sie läuft nichts. Sie geben uns Kraft, halten Muskeln, Knochen und Nerven stark – und sie versorgen sogar unser Gehirn, damit wir klar denken, Entscheidungen treffen und kreativ bleiben.

Jeder dieser Bausteine spielt eine eigene besondere Rolle. Eiweiß stärkt, Fette schützen, Kohlenhydrate versorgen uns mit Energie. Zusammen schenken sie uns Balance, Stabilität und Lebensfreude – genau das, was wir brauchen, um unseren Alltag kraftvoll zu meistern. Für Frauen ab 50 liegt die grobe Empfehlung bei etwa 25 bis 30 Prozent Eiweiß, 25 bis 30 Prozent Fett und 40 bis 50 Prozent Kohlenhydraten.

Aber es geht nicht ums Zählen. Nicht jede Kalorie, nicht jedes Gramm ist entscheidend – es geht um Bewusstsein, Qualität und Intuition. Hast du schon mal gespürt, dass dich ein Stück Brot satt macht, aber nicht wirklich zufrieden? Oder dass ein Ei oder Nüsse dich stärker und energiegeladener zurücklassen? Solche kleinen Erfahrungen zeigen dir, worauf dein Körper wirklich reagiert.

In einer Welt voller Überfluss ist das nicht immer leicht. Bunte Verpackungen, vermeintlich gesunde Produkte – sie wollen uns überzeugen. Doch du darfst kritisch sein. Du darfst auswählen, bewusst entscheiden und deinen Körper ernst nehmen.

Warum Eiweiß dein neuer bester Freund ist

Wenn es einen Nährstoff gibt, der in den Wechseljahren eine Art Lebensversicherung für deinen Körper ist, dann ist es Eiweiß. Manche nennen es den »Baustoff unseres Lebens« – und das ist keine Übertreibung. Haare, Haut und Nägel – alles besteht aus Eiweiß. Ohne diesen Baustoff gäbe es keine Muskeln, keine Hormone, keine Enzyme, keine Abwehrkräfte. Kurz gesagt, ohne Eiweiß läuft bei uns nichts.

Ab einem Alter von 50 beginnt der Körper von ganz allein, Muskeln abzubauen – und zwar schneller, als dir lieb ist. Und Muskeln sind nicht nur für Kraft wichtig, sie sind auch der größte Kalorienverbrenner! Je weniger Muskeln du hast, desto langsamer arbeitet der Stoffwechsel.

Eiweiß liefert die Bausteine (Aminosäuren), die dein Körper braucht, um Muskeln zu erhalten und neu aufzubauen – selbst dann, wenn die Natur eigentlich gerade abbauen möchte. Und noch etwas: Eiweiß hält dich deutlich länger satt. Das liegt daran, dass es langsamer verdaut wird und zudem Hormone beeinflusst, die das Hungergefühl steuern. Wer mehr Eiweiß in die Mahlzeiten einbaut, hat weniger Heißhungerattacken – ein Geschenk, wenn man sein Gewicht halten oder abnehmen möchte!

Für Frauen nach der Menopause gilt eine tägliche Eiweißzufuhr von etwa 1,6 bis 2 Gramm pro Kilogramm Körpergewicht als besonders wirksam, wenn der Aufbau oder der Erhalt von Muskelmasse im Vordergrund steht. Eine einfache, praxisnahe Orientierung bietet die Faustregel: drei Mahlzeiten am Tag mit jeweils rund 30 Gramm hochwertigem Eiweiß. Entscheidend ist dabei nicht nur die Gesamtmenge, sondern vor allem die gleichmäßige Verteilung über den Tag, um die muskelaufbauende Wirkung optimal auszuschöpfen.

Natürlich ist nicht jedes Eiweiß gleich. Es gibt tierische Quellen wie Fisch, Eier, Joghurt oder Käse. Und es gibt pflanzliche Quellen wie Linsen, Kichererbsen, Quinoa, Nüsse oder Tofu. Am besten mischst du beides – so bekommst du eine breite Palette an Aminosäuren.

Eine Frage, die mir oft gestellt wird, lautet: »Benutzt du eigentlich Eiweißpulver?« Die ehrliche Antwort lautet: Ja, aber nur manchmal. Ich habe Eiweißpulver zu Hause, aber ich verwende es nicht täglich, sondern ich habe es eher als Notlösung vorrätig. Wenn ich zum Beispiel einen Tag voller Termine habe, keine Zeit finde, mir eine ausgewogene Mahlzeit zuzubereiten, und gleichzeitig merke, dass mein Eiweißbedarf zu kurz kommt, dann greife ich darauf zurück. Sonst schaue ich bei jeder Mahlzeit zuerst, worin meine Eiweißquelle besteht – egal ob morgens Joghurt oder Hüttenkäse, mittags Hülsenfrüchte oder Fisch oder abends mal ein Omelett.

Dieser kleine Gedankentrick verändert unglaublich viel und gibt meinem Teller Struktur. Sobald Eiweiß den Platz auf deinem Teller sichert, rücken Sättigung, Stabilität und Gesundheit automatisch in den Vordergrund. Und wenn du anfängst, Eiweiß bewusst in den Mittelpunkt deiner Mahlzeiten zu stellen, musst du dich oft gar nicht mehr mit Kalorienzählen plagen – dein Körper reguliert die Kalorienaufnahme über die natürliche Sättigung von selbst viel besser!

Eiweiß nach dem Training – das Fenster der Gelegenheit

Wenn du im postmenopausalen Alter regelmäßig trainierst – und drei Trainingseinheiten pro Woche sind schon optimal –, dann gibst du deinem Körper jedes Mal einen kleinen, aber wirkungsvollen Reiz. Die Muskeln werden beansprucht, feine Strukturen im Gewebe öffnen sich und rufen förmlich: »Gib mir Baumaterial, ich will wachsen und stärker werden!«

Besonders wichtig ist dabei das sogenannte anabole Fenster – die Zeit direkt nach dem Training. Etwa eine halbe bis maximal eine Stunde nach dem Training ist dein Körper besonders empfänglich für Nährstoffe. Gibst du ihm dann Eiweiß, unterstützt du den Muskelaufbau optimal und hilfst gleichzeitig, die Regeneration zu beschleunigen.

Keine Angst vor Eiweiß am Abend

Viele Frauen erzählen mir, dass sie abends kaum noch etwas essen – aus Angst, zuzunehmen. Gerade nach 18 Uhr herrscht bei manchen regelrecht Essensverbot. Doch hier lohnt es sich, genauer hinzuschauen: Es macht nämlich einen großen Unterschied, *was* du isst.

Während große Portionen Pasta, Brot oder süße Snacks den Körper tatsächlich überfordern können – vor allem, wenn man danach direkt ins Bett geht –, verhält es sich bei Eiweiß ganz anders. Eiweiß ist ein Baustoff, kein reiner Energiespender wie Kohlenhydrate. Es wird gebraucht, um Muskeln zu reparieren, Hormone zu bilden und viele kleine Reparaturarbeiten im Körper über Nacht zu erledigen.

Das heißt, wenn du abends noch hungrig bist, darfst du ruhigen Gewissens zu eiweißreichen Lebensmitteln greifen. Ein gekochtes Ei, ein Naturjoghurt, ein Stück Hüttenkäse oder ein kleines Stück Fisch sind perfekte Begleiter in die Nacht. Sie belasten den Körper nicht, sondern geben ihm genau das, was er jetzt braucht. Und selbst wenn es später wird – vielleicht 20 Uhr oder 21 Uhr –, ist das kein Problem, solange Eiweiß den Hauptplatz auf deinem Teller einnimmt. Denn Eiweiß hilft deinem Körper beim Muskelaufbau, -erhalt und der Regeneration.

Kollagen – Strukturprotein für Haut, Knochen und Bindegewebe

Das am häufigsten vorkommende Eiweiß im menschlichen Körper ist das Kollagen, es bildet die Grundstruktur von Haut, Knochen, Sehnen und Bindegewebe. Ab einem Alter von etwa 50 Jahren sinkt die körpereigene Kollagenproduktion rapide, beschleunigt durch den Östrogenabfall.

Die Einnahme von Kollagenpeptiden liefert dem Körper direkt verwertbare Bausteine für die Reparatur und Neubildung von Gewebe. Studien zeigen Vorteile für Hautfeuchtigkeit und -elastizität, für die Festigkeit des Bindegewebes und sogar für den Knochenstoffwechsel, indem Kollagen die Wirkung knochenbildender Zellen unterstützt.

Kohlenhydrate

Kohlenhydrate sind unser wichtigster Treibstoff – sie schenken uns Kraft, Konzentration und Schwung. Ohne sie wären wir müde, reizbar und antriebslos. Und doch wissen wir: Ein Zuviel von ihnen – vor allem in der falschen Form – setzt sich genau dort fest, wo wir es am wenigsten mögen. Aber Kohlenhydrate sind nicht der Feind. Sie sind nur so gut, wie wir sie auswählen. Komplexe Kohlenhydrate – aus Vollkorn, Hülsenfrüchten oder Gemüse – geben Energie mit Bedacht. Da ihr Aufbau deutlich komplizierter ist, muss der Körper sie erst aufwendig in einfache Glukosemoleküle zerlegen. Das kurbelt den Stoffwechsel an, verlängert die Verdauung und sorgt dafür, dass du länger satt bleibst. Gleichzeitig steigt der Blutzuckerspiegel nur langsam und gleichmäßig an, wodurch auch die Insulinausschüttung moderat bleibt. Diese Form von Energie stärkt dich – ohne Achterbahngefühl im Kopf.

Einfache Kohlenhydrate hingegen stecken in Süßigkeiten, Zucker, Weißmehlprodukten, zuckerhaltigen Getränken und auch in vielen Fertigprodukten und Alkohol. Sie treiben den Blutzuckerspiegel zunächst rasant in die Höhe, nur um ihn kurz darauf wieder stark absinken zu lassen. Diese ständigen Schwankungen setzen die Insulinproduktion unter Druck, begünstigen erhöhte Blutzuckerwerte, fördern Insulinresistenz und können schließlich in Diabetes mellitus Typ 2 münden. Kurzfristig führt das häufig zu Heißhungerattacken, langfristig nicht selten zur Einlagerung von Bauchfett und zu einer verminderten Fettverbrennung.

Es geht also nicht darum, Kohlenhydrate zu verbannen. Es geht darum, die richtigen zu wählen – solche, die nähren, statt zu belasten. Wenn du sie bewusst isst, schenkst du deinem Körper Balance, Energie und innere Ruhe. Und mal ehrlich – meist sind es gar nicht die drei Hauptmahlzeiten, die uns aus der Bahn werfen. Es sind die kleinen Gewohnheiten dazwischen: der Keks zum Kaffee, das Stück Schokolade nur kurz danach. Wir naschen nicht aus Hunger, sondern aus Gewohnheit.

Fette

»Wenn ich abnehmen will, muss ich Fett meiden.« Wie oft haben wir das gehört, oder? Jahrelang galt Fett als der Feind auf dem Teller. Doch die Wahrheit ist: Fett macht dich nicht automatisch dick. Im Gegenteil – du brauchst es, um dich kraftvoll, lebendig und ausgeglichen zu fühlen.

Fett ist ein echter Geschmacksträger und macht gutes Essen erst richtig lecker. Ein Spritzer Olivenöl, ein cremiges Dressing, ein wenig Butter – das sind keine Sünden, sondern Genussmomente für Körper und Seele. Essen soll Freude machen und dich nähren, nicht quälen.

Fett liefert Energie – doppelt so viel wie Eiweiß oder Kohlenhydrate. Es schützt die Organe, hält den Körper warm und sorgt dafür, dass wichtige Vitamine wie A, D, E und K überhaupt erst aufgenommen werden können. Ohne Fett bleibt vieles ungenutzt. Es stärkt die Zellwände, unterstützt das Immunsystem und wirkt sogar entzündungshemmend. Aber – und das ist entscheidend: Fett ist nicht gleich Fett. Gesättigte Fettsäuren aus Butter oder Wurst sind in kleinen Mengen völlig in Ordnung, sollten aber nicht die Hauptrolle spielen. Transfette hingegen – die in frittierten oder stark verarbeiteten Lebensmitteln stecken – sind die wahren Übeltäter. Sie belasten Herz und Gefäße, rauben Energie und schaden langfristig mehr, als sie geben.

Deine besten Verbündeten sind die ungesättigten Fettsäuren. Sie senken das »schlechte« LDL-Cholesterin *(low-density lipoprotein)*, fördern das »gute« HDL *(high-density lipoprotein)* und stärken Herz und Kreislauf. Du findest sie dort, wo auch Geschmack wohnt: in Olivenöl, Avocado, Mandeln oder Walnüssen. Sie schenken dir nicht nur Energie, sondern auch ein Gefühl innerer Ruhe – satt, zufrieden, stabil.

Und dann sind da noch die Omega-Fettsäuren, die der Körper nicht selbst herstellen kann. Omega-3-Fettsäuren wirken entzündungshemmend, unterstützen Gehirn und Herz und halten die Gelenke geschmeidig. Du findest sie in Lachs, Makrele, Walnüssen oder Leinsamen. Omega-6-Fettsäuren braucht der Körper ebenfalls, etwa aus Sonnenblumen- oder Maiskeimöl. Wichtig ist das Gleichgewicht, also die jeweilige Menge der Fettsäuren – zu viel Omega-6 kann Entzündungen fördern, zu wenig Omega-3 macht müde und träge.

Mikronährstoffe

Makronährstoffe liefern Energie, aber Mikronährstoffe sind das, was uns wirklich zum Leuchten bringt. Sie sind die stillen Katalysatoren unseres Wohlbefindens – unscheinbar, aber unverzichtbar. Ohne sie läuft in unserem Körper nichts rund.

Vitamine, Mineralstoffe und Spurenelemente steuern Hunderte kleiner Prozesse. Sie helfen den Zellen zu atmen, halten Nerven ruhig, Haut und Haare stark und das Immunsystem wach. Fehlt nur ein Mikronährstoff, spüren wir das oft schneller, als wir denken – an Müdigkeit, Schlafproblemen, Konzentrationsschwierigkeiten oder einfach diesem Gefühl, nicht ganz bei sich zu sein.

Einige dieser Stoffe kann der Körper speichern – etwa Kalzium in den Knochen oder Vitamin A in der Leber. Doch die meisten brauchen wir täglich neu, weil der Körper keinen Vorrat anlegen kann. Darum ist Ernährung keine Nebensache, sondern eine liebevolle Entscheidung – jeden Tag aufs Neue. Schon wenn du bei jeder Mahlzeit etwas Frisches auf den Teller bringst – farbenfrohes Gemüse, knackiges Obst, ein paar Kräuter oder Nüsse –, füllst du deine inneren Speicher wieder auf. Und ja, manchmal können auch Nahrungsergänzungen hilfreich sein – aber bewusst gewählt, nicht gewohnheitsmäßig wahllos eingenommen. Denn auch hier gilt: Mehr ist nicht automatisch besser. Zu viel an Nahrungsergänzungsmitteln kann den Körper aus der Balance bringen, auch wenn sie im Einzelnen eigentlich nähren und sogar heilen sollen.

Vitamine

Wenn ich an Vitamine denke, gibt es zwei, die für mich besonders wichtig geworden sind: Vitamin D und Vitamin B_{12}. Es empfiehlt sich, ihren Status regelmäßig beim Arzt prüfen zu lassen. Ja, das kostet etwas – aber es ist gut investiertes Geld. So weißt du, wie es deinem Körper wirklich geht, statt zu raten.

Vitamin D ist streng genommen ein Hormon, und der Körper kann es mithilfe der Sonne selbst bilden. Doch gerade in unseren Breitengraden reicht das Sonnenlicht oft nicht aus. Ein Mangel zeigt sich leise, aber deutlich: müde Muskeln, schwächere Knochen, häufige Erschöpfung oder Stimmungsschwankungen. Kein Wunder, dass viele von uns damit zu kämpfen haben – die Haut bildet mit den Jahren weniger Vitamin D, während die Knochen gleichzeitig mehr Unterstützung brauchen. Ein kleiner Teil lässt sich über die Ernährung decken, vor allem durch fetten Fisch wie Lachs, Makrele oder Hering, aber auch Eier oder bestimmte Pilze enthalten Vitamin D. Trotzdem: Allein über das Essen ist es kaum zu schaffen, eine ausreichende Menge zu sich zu nehmen, daher ist eine regelmäßige Kontrolle so wichtig.

Ein weiteres wichtiges Vitamin ist Vitamin B_{12}. Es schenkt Energie, stärkt Nerven und hilft, die Gedanken klar zu halten – besonders in stressigen Zeiten oder wenn die Hormone Achterbahn fahren. Ich erinnere mich gut an eine Phase, in der ich mich oft müde und unkonzentriert fühlte. Erst ein Bluttest brachte Klarheit: Mein Vitamin-B_{12}-Spiegel war zu niedrig. Eine kleine Kur mit Injektionen hat mich damals spürbar stabilisiert – mehr Kraft, bessere Laune, mehr Fokus. Vitamin B_{12} steckt vor allem in tierischen Lebensmitteln wie Fisch, Eiern oder Milchprodukten. Wenn du dich vegetarisch oder vegan ernährst, solltest du deinen Spiegel regelmäßig prüfen – der Körper speichert Vitamin B_{12} zwar, aber die Reserven halten nicht ewig. In der Regel reichen sie etwa zwei bis fünf Jahre.

Und dann ist da noch das gute alte Vitamin C – unser täglicher Frischekick. Es stärkt das Immunsystem, unterstützt die Kollagenbildung und hält Haut, Bindegewebe und Knochen stabil. Ich mag den Gedanken, dass jede Paprika, jede Handvoll Beeren oder ein Sauerkrautgericht mir hilft, von innen zu strahlen. Was viele nicht wissen: Dauerstress verbraucht Vitamin C besonders schnell. Wenn du also merkst, dass du öfter erkältet bist oder deine Haut müde wirkt – vielleicht ruft dein Körper nach mehr frischem Obst und Gemüse.

Mineralstoffe

Manche brauchen wir in größeren Mengen – die Mengenelemente wie Kalzium, Magnesium, Kalium oder Natrium. Andere nur in winzigen Dosen – die Spurenelemente wie

Eisen, Zink, Selen oder Jod. Doch egal ob groß oder klein: Mineralstoffe sind winzige Kraftpakete für unseren Körper und alle spielen eine entscheidende Rolle, damit wir uns stark, stabil und energiegeladen fühlen.

Kalzium und Magnesium – starke Knochen

Kalzium kennen wir alle als den Knochenlieferanten Nummer eins. Es hält Knochen und Zähne belastbar. Aber wusstest du, dass Kalzium ohne Vitamin D kaum verwertet wird? Sonne, fetter Fisch oder Supplemente können helfen, die Aufnahme zu sichern.

Magnesium ist der perfekte Partner dazu. Es entspannt Muskeln, beruhigt Nerven und unterstützt Herz und Kreislauf. Es ist empfehlenswert, Magnesium abends zu nehmen, denn es hilft beim Einschlafen, die Muskeln zu lockern und morgens erholt aufzuwachen.

Kalzium steckt in Milchprodukten, grünem Gemüse oder Mandeln; Magnesium in Nüssen, Samen, Hülsenfrüchten und Vollkorn.

Eisen, Zink und Selen – Kraft für Stoffwechsel, Immunsystem und Schönheit

Eisen transportiert Sauerstoff durch unseren Körper. Ein Mangel macht müde und blass – und auch nach der Menopause lohnt es sich, die Reserven zu prüfen. Eisen steckt in Fleisch, Fisch, Hülsenfrüchten und grünem Gemüse.

Zink ist ein wahres Multitalent. Es unterstützt Haut, Haare und Nägel, fördert die Wundheilung, stärkt das Immunsystem und hilft sogar, den Zuckerstoffwechsel stabil zu halten – ein wichtiger Punkt, um Diabetes vorzubeugen. Gute Quellen sind Nüsse, Samen, Fleisch, Milchprodukte und Vollkornprodukte.

Selen wirkt wie ein Zellschutzschild. Es neutralisiert schädliche Stoffe, unterstützt den Zellstoffwechsel und schützt vor oxidativem Stress. Vor allem Fisch, Eier, Nüsse – besonders Paranüsse – und Vollkornprodukte liefern Selen.

Kalium, Natrium und Co. – Balance für Herz, Muskeln und Wasserhaushalt

Kalium hilft den Muskeln, reguliert den Flüssigkeitshaushalt und hält den Blutdruck im Gleichgewicht. Natrium brauchen wir zwar, oft nehmen wir aber zu viel über Salz auf – mit mehr Vorsicht bewusst dosiert ist hier besser. Auch andere Mineralstoffe wie Phosphor, Kupfer oder Mangan leisten wichtige Arbeit im Stoffwechsel, bei der Energiegewinnung und für gesunde Zellen.

Kreatin – Energie und Kraft für Muskeln und Gehirn

Eine körpereigene Verbindung, die aus Aminosäuren gebildet wird und als wichtiger Energiespeicher in den Muskelzellen dient, ist das Kreatin. Eine tägliche Supplementation mit Kreatin verbessert die Energiebereitstellung in den Muskeln, unterstützt den Erhalt von Kraft und Muskelmasse und verstärkt die Wirkung von regelmäßigem Krafttraining – einer der wichtigsten Faktoren gegen Sarkopenie. Außerdem zeigen Studien, dass Kreatin die Energieverfügbarkeit im Gehirn erhöht und dadurch Gedächtnis, mentale Belastbarkeit und Konzentration positiv beeinflussen kann.

Wasser

Das Energielevel, die Haut, das Denken und sogar die Stimmung sind mit diesem klaren Element verbunden. Dennoch begegne ich immer wieder Frauen, die zu wenig trinken. Nicht, weil sie es nicht besser wissen, sondern weil das Leben dazwischenkommt – Termine, Sorgen, Gewohnheiten. Manchmal auch, weil sie sich aus berechtigter Angst vor häufigem Wasserlassen zurückhalten. Doch wer dem Körper Wasser vorenthält, nimmt ihm genau das, was ihn stark, wach und geschmeidig hält.

Wenn ich von Trinken spreche, dann meine ich Wasser. Nicht Limonade, nicht Saft oder Softdrinks, sondern pures Wasser oder ungesüßten Tee. Und ja – Wasser darf schmecken. Ein Spritzer Zitrone, ein paar Minzblätter, Gurkenscheiben oder Beeren – Aromen, die das Trinken angenehmer machen, ohne mit zusätzlichen Kalorien zu belasten. Hauptsache, die Basis bleibt Wasser.

Als Richtwert kannst du dich an etwa 30 Milliliter Wasser pro Kilogramm Körpergewicht orientieren. Bei einem Körpergewicht von 70 Kilogramm entspricht das rund zwei Litern am Tag – das ist der tägliche Beitrag, um Zellen, Muskeln, Haut und Geist in Bewegung zu halten. Wasser fließt durch den gesamten Körper, es verbindet alle Systeme. Es reguliert die Körpertemperatur, unterstützt den Stoffwechsel, transportiert Nährstoffe und hilft, Abfallstoffe auszuscheiden. Besonders wenn Hitzewallungen oder nächtliches Schwitzen häufiger werden, ist dieser Ausgleich Gold wert.

Trinkst du etwa 20 bis 30 Minuten vor einer Mahlzeit ein bis zwei Gläser, beugst du zudem Heißhunger vor. Der Magen ist leicht gefüllt, das Sättigungsgefühl setzt früher ein – ganz ohne Zwang oder Verzicht. Es ist ein einfacher, sanfter Weg, um im Gleichgewicht zu bleiben.

Auch die Verdauung liebt Wasser. Ballaststoffe entfalten ihre volle Wirkung nur, wenn genügend Flüssigkeit vorhanden ist – dann können sie quellen, den Stuhl auflockern und die Verdauung in Schwung bringen. Ohne Wasser bleiben sie wirkungslos. Ebenso brauchen Haut und Schleimhäute Feuchtigkeit, um elastisch und lebendig zu bleiben. Selbst die Gelenke danken es dir, wenn du ausreichend trinkst – Wasser hält sie geschmeidig und belastbarer. Das Gehirn ist dasjenige Organ, das vielleicht am sensibelsten auf Wassermangel reagiert. Schon ein leichter Mangel kann sich mit Müdigkeit, Kopfschmerzen oder Konzentrationsproblemen zeigen. Trotzdem trinken viele erst, wenn der Durst kommt. Aber Durst ist bereits ein Warnsignal – der Körper ruft dann schon: »Ich brauche Nachschub!«

Besser ist es, regelmäßig über den Tag verteilt zu trinken, auch wenn kein Durstgefühl vorhanden ist. Mir hilft es, mich selbst durch ein Glas Wasser auf dem Schreibtisch, eine Karaffe in der Küche, eine Flasche in der Tasche und ein Glas voll Wasser am Bett daran zu erinnern.

Ballaststoffe

Bis zu meinem 50. Lebensjahr habe ich mir kaum Gedanken darüber gemacht, wo eigentlich Ballaststoffe drinstecken oder wie viel ich davon brauche. Dabei sind sie für unsere Gesundheit unglaublich wichtig. Ballaststoffe findest du ausschließlich in pflanzlichen Lebensmitteln. Sie stecken vor allem in Vollkornprodukten wie Haferflocken oder Vollkornbrot, in Hülsenfrüchten wie Linsen und Kichererbsen, in Gemüse, Obst sowie in Nüssen und Samen. Wenn du morgens dein Müsli mit Haferflocken startest, mittags einen Linsensalat genießt und zwischendurch zu einem Apfel oder ein paar Beeren greifst, bist du schon richtig gut dabei. Auch ein Esslöffel voll Leinsamen oder Chiasamen im Joghurt ist eine einfache Möglichkeit, die Ballaststoffzufuhr zu erhöhen.

Ballaststoffe spielen beim Thema Blähbauch eine besondere Rolle. Die empfohlene Menge liegt für Frauen bei etwa 25 Gramm pro Tag. Viele Frauen erreichen diesen Wert allerdings nicht. Die Nahrung bleibt länger im Verdauungstrakt liegen, Verstopfungen entstehen leichter und dadurch sammelt sich Gas im Bauch. Das Ergebnis ist ein unangenehm aufgeblähtes Gefühl. Oder vielleicht hält auch das Sättigungsgefühl nach dem Essen nicht lange an. Ballaststoffe sind da echte Helfer – sie quellen im Magen auf, machen angenehm satt und schützen so vor Heißhunger. Außerdem unterstützen sie einen stabilen Blutzuckerspiegel, wirken positiv auf die Cholesterinwerte und tragen zur Herzgesundheit bei. Gerade jetzt, wenn sich der Stoffwechsel verändert und Hormone aus dem Gleichgewicht geraten, sind Ballaststoffe ein Schlüssel zu mehr Leichtigkeit und Wohlbefinden.

Himbeeren enthalten rund 6,5 Gramm Ballaststoffe pro 100 Gramm, dicht gefolgt von Brombeeren mit gut 5 Gramm und Blaubeeren mit knapp 5 Gramm. Auch Erdbeeren liefern Ballaststoffe, wenn auch etwas weniger, nämlich etwa 2 Gramm. Klassisches Obst wie Äpfel und Birnen bringt es – jeweils mit Schale – auf rund 3 Gramm pro 100 Gramm. Damit sind sie ebenfalls eine gute Wahl, vor allem, weil sie sich leicht in den Alltag integrieren lassen.

REZEPTE FÜR FRISCHE ENERGIE

Essen ist so viel mehr als nur Sattwerden. Es umfasst Energie, Stimmung, Lebensfreude – und manchmal auch Trost. Im Alltag greifen wir oft zu dem, was sich schnell zubereiten lässt oder gerade vorrätig ist, und wir merken gar nicht, wie sehr uns manche Dinge Energie rauben.

Die folgenden Rezepte folgen keinem komplizierten Diätplan. Sie sind so ausgewählt, dass sie dich mit allem versorgen, was du wirklich brauchst – ohne dass du auf etwas verzichten musst, ohne dass du dich stresst und ein schlechtes Gewissen haben müsstest. Sie sind eiweißreich, ballaststoffhaltig und mit natürlichen Mitteln gesüßt, damit dein Körper lange satt bleibt und deine Energie nicht schon am Vormittag verpufft.

Ob ein eiweißreiches Mittagessen, ein wärmendes Frühstück oder eine süße Kleinigkeit zwischendurch – jedes Rezept soll dir guttun, dich stärken und deinen Tag ein Stück leichter machen. Du findest hier Gerichte, die schnell zubereitet sind, dich zuverlässig mit wichtigen Nährstoffen versorgen und gleichzeitig Lust auf gesunde Ernährung machen. Diese Gerichte sollen dir zeigen, dass gesunde Ernährung unkompliziert, genussvoll und voller Freude sein darf. Und sie darf dir Energie schenken – genau dann, wenn du sie brauchst.

Frühstücksideen für einen kraftvollen Start in den Tag (ab Seite 68)

Ein kräftiges, ausgewogenes Frühstück ist für Frauen ab 50 wichtig für einen besonders kraftvollen Start in den Tag. Mit einem Frühstück versorgst du den Körper frühzeitig mit Eiweiß, gesunden Fetten und komplexen Kohlenhydraten. Das hilft, den Blutzuckerspiegel stabil zu halten, Heißhunger zu vermeiden und die Muskelkraft zu unterstützen. Gleichzeitig wird der Stoffwechsel sanft aktiviert, was sich langfristig positiv auf das Halten des Körpergewichts auswirkt sowie bei der Verdauung und beim Erhalt des Energielevels hilft. Ideal ist es, innerhalb von etwa ein bis zwei Stunden nach dem Aufstehen zu frühstücken. In dieser Phase ist dein Körper besonders aufnahmefähig. Ein nährstoffreiches Frühstück signalisiert dem Organismus Sicherheit und Versorgung – Stresshormone wie Cortisol können sich besser regulieren und der Körper kommt in einen stabilen Tagesrhythmus.

Schnelle eiweißreiche Hauptmahlzeiten (ab Seite 72)

Eiweiß ist weit mehr als nur ein Sattmacher – es ist der Baustoff für Muskeln, Hormone und Enzyme. Mit einer eiweißreichen Hauptmahlzeit sicherst du die nötige Versorgung mit diesem essenziellen Makronährstoff, denn wie schon angedeutet, ist es ideal, die Eiweißaufnahme über den ganzen Tag zu verteilen. Die folgenden Rezepte zeigen, wie schnell, lecker und abwechslungsreich Eiweißgerichte zubereitet werden können – Gerichte, die Energie schenken, schmecken und dir Freude beim Kochen bereiten. Lass dich inspirieren, probiere Neues aus und genieße jede Mahlzeit als kleinen Akt der Selbstfürsorge.

Snacks, Shakes und Süßes ohne Reue (ab Seite 76)

Eine Power-Ernährung bedeutet keineswegs, auf Snacks und kleine Süßigkeiten verzichten zu müssen. Sie sind sogar ganz ausdrücklich erlaubt, denn mit der richtigen Auswahl an Lebensmitteln bewusst in den Tag eingeplant, werden sie zu wahren Superfood-Boostern. Gesunde Snacks und Shakes helfen nicht nur, den Körper optimal zu versorgen, sie sind auch effektive Helfer gegen Heißhungerattacken und das Verlangen nach ungesunden Süßigkeiten. Sie geben dir ein gutes Gefühl, liefern Energie, sättigen klug und machen die Ernährung abwechslungsreich und genussvoll.

Power-Porridge mit Apfel, Zimt und Leinsamen

Pro Portion ca. 410 kcal, 16 g Eiweiß, 52 g Kohlenhydrate, 15 g Fett

Zutaten (für 1 Portion)
- 50 g zarte Haferflocken
- 200 ml Milch oder pflanzliche Alternative
- ½ geriebener Apfel
- ½ TL Zimt
- 1 TL geschrotete Leinsamen
- 1 TL Mandelmus oder ein paar gehackte Nüsse

1. Haferflocken, Milch, Apfel und Zimt in einem Topf aufkochen.
2. Kurz köcheln lassen, bis die gewünschte Konsistenz erreicht ist.
3. Leinsamen und Mandelmus oder Nüsse unterrühren. Warm genießen.

Wirkung: Hafer stabilisiert den Blutzucker, Leinsamen liefern Omega-3-Fettsäuren und unterstützen den Hormonhaushalt, Zimt hilft gegen Heißhunger.

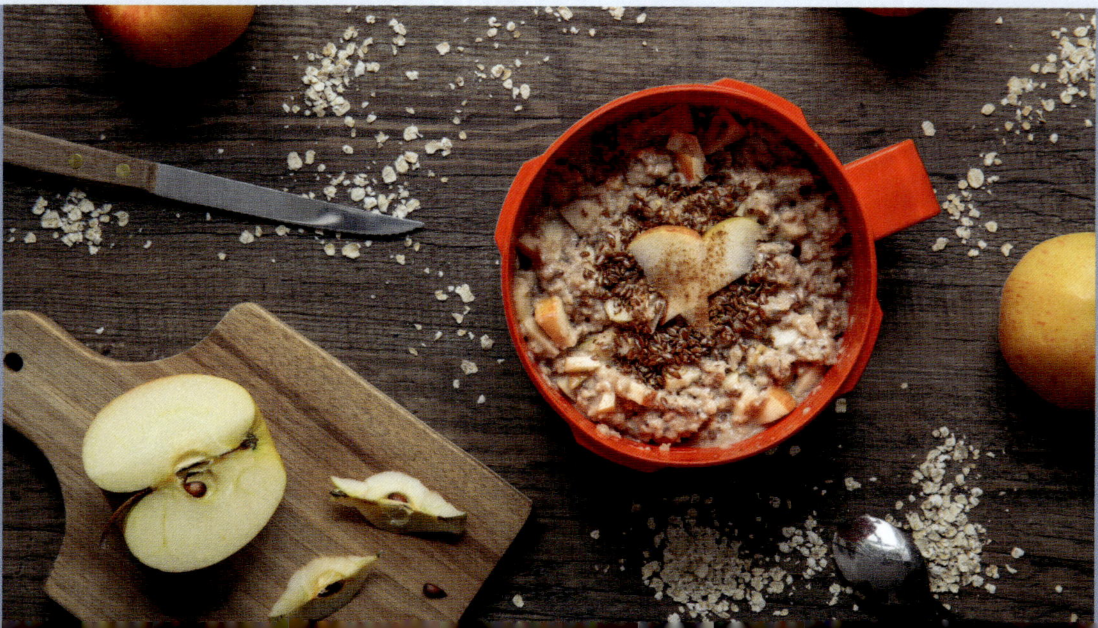

Eiweißbrot mit Avocado und Kräuterquark

Pro Portion ca. 390 kcal, 28 g Eiweiß, 14 g Kohlenhydrate, 20 g Fett

Zutaten (für 1 Portion)

- 2 EL Magerquark
- frische Kräuter (z. B. Dill, Schnittlauch, Petersilie, Basilikum)
- etwas Zitronensaft
- Salz, Pfeffer
- ½ Avocado
- 2 Scheiben Eiweißbrot (oder Vollkornbrot)

1. Quark mit Kräutern, Zitronensaft und Gewürzen verrühren.
2. Avocado zerdrücken oder in Scheiben schneiden, aufs Brot legen und mit dem Quark toppen.

Wirkung: Avocado liefert gesunde Fette für Haut und Hormonbalance, Quark versorgt den Körper mit hochwertigem Eiweiß für Muskeln und Knochen.

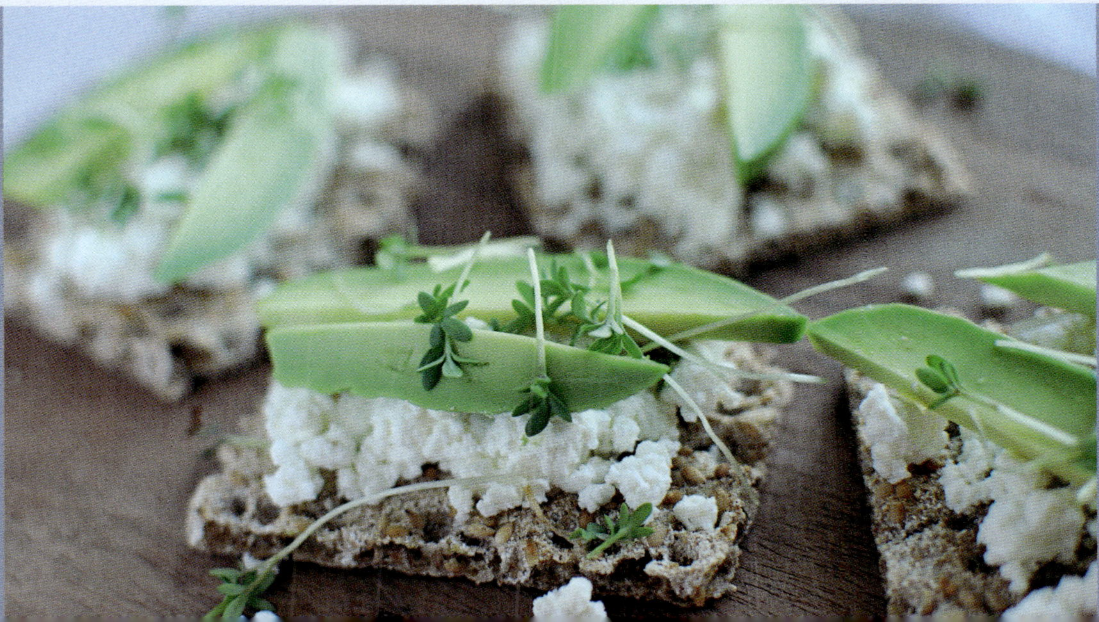

Gemüse-Omelett mit Spinat und Feta

Pro Portion ca. 320 kcal, 18 bis 19 g Eiweiß, 5 g Kohlenhydrate, 24 g Fett

Zutaten (für 1 Portion)

- 2 Eier
- Salz, Pfeffer
- 1 Handvoll frischer Spinat
- 30 g Feta (oder eine pflanzliche Alternative)
- 1 TL Olivenöl
- 4 bis 5 Cherrytomaten
- einige frische Basilikumblätter (optional)

1. Eier verquirlen und mit Salz und Pfeffer würzen.
2. Spinat und Feta mit etwas Olivenöl in der Pfanne kurz anbraten, dann die Eier dazugeben.
3. Bei mittlerer Hitze stocken lassen.
4. Mit Tomaten garnieren und nach Belieben mit frischem Basilikum verfeinern.

Wirkung: Hochwertiges Eiweiß stärkt Muskeln, Spinat liefert Eisen und Folsäure, Feta sorgt für Kalzium, das in der Postmenopause wichtig für die Knochenstärke ist.

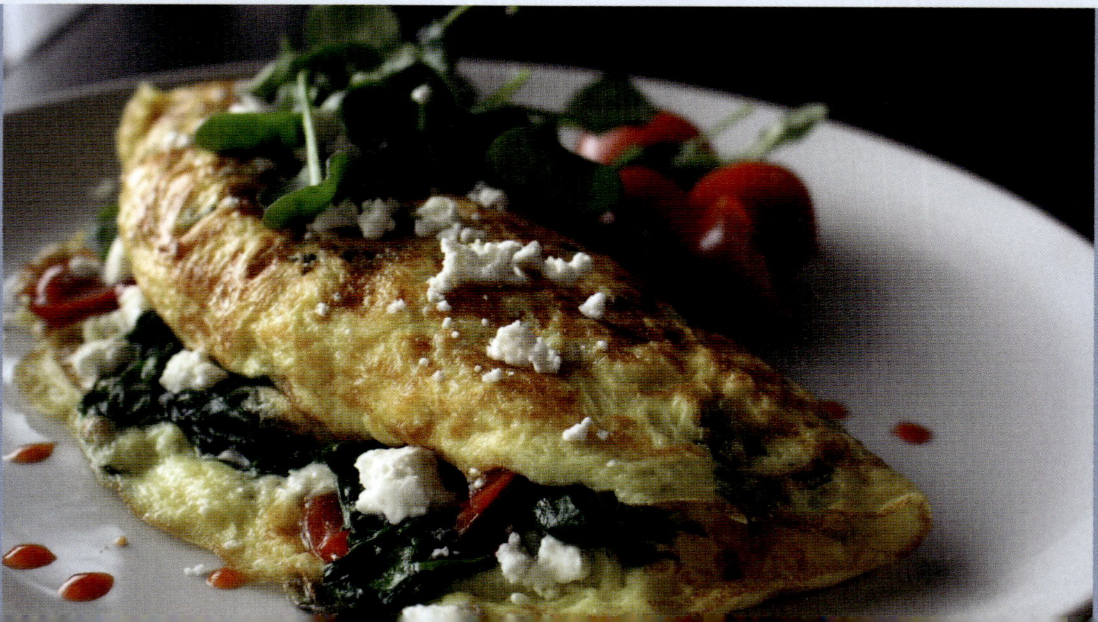

Joghurt-Bowl mit Beeren, Nüssen und Chiasamen

Pro Portion ca. 205 kcal, 17 bis 18 g Eiweiß, 18 bis 19 g Kohlenhydrate, 5 g Fett

Zutaten (für 1 Portion)
- 150 g Joghurt oder Skyr
- ½ TL Honig oder Ahornsirup (optional)
- 1 Handvoll Beeren (frisch oder tiefgekühlt)
- 1 TL Chiasamen
- 1 TL gehackte Nüsse

1. Joghurt in eine Schale geben, nach Belieben mit Honig oder Ahornsirup süßen.
2. Beeren, Chiasamen und Nüsse darüberstreuen.
3. Kurz stehen lassen, damit die Chiasamen aufquellen.

Wirkung: Diese Bowl liefert Eiweiß, Ballaststoffe und Antioxidantien – perfekt für Energie, Haut und Hormonbalance.

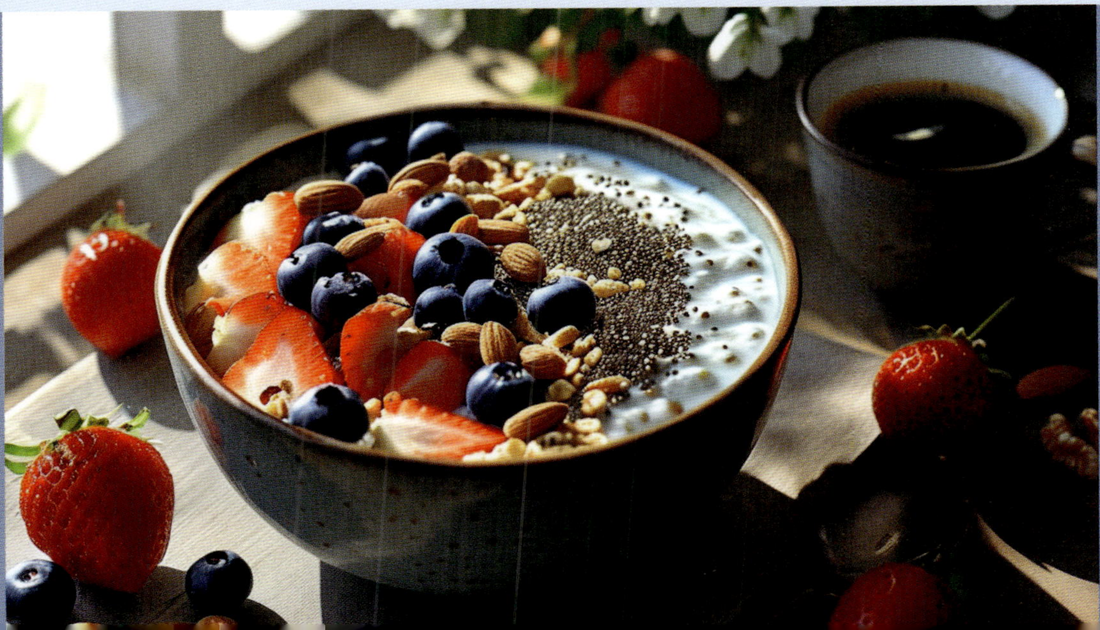

Mediterraner Linsensalat mit Feta und Zitronendressing

Pro Portion ca. 285 kcal, 12 g Eiweiß, 23 g Kohlenhydrate, 14 g Fett

Zutaten (für 2 Portionen)

- 150 g gekochte grüne oder braune Linsen
- 1 kleine rote Paprika, gewürfelt
- 1 Handvoll Cherrytomaten, halbiert
- ½ Gurke, gewürfelt
- 80 g Feta
- 1 mittelgroße rote Zwiebel
- 1 EL Olivenöl
- Saft von ½ Zitrone
- etwas frische Petersilie
- Salz, Pfeffer

1. Alle Zutaten in einer Schüssel mischen.
2. Mit Olivenöl, Zitronensaft und Gewürzen abschmecken.

Wirkung: Linsen liefern pflanzliches Eiweiß und Eisen, Feta sorgt für Kalzium und Geschmack. Dieser Salat ist ideal für eine hormonfreundliche Ernährung – leicht, aber nährend.

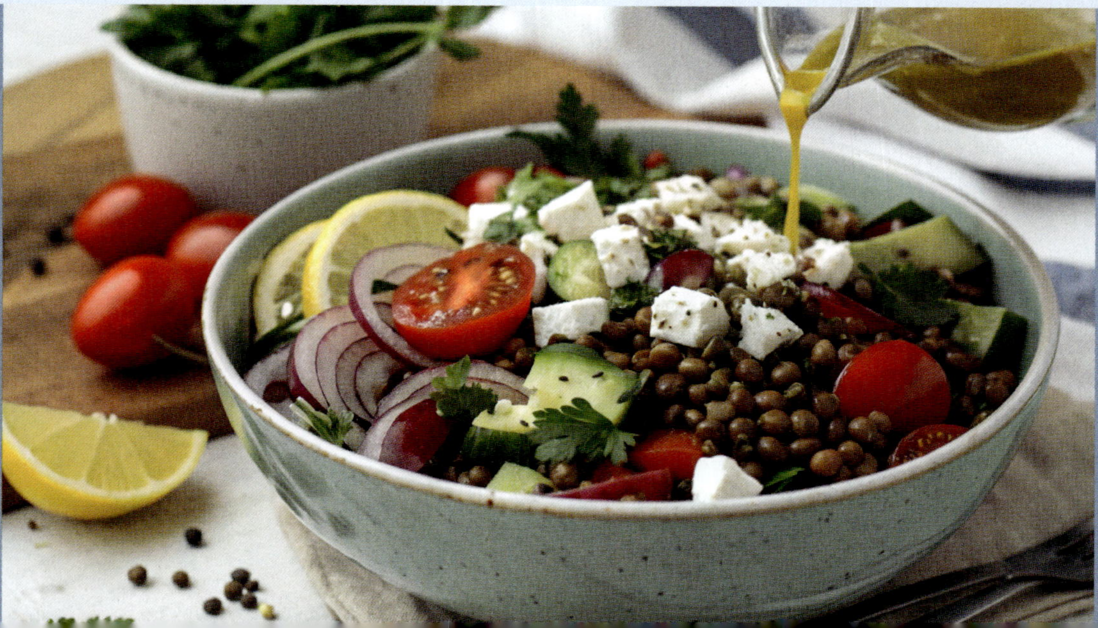

Zucchini-Nudeln mit Lachs und Zitronen-Ricotta

Pro Portion ca. 380 kcal, 32 g Eiweiß, 7 g Kohlenhydrate, 24 g Fett

Zutaten (für 2 Portionen)
- 2 Zucchini, etwa 400 g
- 200 g Lachsfilet
- 1 TL Olivenöl
- 2 bis 3 EL Milch
- 100 g Ricotta
- Saft von ½ Zitrone
- Salz, Pfeffer

1. Die Zucchini entweder mit einem Julienne-Schneider zu Nudeln spiralförmig schneiden oder mit dem Sparschäler in feine Streifen schneiden.
2. Lachs mit etwas Olivenöl kurz in der Pfanne anbraten.
3. Zucchini-Nudeln und Milch dazugeben und 1 bis 2 Minuten mitdünsten.
4. Ricotta und Zitronensaft unterheben – nicht zu lange erhitzen.
5. Mit Salz und Pfeffer abschmecken.

Wirkung: Lachs liefert gesunde Fette für Herz und Hormone, Ricotta leicht verdauliches Eiweiß. Zucchini bringt Frische und versorgt den Körper mit vielen Vitalstoffen.

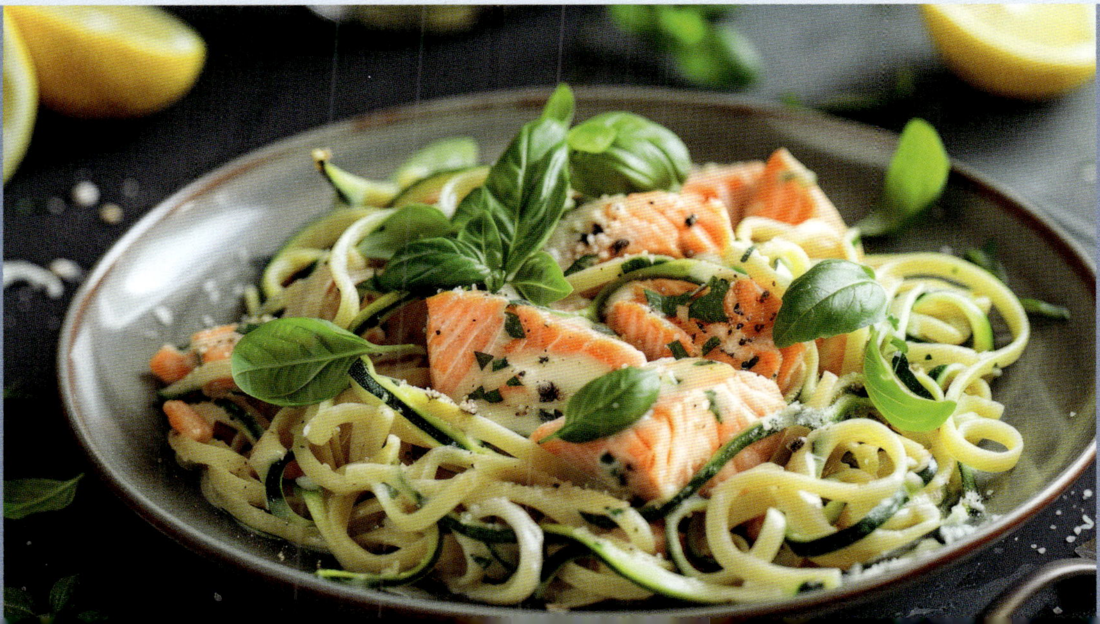

Kichererbsen-Curry mit Spinat und Kokosmilch

Pro Portion ca. 420 kcal, 14 g Eiweiß, 36 g Kohlenhydrate, 22 g Fett

Zutaten (für 2 Portionen)

- 1 kleine Zwiebel, fein gehackt
- 1 Knoblauchzehe, fein gehackt
- 1 TL Kokosöl oder Olivenöl
- 1 TL Currypaste oder Currypulver
- ½ TL Kurkuma
- 1 Dose Kichererbsen (240 g Abtropfgewicht)
- 200 ml Kokosmilch
- 1 Prise Chiliflocken oder Cayennepfeffer
- Salz, Pfeffer
- 1 Handvoll frischer Spinat

1. Zwiebel und Knoblauch im Öl anbraten, Currypaste und Kurkuma dazugeben, kurz anrösten.
2. Kichererbsen und Kokosmilch hinzufügen, 10 Minuten köcheln lassen.
3. Nach Belieben mit Chiliflocken oder Cayennepfeffer verfeinern.
4. Zum Schluss den Spinat unterrühren, bis er zusammenfällt.
5. Mit Salz und Pfeffer abschmecken.

Wirkung: Kichererbsen liefern pflanzliches Eiweiß und Ballaststoffe, Spinat unterstützt den Eisenhaushalt – ein echtes Powergericht!

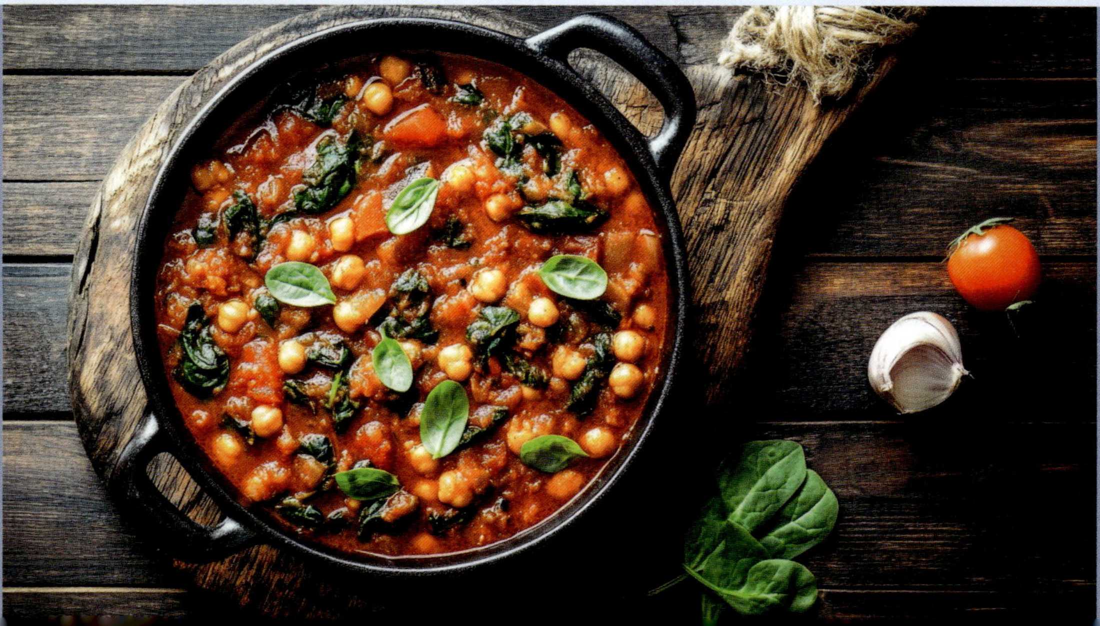

Hähnchenfilet mit Ofengemüse und Quinoa

Pro Portion ca. 520 kcal, 45 g Eiweiß, 35 g Kohlenhydrate, 20 g Fett

Zutaten (für 2 Portionen)

- 1 rote Paprika
- 1 Zucchini
- 8 Kirschtomaten
- 1 EL Olivenöl
- etwas Rosmarin
- etwas Paprikapulver
- etwas Knoblauchpulver (oder 1 frisch zerdrückte Knoblauchzehe)
- Salz, Pfeffer
- 2 Hähnchenfilets à ca. 150 g
- 100 g Quinoa

1. Gemüse in Stücke schneiden, mit Öl und Gewürzen mischen und bei 200 °C circa 15 Minuten im Ofen garen.
2. Hähnchenfilets mit Salz und Pfeffer würzen und separat braten oder mitbacken.
3. Quinoa nach Packungsanleitung zubereiten.
4. Alles zusammen servieren.

Wirkung: Eiweiß, komplexe Kohlenhydrate und Vitamine in perfektem Gleichgewicht – diese Mahlzeit stärkt Muskeln, bringt Energie und unterstützt den Stoffwechsel.

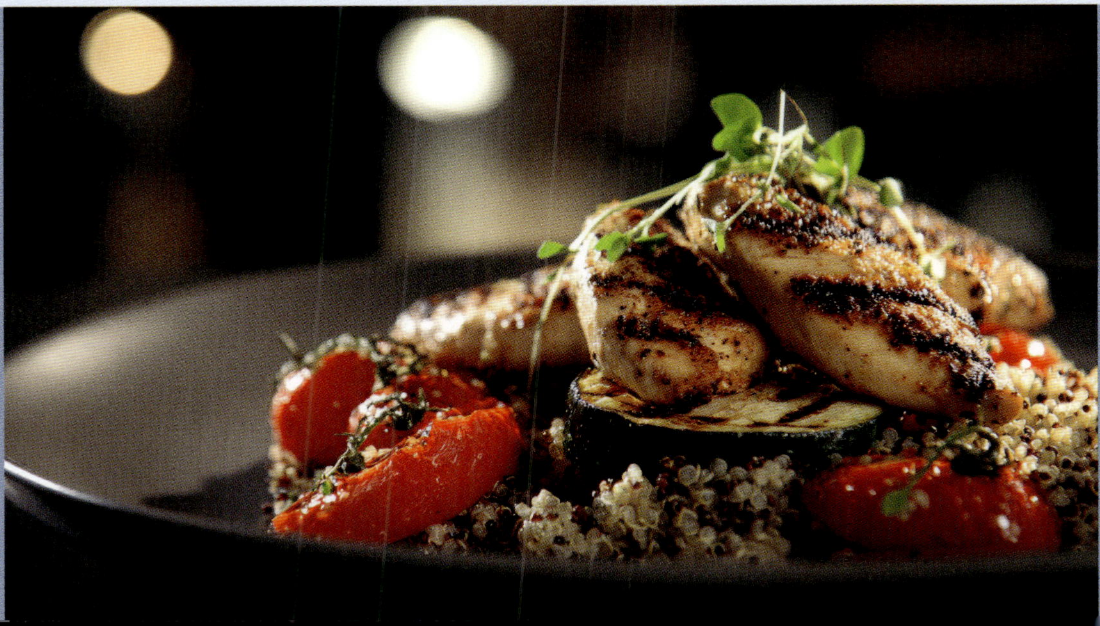

Hafer-Blaubeer-Muffins (ohne Zuckerzusatz)

Pro Muffin ca. 145 kcal, 6 g Eiweiß, 19 g Kohlenhydrate, 4–5 g Fett

Zutaten (für 6 Muffins)

- 120 g zarte Haferflocken
- 1 reife Banane
- 2 Eier
- 1 TL Backpulver
- 1 TL Zimt
- 1 EL gemahlene Mandeln
- 100 ml Milch oder pflanzliche Alternative
- 100 g Heidelbeeren (frisch oder tiefgekühlt)

1. Backofen auf 180 °C vorheizen.
2. Alle Zutaten (außer Beeren) vermengen – die Banane dabei zerdrücken –, dann Beeren vorsichtig unterheben.
3. Masse in Muffinförmchen füllen und 20 bis 25 Minuten auf der mittleren Schiene backen.

Wirkung: Hafer und Mandeln liefern Ballaststoffe und lang anhaltende Energie. Die Blaubeeren sind reich an Antioxidantien, die Zellalterung und Entzündungen entgegenwirken.

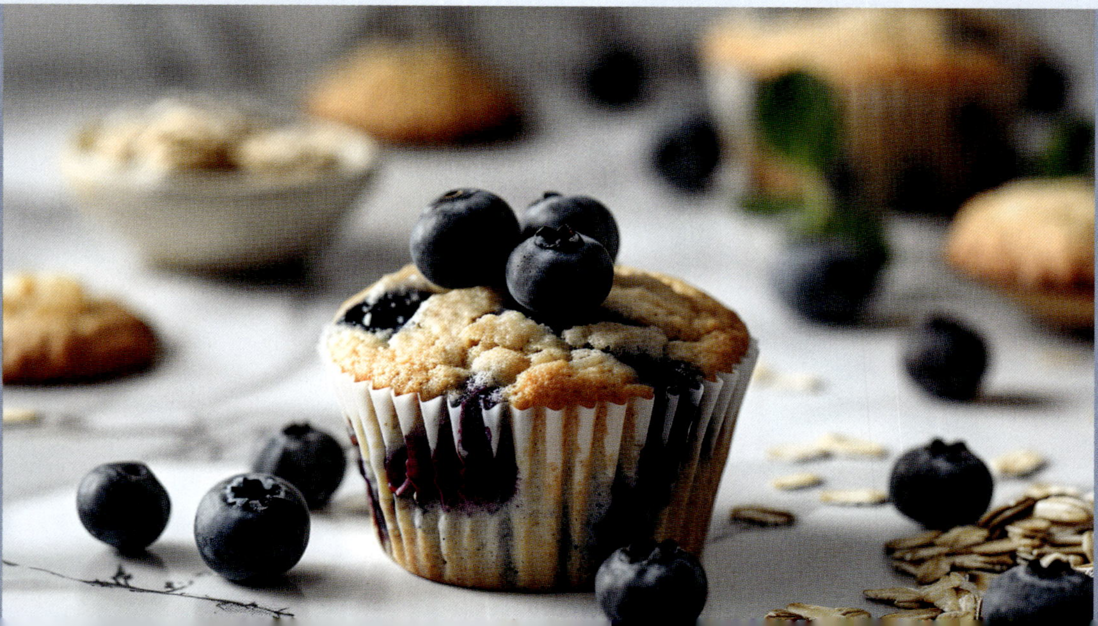

Hormon-Balance-Shake mit Beeren und Leinöl

Pro Portion ca. 370 kcal, 31 g Eiweiß, 32 g Kohlenhydrate, 11 g Fett

Zutaten (für 1 Portion)
- 150 ml Hafer- oder Sojamilch
- 100 g Beeren (frisch oder tiefgekühlt)
- 2 EL Magerquark oder Joghurt
- 1 TL geschrotete Leinsamen
- 1 TL Lein- oder Walnussöl
- ½ Banane
- 1 Messlöffel neutrales oder Vanille-Proteinpulver (optional)

→ Alle Zutaten in einem Mixer cremig pürieren.

Wirkung: Beeren und Leinsamen liefern wertvolle Phytoöstrogene, die den Hormonhaushalt sanft unterstützen. Quark und Proteinpulver stärken mit ihrem hohen Eiweißanteil die Muskulatur und sorgen für ein lang anhaltendes Sättigungsgefühl.

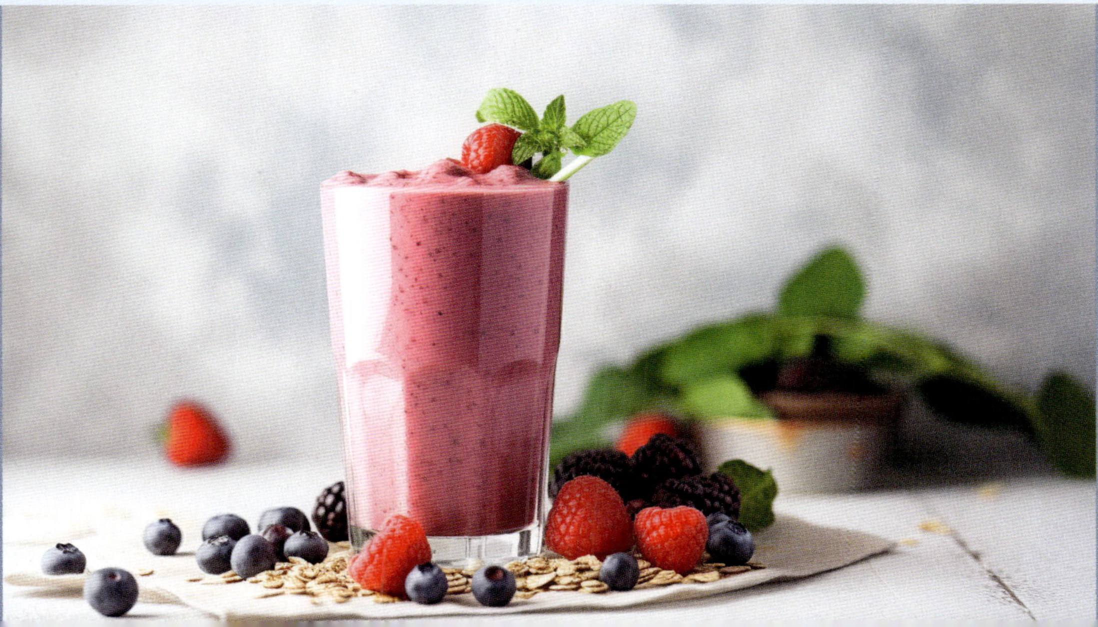

Schoko-Protein-Energy-Balls

Pro Kugel ca. 70 bis 75 kcal, 3 g Eiweiß, 10 g Kohlenhydrate, 2 g Fett

Zutaten (für ca. 10 Stück)

- 100 g entsteinte Datteln
- 50 g Haferflocken (Vollkorn)
- 2 EL Kakaopulver (ungesüßt)
- 1 EL Chiasamen oder Leinsamen
- 2 EL Proteinpulver (zum Beispiel Vanille oder neutral)
- etwas Kokosraspel, Kakaopulver und/oder gemahlene Nüsse (als Deko)
- 1 EL Nussmus (Mandel- oder Cashewmus)
- 1 bis 2 EL Wasser, falls nötig
- 1 Prise Zimt
- 1 Prise Salz

1. Alle Zutaten in einem Mixer fein zerkleinern, bis eine formbare Masse entsteht.
2. In etwa walnussgroße Portionen teilen und mit den Händen zu Kugeln formen.
3. Nach Belieben in Kokosraspeln, Kakaopulver oder gemahlenen Nüssen wälzen.

Wirkung: Diese kleinen Bällchen liefern wertvolle Ballaststoffe, pflanzliches Eiweiß und Antioxidantien aus Kakao – ganz ohne Industriezucker. Im Kühlschrank aufbewahrt halten sie sich circa eine Woche.

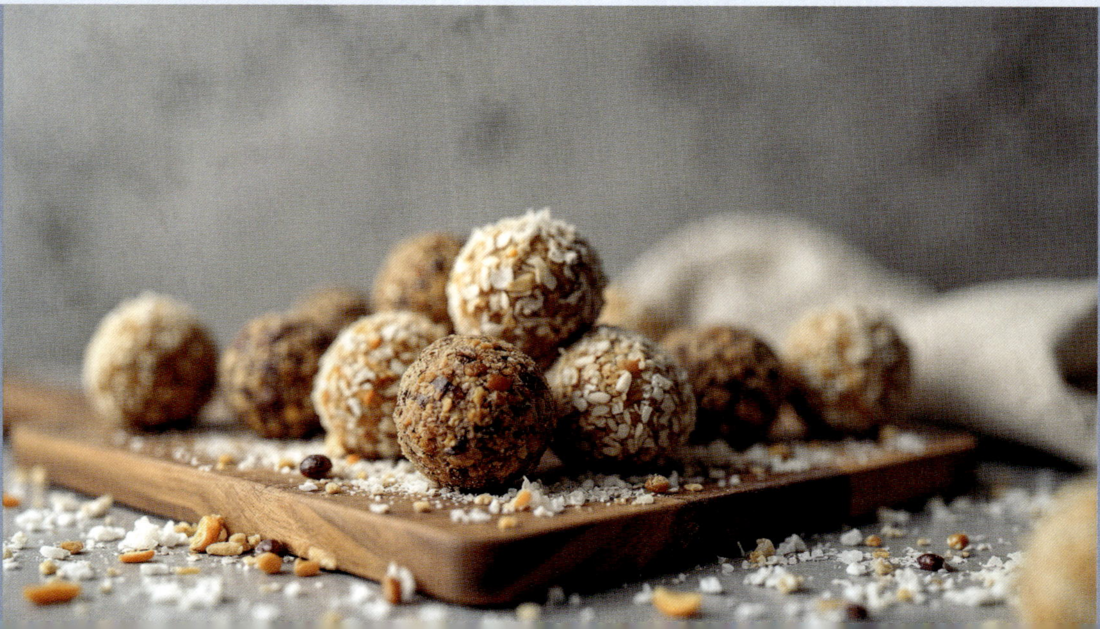

Vanille-Chia-Pudding mit Mandel und Beeren

Pro Portion ca. 150 kcal, 5 g Eiweiß, 8 g Kohlenhydrate, 9 g Fett

Zutaten (für 2 Portionen)

- 250 ml ungesüßte Mandelmilch (oder Hafer-/Sojamilch)
- 1 TL Vanilleextrakt oder etwas Vanillemark
- 1 TL Honig, Ahornsirup oder Erythrit (nach Geschmack)
- 1 Prise Zimt
- 3 EL Chiasamen
- 1 Handvoll Beeren (frisch oder tiefgekühlt)
- 1 EL gehackte Mandeln oder Walnüsse

1. Mandelmilch, Vanille, Süßungsmittel und Zimt in einer Schüssel verrühren.
2. Chiasamen einrühren und 5 Minuten stehen lassen.
3. Dann noch mal umrühren, damit nichts verklumpt, und mindestens 1 Stunde oder über Nacht in den Kühlschrank stellen.
4. Vor dem Servieren mit Beeren und Nüssen bestreuen.

Wirkung: Die Chiasamen liefern wertvolles Eiweiß, Ballaststoffe und Omega-3-Fette für Muskeln, Herz und Stoffwechsel, die Mandelmilch sorgt für leichte Nährstoffe ohne unnötigen Zucker, und die Beeren bringen Antioxidantien und natürliche Süße.

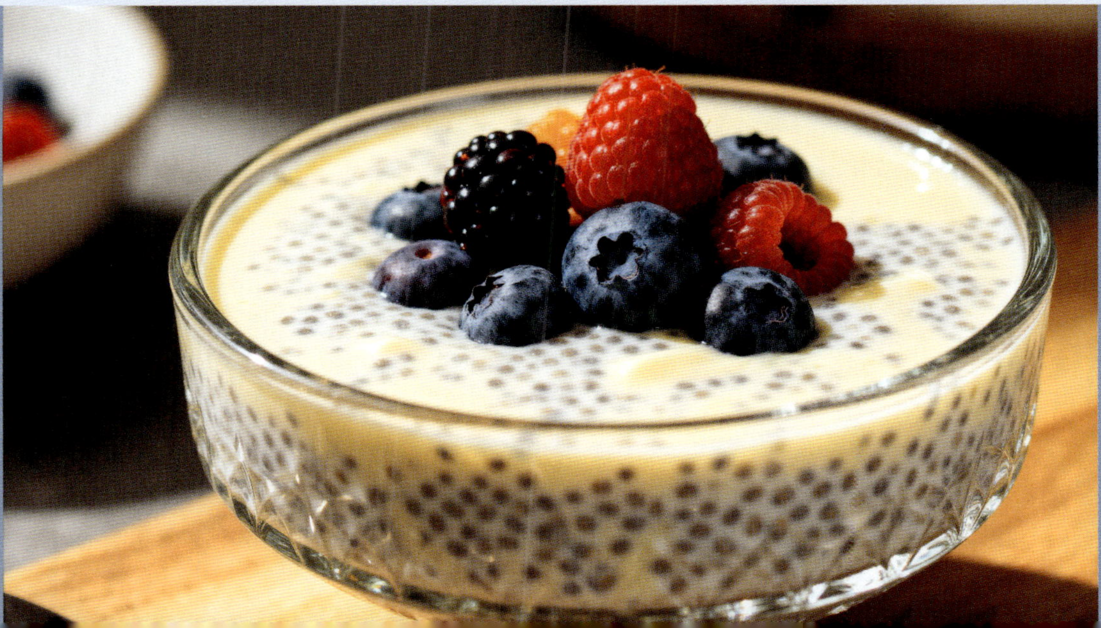

Protein-Pancakes mit Skyr und Zimt

Pro Pancake (bei 5 Stück) ca. 69 kcal, 5 g Eiweiß, 4 g Kohlenhydrate, 3 g Fett

Zutaten (für 1 bis 2 Portionen)

- 2 Eier
- 3 EL Skyr (natur)
- 2 EL Haferflocken oder Hafermehl
- ½ TL Backpulver (für extra Fluffigkeit)
- ½ TL Zimt
- 1 TL Honig oder Ahornsirup (nach Geschmack)
- 1 TL Vanilleextrakt (optional)
- etwas Öl oder Butter zum Ausbacken

Für das Topping:

- 2 EL Skyr
- ein paar Beeren oder Apfelscheiben
- etwas Zimt oder gehackte Nüsse

1. Eier und Skyr in einer Schüssel cremig verrühren.
2. Haferflocken, Backpulver, Zimt, Süßungsmittel und nach Belieben Vanilleextrakt hinzufügen und gut mischen. Am besten 2 bis 3 Minuten stehen lassen, damit die Haferflocken etwas quellen.
3. Eine Pfanne leicht einfetten und bei mittlerer Hitze kleine Pancakes ausbacken – je Seite circa 1 bis 2 Minuten, bis sie goldbraun sind.
4. Auf einem Teller stapeln und mit Skyr, Beeren, Zimt oder Nüssen toppen.

Wirkung: Diese Protein-Pancakes mit Skyr liefern wertvolles Eiweiß aus Skyr und Eiern für Muskeln, Knochen und Hormone, Ballaststoffe und lang anhaltende Energie aus Haferflocken, natürliche Vitamine und Antioxidantien aus Beeren sowie gesunde Fette aus Nüssen.

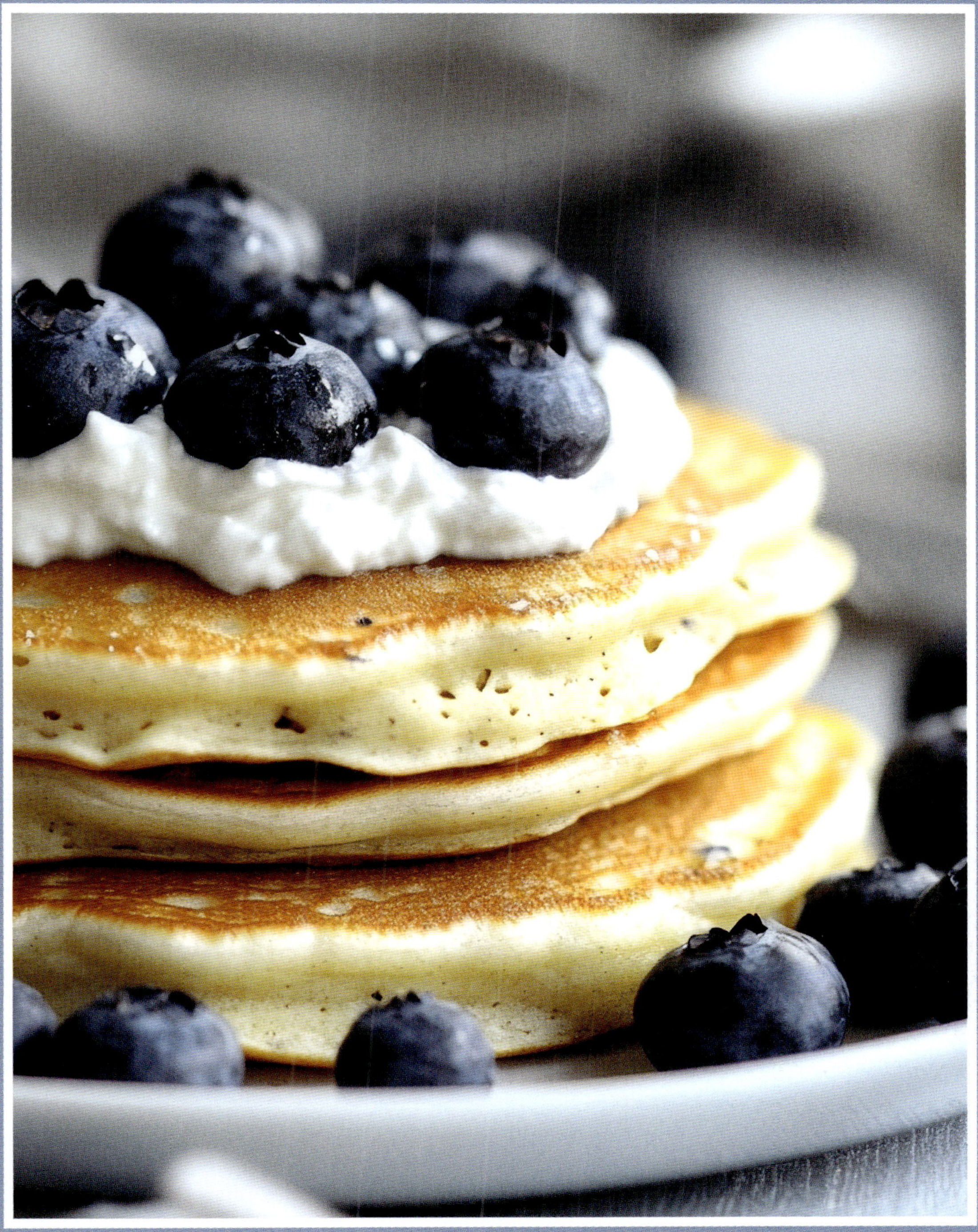

Einkaufsliste für eine gesunde Ernährung

Nachfolgend habe ich dir eine Liste mit allen Lebensmitteln zusammengefasst, die du für meine Rezepte benötigst. Mit diesen Lebensmitteln deckst du den Bedarf aller Makro- und Mikronährstoffe, bist gut mit allen lebenswichtigen Stoffen versorgt und schaffst so eine gute Grundlage für Gesundheit und Wohlbefinden.

Proteinquellen

- Milch oder pflanzliche Alternativen (Hafer-, Soja-, Mandelmilch)
- Joghurt oder Skyr (natur)
- Magerquark
- Hüttenkäse (körniger Frischkäse)
- Ricotta
- Feta (oder pflanzliche Alternative)
- Eier
- Hähnchenfilets
- Naturtofu
- Proteinpulver (neutral oder Vanille)

Getreide und Hülsenfrüchte

- (zarte) Haferflocken (Vollkorn)
- Vollkornbrot
- Eiweißbrot
- Quinoa
- Linsen (grün oder braun)
- Kichererbsen (in Dosen à 400 g)
- Vollkornreis oder Hirse

Nüsse, Samen und Kerne

- Mandeln (gehackt oder ganz)
- Walnüsse
- Nussmus (Mandel oder Cashew)
- Chiasamen oder Leinsamen (geschrotet)
- Sesam
- Leinsamenöl oder Walnussöl
- Olivenöl
- Kokosöl

Obst und Beeren

- Äpfel
- Bananen
- Heidelbeeren (frisch oder TK)
- Beerenmischung (frisch oder TK)
- Datteln (entsteint)
- Zitronen

Gemüse und Kräuter

- Spinat (frisch oder TK)
- Zucchini (2–3 Stück)
- Paprika (rot)
- Gurke
- Cherrytomaten
- Brokkoli (TK oder frisch)
- Karotten
- Zwiebeln (gelb und rot)
- Knoblauch
- frische Kräuter (Schnittlauch, Basilikum, Dill, Petersilie, Kresse et cetera)
- Avocados
- Petersilie (frisch für Salate)

Gewürze und Extras

- Zimt
- Kurkuma
- Kreuzkümmel (Cumin)
- Garam Masala oder Korianderpulver
- Chiliflocken oder Cayennepfeffer
- Rosmarin
- Paprikapulver
- Pfeffer
- Salz
- Vanilleextrakt oder Vanillemark
- Currypulver oder Currypaste

Süßungsmittel und Sonstiges

- Honig
- Ahornsirup
- Backpulver
- Zimt

Zum Garnieren oder für Dressings

- Zitronensaft (frisch gepresst oder aus der Flasche)
- Sojasauce
- Sesamöl

4

Bewegung für ein starkes Leben

Nach der Menopause fühlen sich Muskeln und Gelenke oft schwerer an und wir spüren weniger Energie. Schnell nehmen wir uns zurück und bewegen uns weniger – dabei raubt genau dieser Mangel an Bewegung Kraft und Lebendigkeit. Jeder bewusste Schritt, jede kleine Übung aktiviert den Körper, weckt Energie und stärkt Muskeln sowie Gelenke. Bewegung ist kein Risiko, sondern der Schlüssel, um stark, beweglich und voller Lebensfreude zu bleiben.

GRUNDLAGEN DES TRAININGS AB 50

Mit zunehmendem Alter wird es besonders wichtig, alle grundlegenden Bereiche des Trainings im Blick zu behalten: Kraft, Beweglichkeit, Ausdauer, Core-Stabilität, Gleichgewicht und Entspannung. Jeder Bereich trägt seinen Teil dazu bei, um langfristig gesund, beweglich und voller Energie zu bleiben – keiner sollte ausgelassen werden. Manche Tage fühlen sich kraftvoll an und laden zu einem intensiven Krafttraining ein, andere verlangen nach mehr Ruhe und sanfter Bewegung. Entscheidend ist, dass du auf deinen Körper hörst und ihm gibst, was er gerade braucht.

Damit es dir leichter fällt, habe ich im nächsten Kapitel einen zwölfwöchigen Trainingsplan vorbereitet – er führt dich Schritt für Schritt durch alle Bereiche, ohne dass du lange überlegen musst. Denke immer daran: Es geht nicht um Perfektion, sondern um regelmäßige, bewusste Bewegung, die dir Kraft, Freude und Selbstbestimmung schenkt.

Warum Krafttraining so wichtig ist

Lange Zeit wurde gar nicht klar kommuniziert, wie wichtig Muskelaufbau gerade nach der Menopause ist – für Stoffwechsel, Knochendichte, Hormonbalance, Haltung und Lebensqualität. Erst seit wenigen Jahren wird das Thema populärer, aber viele Frauen wissen immer noch nicht, *warum* Krafttraining für sie so entscheidend ist.

Viele von uns sind mit einem ganz bestimmten Bild aufgewachsen: Eine Frau soll schlank, zart und elegant sein – nicht kräftig. Stärke war etwas, das man Männern zuschrieb. Frauen sollten lieber beweglich, dehnbar und ausdauernd sein, aber bitte nicht muskulös.

In den 1980er- und 1990er-Jahren stand Jane Fonda sinnbildlich für eine Zeit, in der Training vor allem eines bedeutete: Kalorien verbrennen, um dünn zu bleiben. Nicht stark werden, sondern schmaler, leichter, »femininer«. Das hat sich tief eingebrannt. Viele Frauen meiner Generation tragen diese Botschaft noch heute in sich, oft ohne es zu merken. Sie denken bei Krafttraining sofort an dicke Muskeln, breite Schultern oder schwere Hanteln – und nicht an straffe Haltung, gesunde Gelenke und Balance. Dabei hat Krafttraining nichts mit Unweiblichkeit zu tun.

Es gibt Themen, die einem irgendwann wirklich ans Herz wachsen. Für mich ist Krafttraining längst kein Sport mehr, sondern eine Lebensstrategie. Es ist die wichtigste Form der Bewegung, um stark, unabhängig und voller Energie zu bleiben. Wenn die Zeit knapp ist, würde ich es jedem anderen Training vorziehen. Es ist mein Fundament – und ich wünsche mir von Herzen, dass es auch deines wird.

Ab etwa Mitte 30 beginnt der natürliche Muskelabbau – ganz automatisch. Jahr für Jahr verlieren wir Muskelmasse, wenn wir nichts dagegen tun. Bis zum 80. Lebensjahr kann das bis zu 40 Prozent betragen. Das klingt erschreckend, oder? Und genau darin liegt die Gefahr: Wir verlieren nicht nur Kraft, sondern auch Stabilität, Energie und Selbstständigkeit. Aber wir können aktiv dagegensteuern. Krafttraining ist das wirksamste Mittel, um diesen Prozess zu stoppen oder sogar umzukehren. Ja, wir können Muskulatur wieder aufbauen – in jedem Alter!

Das hat weitreichende Effekte. Starke Muskeln schützen nicht nur den Bewegungsapparat, sondern auch die Knochen. Jede Belastung, jedes gezielte Training sendet ein Signal an den Körper: »Baue Substanz auf, bleibe stark.«

Ich habe in meiner eigenen Familie erlebt, wie schnell eine abnehmende Knochendichte das Leben verändern kann. Ein einziger Sturz kann Brüche und eine Kette an Folgeproblemen auslösen. Aber ich weiß, dass Osteoporose kein unausweichliches Schicksal ist. Mit regelmäßigem Krafttraining können wir den Knochenaufbau fördern, die Dichte stabilisieren und so das Risiko für Brüche deutlich verringern.

Doch Krafttraining kann noch viel mehr. Es formt nicht nur den Körper, sondern beeinflusst auch den Stoffwechsel, die Hormonproduktion und das Wohlbefinden. Wir Frauen wünschen uns oft mehr Energie, eine straffere Figur, weniger Bauchfett, ein besseres

Körpergefühl. All das ist eng mit der Muskulatur verbunden. Je mehr Muskeln wir haben, desto höher ist der Grundumsatz des Körpers. Wir verbrennen selbst in Ruhe mehr Kalorien. Der Körper ist ein Wunderwerk, er reagiert auf jeden Reiz, den wir ihm geben. Krafttraining verbessert die Insulinsensibilität, schützt vor Diabetes Typ 2, reduziert das Risiko für Herz-Kreislauf-Erkrankungen und hilft, den Hormonhaushalt auszugleichen. Es unterbricht den Teufelskreis aus Bewegungsmangel, Gewichtszunahme und Erschöpfung. Es schenkt uns neue Vitalität.

Auch die Körperhaltung und Beweglichkeit profitieren unmittelbar. Starke Muskeln entlasten die Wirbelsäule, stützen die Gelenke und verbessern die Körperhaltung. Viele Frauen glauben, sie müssten sich bei Knieproblemen oder Arthrose schonen. Doch das Gegenteil ist der Fall. Mit gezieltem, angepasstem Krafttraining lassen sich Schmerzen verringern, Stabilität kann zurückgewonnen und die Beweglichkeit verbessert werden. Krafttraining ist also kein Risiko – es ist die Lösung, um den Körper wieder belastbar und schmerzfreier zu machen.

Und dann gibt es noch die stille, aber kraftvolle Wirkung auf die Psyche. Wenn du trainierst, schüttet der Körper Glückshormone aus. Du baust Stress ab, schläfst tiefer, fühlst dich ausgeglichener und zufriedener. Mit jedem Training stärkst du nicht nur deine Muskeln, sondern auch dein Vertrauen in dich selbst. Dieses Gefühl, die eigene Stärke zu spüren, verändert alles.

Ich kann dir nur von ganzem Herzen empfehlen: Mach Krafttraining zu deinem besten Freund. Du musst nicht extrem schwer heben oder stundenlang im Fitnessstudio stehen. Fang klein an, mit deinem eigenen Körpergewicht, mit einem Gummiband oder ein paar Wasserflaschen. Wichtig ist nicht, wie viel Gewicht du stemmen kannst, sondern dass du mit dem Training beginnst – regelmäßig, bewusst und mit Freude.

Vielleicht liegt genau hier der Wandel, den du jetzt anstoßen darfst. Dass du dich von den alten Bildern löst – vom schmalen, braven Ideal der Frau – und dir ein neues Idealbild schaffst: ein Bild von Frauen, die stark sind, weil sie es wollen.

Mobilität erhalten – beweglich bleiben, Schmerzen vorbeugen

Irgendwann bemerken wir, dass sich Bewegungen, die früher selbstverständlich waren, plötzlich steifer anfühlen. Sich beim Einparken umzudrehen und über die Schulter zu schauen fällt nicht mehr so leicht, du beugst dich vorsichtiger nach vorn oder spürst, dass die Schultern beim Anziehen unangenehm ziehen. Es sind kleine Momente, die uns zeigen, dass sich da etwas verändert. Und doch ist es genau diese Beweglichkeit, die dem Körper so viel Leichtigkeit, Freiheit und Lebensfreude schenkt. Sie hält uns unabhängig – sie ist einer der stillen Schlüssel zu dauerhafter Lebensqualität.

»Wer rastet, der rostet« – dieser Satz klingt altmodisch, aber er trifft den Kern. Wenn du dich zu wenig bewegst, verliert der Körper seine Geschmeidigkeit. Muskeln verkürzen, Gelenke versteifen, Faszien werden zäh und unbeweglich.

Beweglichkeit bedeutet nicht, Kunststücke zu vollbringen, sich in den Spagat zu setzen oder sich wie eine Akrobatin zu verrenken. Es geht um etwas viel Wichtigeres: sich im Alltag frei bewegen zu können – ohne Einschränkungen, ohne Angst vor Schmerzen. Beweglichkeit heißt, sich ohne Mühe auf den Boden zu setzen, wieder aufzustehen, sich aufzurichten oder beim Spielen mit den Enkeln nicht sofort an den Rücken zu denken. Es sind die kleinen Bewegungen, die deinen Alltag leicht machen und dir das Gefühl geben, im eigenen Körper zu Hause zu sein.

Ein wichtiger Teil dieser Bewegungsfreiheit sind die Faszien – das feine, lebendige Netz, das alles im Körper miteinander verbindet. Sie geben dem Körper Halt, Form und Elastizität. Faszien lieben Vielfalt: Drehen, Schwingen, Strecken, Dehnen. Jede noch so kleine, bewusste Bewegung hält sie geschmeidig. Wenn du dich aber zu lange nicht bewegst, verkleben sie, verlieren ihre Elastizität und genau dann entstehen oft Schmerzen.

Viele weitverbreitete Beschwerden – ob Rücken, Nacken oder Hüfte – haben weniger mit Verschleiß zu tun als mit Bewegungsmangel. Der moderne Alltag lässt uns sitzen, in einseitigen Positionen verharren, und der Körper vergisst, was er am besten kann: sich frei bewegen. Aber schon wenige Minuten täglicher Dehnung, bewusster Atmung oder sanfter Mobilisation können spürbar etwas verändern. Wenn du regelmäßig kleine Mobilitätsübungen in deinen Alltag integrierst, bleibst du nicht nur flexibel, sondern auch schmerzfrei, fühlst dich sicher und voller Energie.

Das Wunderbare daran ist, dass die Beweglichkeit sich jederzeit zurückerobern lässt. Auch wenn du glaubst, dass du nicht mehr so beweglich wie früher bist, stimmt das nur zum Teil. Beweglichkeit ist trainierbar, egal in welchem Alter, und du brauchst dafür keine komplizierten Übungen oder Geräte.

Eine starke Körpermitte – warum Core-Training essenziell ist

Das Wort *Core* kommt aus dem Englischen und bedeutet »Kern« oder »Zentrum« – und genau darum geht es: um den Kern unserer Kraft und unsere innere Stabilität. Wenn ich von einer starken Mitte spreche, dann meine ich nicht sichtbare Bauchmuskeln – die übrigens bei uns Frauen von Natur aus schwerer zu sehen sind als bei Männern –, sondern jene tief liegenden Muskeln, die uns Haltung, Balance und Energie schenken.

Der Core ist ein wahres Team aus Muskeln, das eng zusammenarbeitet. Dazu gehören alle Bauchmuskeln, vor allem die tiefen, queren Bauchmuskeln, die wie ein inneres Korsett wirken. Sie umschließen den Körper und geben Halt. Dazu kommen die tiefen Rückenmuskeln, die die Wirbelsäule stützen und uns aufrichten. Und ganz wichtig: der Beckenboden – das tragende Fundament, das uns von unten heraus stabilisiert. Es wird oft vergessen, ist aber unverzichtbar.

Außerdem ist da noch das Zwerchfell, es ist unser Atemmuskel und der Taktgeber für alles. Wenn du beim Training bewusst atmest, entsteht ein harmonisches Zusammenspiel: Das Zwerchfell bewegt sich, der Beckenboden antwortet, der Bauch spannt sich wie ein Schutzgurt und der Rücken gibt Halt von hinten. Spürst du, wie ganzheitlich dein Körper funktioniert?

Warum ist das so wichtig? Ganz einfach: Ein starker Core schützt und stabilisiert den Rumpf und damit die Wirbelsäule, die zentrale Achse. Sie hält dich aufrecht, gleicht Bewegungen aus und sorgt dafür, dass du dich kraftvoll und geschmeidig bewegen kannst – beim Bücken, Heben, Gehen oder Tanzen.

Wenn du deine Mitte stärkst, verändert sich mehr, als du denkst. Deine Haltung wird aufrechter, deine Bewegungen leichter, dein Rücken freier. Ein schwacher Core dagegen führt oft dazu, dass der Rücken die Arbeit übernehmen muss. Das ist einer der Hauptgründe für Verspannungen und Schmerzen.

Ich weiß, dass viele Frauen die Bauchmuskeln trainieren, weil sie sich einen flacheren oder strafferen Bauch wünschen. Das ist verständlich, aber es geht um so viel mehr. Starke Bauchmuskeln sind die Gegenspieler des unteren Rückens. Sie entlasten die Wirbelsäule, stabilisieren den ganzen Körper und verhindern Schmerzen. Wenn Bauch und Rücken im Gleichgewicht arbeiten, entsteht ein Gefühl von innerer Kraft – und das spürst du in jeder Bewegung.

Besonders für uns Frauen ab 50 ist Core-Training ein echter Wendepunkt. Denn es betrifft nicht nur die Haltung oder den Rücken, sondern auch den Beckenboden. Nach Schwangerschaften, hormonellen Veränderungen oder einfach im Verlauf des Älterwerdens verliert der Beckenboden an Elastizität. Vielleicht kennst du das: ein Gefühl von Instabilität oder den kleinen Moment, in dem du beim Husten oder Lachen die Kontrolle verlierst. Das ist nichts, wofür man sich schämen muss. Es ist ein Zeichen dafür, dass dein Körper nach mehr Unterstützung aus der Mitte ruft. Und du kannst ihn genau dort stärken, wo er sie braucht.

Der Beckenboden arbeitet nie allein – er ist Teil eines inneren Netzwerks aus den tiefen Bauch- und Rückenmuskeln und dem Zwerchfell. Wenn du diese Verbindung mit der Atmung aktivierst, entsteht etwas Wundervolles: Aus Unsicherheit wird Vertrauen, aus Anspannung Leichtigkeit und aus Schwäche neue Stärke.

Herz in Schwung – Ausdauer sanft und effektiv trainieren

Das Herz schlägt unermüdlich für dich, Tag und Nacht, ein Leben lang. Und doch schenken wir ihm oft erst dann Aufmerksamkeit, wenn es aus dem Takt gerät. Dabei ist es der Motor des Lebens, der kraftvollste Muskel im Körper. Besonders nach der Menopause verdient er unsere Fürsorge – denn Herz-Kreislauf-Erkrankungen gehören zu den größten Gesundheitsrisiken für Frauen in dieser Lebensphase. Nun, du kannst unglaublich viel tun, um dein Herz stark und gesund zu halten.

Sanftes Ausdauertraining bedeutet, dass du dich bewegst, ohne dich auspowern zu müssen. Du brauchst keine Marathonläufe, kein hartes Training im Fitnessstudio und schon gar keinen Leistungsdruck. Alles, was dein Herz regelmäßig in Schwung bringt, zählt. Hast du schon einmal bemerkt, wie gut es sich anfühlt, nach draußen zu gehen, zu spüren, wie der Atem tiefer wird, die Gedanken klarer und der Kopf freier? Genau das ist Training.

Für mich ist Tanzen bis heute eine der schönsten Formen des Ausdauertrainings, weil es sich gar nicht wie Training anfühlt. Und glaube mir, du musst nicht perfekt tanzen können. Es reicht, wenn du dich bewegst, wenn du dich spürst: Musik an, Gedanken aus, Herz an.

Natürlich habe auch ich erlebt, dass es Phasen gibt, in denen weniger mehr ist. Dann reicht schon ein kleiner Spaziergang an der frischen Luft, um das Herz zu beleben. Genau das ist der Moment, in dem du deinem Herzen etwas Gutes tust. Apropos, wann hast du das letzte Mal gemerkt, wie dein Herz kräftig schlägt – nicht aus Anstrengung, sondern aus Freude?

Regelmäßige Bewegung stärkt dein Herz-Kreislauf-System, lässt dein Herz kräftiger pumpen und verbessert die Durchblutung. Der Blutdruck reguliert sich, der Cholesterinspiegel sinkt und auch das Risiko für Herzinfarkt, Schlaganfall oder Gefäßverkalkung verringert sich deutlich. Du musst wirklich nicht joggen. Schon moderate Bewegung reicht aus, um all das zu erreichen.

Wenn du dich regelmäßig bewegst, schenkst du deinem Körper Sauerstoff, deinen Zellen Energie und deinen Gedanken etwas Ruhe. Verabrede dich doch mit einer Freundin für einen Spaziergang. So stärkst du dein Herz, kurbelst deinen Stoffwechsel an und bringst die Fettverbrennung in Gang. Dein Gewicht bleibt stabil und das Risiko für Diabetes Typ 2 sinkt.

Es muss auch nicht immer Spazierengehen sein. Du kannst das Herz auf viele verschiedene Weisen in Schwung bringen. Vielleicht fährst du lieber Rad, walkst oder schwimmst. Alles, was dich leicht ins Schwitzen bringt und dir Freude macht, zählt. Genau das ist das Geheimnis: Finde die Bewegung, die dir Freude bereitet. Denn nur das, was dir Spaß macht, bleibt langfristig Teil deines Lebens. Und wenn es an manchen Tagen nur zehn Minuten sind? Großartig! Jede Minute Bewegung zählt. Es geht nicht um Zahlen, Schritte oder Kalorien, es geht um Regelmäßigkeit. Kleine Erinnerung: Dein Herz liebt Beständigkeit mehr als Intensität. Und es will nicht nur schlagen – es will tanzen, lachen, leben. Also zieh die Schuhe an, geh hinaus, bewege dich. Nicht, weil du musst, sondern, weil du darfst.

Balance und Koordination – sicher bewegen im Alltag

Stell dir einmal vor, du solltest jetzt sofort die Standwaage ausführen (die Übung findest du auf Seite 176). Du stehst auf einem Bein, das andere führst du langsam nach hinten, bis es parallel zum Boden ausgerichtet ist. Gleichzeitig beugst du den Oberkörper nach vorn, sodass eine gerade Linie entsteht – vom Kopf bis zur Ferse. Klingt einfach? Dann probiere es doch gleich einmal aus. Vielleicht merkst du schon nach ein paar Sekunden: Ganz so leicht ist das gar nicht! Und genau hier beginnt unser gemeinsamer Weg – willkommen bei den Übungen für Balance und Koordination.

Balance ist nicht nur eine Fähigkeit, sie ist ein Stück Lebensqualität. Je älter wir werden, desto wichtiger wird sie. Denn Gleichgewicht bedeutet Sicherheit – und Sicherheit bedeutet Unabhängigkeit. Wer sein Gleichgewicht trainiert, kann selbstbewusst durchs Leben gehen, Treppen steigen, unebenes Terrain meistern, ohne ständig aufpassen zu müssen.

Hinter Balance und Koordination steckt ein faszinierendes Zusammenspiel: Gehirn, Muskeln, Sehnen und Gelenke arbeiten zusammen wie ein fein abgestimmtes Orchester. Das Gehirn registriert kleinste Veränderungen in der Körperhaltung, die Muskeln reagieren sofort, die Gelenke stabilisieren den Körper. Je häufiger du dieses Zusammenspiel trainierst, desto schneller, effizienter und sicherer werden deine Bewegungen – und desto geringer ist das Risiko von Stürzen.

Wenn Osteoporose oder eine verringerte Knochenmasse ins Spiel kommt, können selbst kleine Stürze große Folgen haben. Starke Muskeln, gutes Gleichgewicht und koordinierte Bewegungen sind deshalb wie ein Schutzschild für Knochen und Gelenke. Doch Balancetraining wirkt nicht nur präventiv. Es stärkt auch die tief liegende Muskulatur, das heißt, die Core-Stabilität verbessert die Körperhaltung und schenkt dir ein stärkeres Körpergefühl.

Vielleicht denkst du jetzt: »Standwaage und Co. sind nichts für mich, ich kann das nicht.« Lass mich dir etwas verraten: Perfektion ist hier nicht entscheidend. Fortschritt entsteht durch Wiederholung, nicht durch perfekte Ausführung. Selbst ein paar Sekunden auf einem Bein stehen, regelmäßig geübt, führen schon nach kurzer Zeit zu spürbaren Verbesserungen.

Balance lässt sich wunderbar in den Alltag integrieren. Stell dich beim Zähneputzen oder Warten auf den Kaffee auf ein Bein. Nutze die Gelegenheit, das Gleichgewicht zu trainieren. Variiere die Positionen: Bein nach vorn, zur Seite oder nach hinten. Jede kleine Herausforderung aktiviert die Tiefenmuskulatur, schult die Koordination und stabilisiert dein gesamtes Körpersystem.

Wenn du regelmäßig übst, trainierst du nicht nur den Körper, sondern auch die Konzentration, die Reaktionsfähigkeit und das räumliche Wahrnehmungsvermögen. Die Beine beim Treppensteigen abwechselnd auf die Stufen zu setzen, fördert die neuronalen Netzwerke im Gehirn, und das hält dich auch geistig fit und aufmerksam.

Ich weiß, dass der moderne Lebensstil es einem nicht leicht macht: Sitzen, wenig Bewegung, einseitige Belastungen – all das schwächt die Balance und die Koordination. Aber es ist nie zu spät, mit dem Training zu beginnen. Dein Körper kann jederzeit lernen, sich sicherer zu bewegen, neu zu koordinieren und wieder mehr Stabilität zu finden.

Achtsam bewegen – Körper und Geist in Einklang bringen

Du setzt deine Übungen um, bewegst dich, erledigst deine Aufgaben – aber manchmal verlierst du dabei den Kontakt zu dir selbst. Du tust etwas für deinen Körper, spürst ihn aber wenig. Mir ging es lange ähnlich: Ich habe regelmäßig trainiert und gearbeitet, doch dabei die Verbindung zu mir selbst zunehmend verloren. Der Alltag, die Erwartungen und das hohe Tempo haben mich oft von meinem inneren Gleichgewicht entfernt.

Genau deshalb ist achtsames Bewegen so wertvoll. Es geht nicht nur um die physische Ausführung einer Übung, sondern darum zu spüren, was diese Bewegung in einem bewirkt. Stelle dir daher immer wieder mal die Frage: »Was passiert gerade in meinem Körper?« Wenn du diese Wahrnehmung wiederfindest, trainierst du nicht nur Muskeln oder Gelenke, sondern du trainierst Präsenz. Du lernst, deine Grenzen zu erkennen und bewusster mit deiner Energie umzugehen.

Achtsam bewegen bedeutet, mit Aufmerksamkeit und Selbstfürsorge zu handeln. Jede Bewegung wird zu einem kleinen Gespräch mit dem Körper: Wo ist Spannung? Wo entsteht Kraft? Was fühlt sich leicht an? Indem du langsamer wirst, in dich hineinspürst und die Reaktionen deines Körpers wahrnimmst, entsteht eine tiefe Verbindung zwischen Bewegung und Bewusstsein.

Diese Kombination macht dich stärker – körperlich und mental. Du kannst Stress besser loslassen, beruhigst den Kopf und findest leichter in deine eigene Mitte zurück. Dieses Training wirkt weit über sichtbare körperliche Veränderungen hinaus: Es stärkt dein Bewusstsein, deine innere Balance und die Fähigkeit, im Alltag gelassener zu handeln.

Gerade in der Zeit nach der Menopause – einer Zeit, in der das Nervensystem oft empfindlicher reagiert – kann diese Achtsamkeit zu einem wichtigen Anker werden. Auch ich habe erlebt, wie ein erhöhter Cortisolspiegel mich ständig unter Strom hielt. Wie schwer es war, innerlich zur Ruhe zu kommen. Achtsame Bewegung war dann für mich kein schnelles Wundermittel, aber ein verlässlicher Weg zurück zu mir.

Wie sieht das praktisch aus? Bewege dich langsamer und bewusster. Statt möglichst viele Wiederholungen zu schaffen, spüre in dich hinein: Welche Muskeln arbeiten? Wie fühlt sich mein Körper an? Nutze die Atmung als Anker – ein ruhiger Atem holt dich automatisch in den Moment. Achte auf deine Grenzen, ohne dich zu überfordern, aber bleibe in liebevollem Kontakt mit deiner Entwicklung. Bewegung wird nicht zur Pflicht, sondern zu einem Geschenk an dich selbst – ein Ritual, das dich stärkt und dir gleichzeitig Ruhe schenkt.

Methoden wie die 4-7-8-Atmung, Box-Breathing oder die sanfte Bauchatmung wirken direkt auf das Nervensystem. Sie reduzieren Stress, lösen Spannungen und schenken neue Energie. Wenn du Atmung und Bewegung verbindest, entsteht ein kraftvolles Werkzeug für mehr Wohlbefinden.

Vielleicht fragst du dich manchmal, ob du dir diese Zeit wirklich nehmen darfst. Ob es egoistisch ist, dich auf dich selbst zu konzentrieren. Und genau hier möchte ich dich ermutigen: Ja, du darfst. Mehr noch: Du sollst. Wir Frauen in der Postmenopause haben so viel getragen und so oft andere an erste Stelle gesetzt. Jetzt ist es an der Zeit, die Aufmerksamkeit liebevoll zu uns zurückzuholen – durch achtsame Bewegung, die Kraft schenkt, beruhigt und dich wieder bei dir selbst ankommen lässt.

Die folgenden drei Atemübungen sind bewährte Werkzeuge, die dich zur Ruhe kommen lassen, dich zentrieren und in den Moment führen. Nimm dir etwas Zeit und sorge dafür, dass du für eine Weile ungestört bist. Ziehe dich an einen Ort zurück, an dem du dich wohlfühlst.

4-7-8-Atmung oder Entspannungsatmung

1. Atme durch die Nase 4 Sekunden ein.
2. Halte den Atem 7 Sekunden lang.
3. Atme durch den Mund 8 Sekunden lang aus.

Wirkung: Diese Technik beruhigt das Nervensystem, wirkt stresslösend und kann besonders abends oder bei innerer Unruhe eingesetzt werden.

Box-Breathing oder Quadrat-Atmung

1. Atme 4 Sekunden lang ein.
2. Halte den Atem 4 Sekunden lang.
3. Atme 4 Sekunden lang aus.
4. Halte den Atem 4 Sekunden lang.

Wirkung: Diese Atemtechnik ist perfekt, um mehr Fokus zu gewinnen und innere Ruhe zu finden. Sie hilft, Gedanken zu ordnen und eine Balance zwischen Spannung und Entspannung zu finden.

Tiefe Bauchatmung oder Zwerchfellatmung

1. Lege eine Hand auf den Bauch, atme langsam durch die Nase ein.
2. Spüre, wie sich der Bauch hebt (nicht die Brust!).
3. Atme langsam und bewusst aus, der Bauch senkt sich.

Wirkung: Diese Atmung stärkt das Zwerchfell, massiert die inneren Organe, beruhigt und fördert die Sauerstoffversorgung.

Mini-Übung: 2 Minuten Atem-Auszeit für dich

Diese kleine Atemübung kannst du jederzeit ausführen, egal ob morgens nach dem Aufstehen, in einer stressigen Situation oder abends, um zur Ruhe zu kommen. Alles, was du brauchst, sind zwei Minuten Zeit und die Bereitschaft, dir diesen Moment zu schenken.

1. Finde deinen Platz:

Setze dich bequem hin oder lege dich entspannt auf den Boden. Schließe die Augen, wenn es sich gut anfühlt.

2. Lege die Hände auf den Bauch:

Spüre die Wärme deiner Hände und nimm Kontakt zu deinem Körper auf.

3. Atme bewusst ein:

Atme langsam durch die Nase ein und spüre, wie sich dein Bauch hebt. Stell dir vor, du atmest Ruhe und Klarheit in dich hinein.

4. Atme bewusst aus:

Atme länger aus, als du eingeatmet hast – durch den Mund oder die Nase. Lass mit jedem Ausatmen Anspannung und Unruhe los.

5. Wiederhole den Rhythmus:

4 Sekunden einatmen, 6 bis 8 Sekunden ausatmen. Wiederhole diesen Rhythmus für mindestens 6 bis 8 Atemzüge.

6. Spüre nach:

Bleibe einen Moment still sitzen oder liegen. Spüre, wie sich dein Körper anfühlt. Vielleicht ist da ein Stück mehr Ruhe, vielleicht auch nur ein kleines bisschen Leichtigkeit – beides ist wertvoll.

Wirkung: Mit dieser kleinen Übung kannst du dich jederzeit regulieren, Stress loslassen und zurück zu dir finden. Die Übung hilft dabei, das parasympathische Nervensystem zu aktivieren, den Entspannungsmodus des Nervensystems. Sie eignet sich ideal bei Nervosität oder Hitzewallungen. Übrigens: Je öfter du sie übst, desto leichter wird es dir fallen, ganz bewusst in die Entspannung zu gehen.

TRAINING ZU HAUSE – SO KLAPPT ES VÖLLIG STRESSFREI

Du möchtest dich bewegen, etwas für dich tun, dich wieder kraftvoll und lebendig fühlen, aber bitte ohne zusätzlichen Druck? Dann bist du hier genau richtig und dein Zuhause kann dein persönlicher Wohlfühlort werden – ein Platz, an dem du dich frei bewegst, ohne Vergleiche und Perfektionismus. Nur du, dein Körper und dein Atem. Lass das Training zu Hause zu einem liebevollen Ritual werden, es wird zu einem Moment nur für dich. Sage nicht »Ich muss«, sondern ein »Ich darf«. Spüre, was dir guttut, bewege dich achtsam und mit Freude. Du wirst sehen: Mit jeder Einheit wächst nicht nur deine Kraft, sondern auch dein Vertrauen in deinen Körper. Und das ist der schönste Erfolg von allen.

Platz, Equipment und Tipps zur Umsetzung

Du brauchst keinen großen Raum und keine teuren Geräte und schon gar keine perfekte Umgebung, um mit dem Training zu starten. Das Wichtigste ist, dass du dir einen Platz schaffst, an dem du dich wohlfühlst – einen kleinen, geschützten Raum nur für dich. Wichtig ist, dass du dich frei bewegen kannst, ohne Angst, irgendwo anzustoßen. Stell dich hin, öffne die Arme weit zu beiden Seiten nach außen und drehe dich einmal um die eigene Achse. Spürst du, wie viel Raum du um dich herum brauchst? Genau dieser kleine Kreis ist dein persönlicher Bewegungsraum. Mehr braucht es oft gar nicht, um mit dem Training zu beginnen. Vielleicht ist es eine Ecke im Wohnzimmer, ein Platz im Schlafzimmer oder bei gutem Wetter ein ruhiger Fleck im Garten. Schau, wo du dich am liebsten aufhältst, wo du dich ungestört fühlst und wo dein Körper Ja sagt. Wenn du magst, gestalte diesen Ort bewusst: eine Kerze, ein bisschen Musik, ein angenehmer Duft oder eine weiche Decke können deine persönliche Trainingsatmosphäre noch angenehmer gestalten.

Für das Training zu Hause brauchst du weder eine teure Ausstattung noch teure Geräte. Weniger ist oft mehr – und dein eigener Körper bringt bereits alles mit, was du brauchst, um Kraft, Beweglichkeit und Stabilität aufzubauen.

Eine gute, rutschfeste Matte ist die wichtigste Grundlage. Sie sollte mindestens 6 Millimeter dick sein, um deine Gelenke zu schützen und dir ein sicheres Gefühl bei allen Übungen zu geben. Ob Pilates, Dehnübungen oder kräftigende Workouts – auf einer stabilen Unterlage kannst du dich ganz auf deine Bewegung konzentrieren.

In meinem 12-Wochen-Programm wirst du viele Übungen kennenlernen, die du ausschließlich mit deinem eigenen Körpergewicht ausführst, sogenannte Bodyweight-Übungen. Sie stärken nicht nur die Muskulatur, sondern schulen auch den Gleichgewichtssinn, die Koordination und das Körperbewusstsein. Diese Form des Trainings ist besonders effektiv, weil du lernst, mit deinem Körper zu arbeiten statt gegen ihn. Du brauchst dafür keine Hilfsmittel, keine Geräte und keine komplizierte Vorbereitung. Alles, was zählt, bist du – und der Wille, dich zu bewegen.

Manchmal ist es sinnvoll, einen Stuhl zu nutzen, um dich abzustützen oder eine Bewegung zu erleichtern. Auch ein kleiner Ball wie beispielsweise ein Softball kann zur Mobilisierung oder Kräftigung der Tiefenmuskulatur genutzt werden. Ein elastisches Trainingsband und zwei leichte Hanteln von etwa 0,5 bis 2 Kilogramm – alternativ gefüllte Wasserflaschen – werden dein Training wunderbar ergänzen. Mehr brauchst du nicht, um effektiv zu trainieren. Das Entscheidende ist, dranzubleiben, auf deinen Körper zu hören und Freude an der Bewegung zu entwickeln.

Damit dein Training wirklich entspannt und nachhaltig wird, findest du hier ein paar Tipps zur Umsetzung:

- **Starte klein:** Schon 10 bis 15 Minuten am Tag können spürbare Veränderungen bewirken. Es geht nicht darum, möglichst lange oder intensiv zu trainieren, sondern regelmäßig. Diese kleine, beständige Routine wirkt oft stärker als unregelmäßige Power-Einheiten.
- **Mach es dir leicht:** Gestalte dein Training so, dass du dich darauf freust. Rolle deine Matte morgens aus, stell dir eine Trinkflasche bereit oder zünde eine Kerze an, wenn dich das in die richtige Stimmung bringt. Kleine Rituale helfen, dein Vorhaben im Alltag zu verankern.

- **Finde deinen Rhythmus:** Ob du morgens Energie tankst, in der Mittagspause neue Kraft schöpfst oder abends abschaltest – wähle für deine Trainingseinheit eine Zeit, die wirklich zu deinem Leben passt. Dein Körper wird dir bald zeigen, wann Bewegung ihm besonders guttut.
- **Bleib flexibel:** Nicht jeder Tag fühlt sich gleich an, und das ist völlig in Ordnung. Passe dein Training an, wenn du müde bist, verkürze eine Einheit oder wähle sanftere Übungen. Achtsames Training bedeutet, auf den eigenen Körper zu hören, nicht gegen ihn zu arbeiten.
- **Auszeit bei Krankheit oder Erschöpfung:** Gib deinem Körper in dieser Zeit Raum zur Regeneration. Bewegung darf heilsam bleiben – vielleicht tut ein gemütlicher Spaziergang, leichtes Dehnen oder bewusstes Atmen an der frischen Luft gerade besser als ein Workout.
- **Nutze Hilfsmittel, wenn sie dir guttun:** Ein Kissen, ein Gurt oder ein zusammengerolltes Handtuch können helfen, Übungen anzupassen und die Haltung zu verbessern. Es geht nicht um Perfektion, sondern um Wohlbefinden und Sicherheit.
- **Feiere deine Fortschritte:** Jede Bewegung, jedes bewusste Atmen und jeder Moment, in dem du dir Zeit für dich nimmst, zählt. Notiere kleine Erfolge oder nimm dir bewusst einen Moment Raum, um zu spüren, was sich verändert – in deinem Körper, in deiner Haltung oder an der Stimmung.
- **Erinnere dich an dein Warum:** Manchmal hilft es, sich daran zu erinnern, warum man trainiert: für mehr Energie, Ausgeglichenheit, Beweglichkeit oder einfach, um sich selbst besser zu spüren. Dieses Bewusstsein macht Motivation ganz natürlich.

ÜBUNGSKATALOG: KRÄFTIGUNG VON KOPF BIS FUSS

Auf den nächsten Seiten findest du eine Auswahl an Übungen, die dich Schritt für Schritt – oder besser gesagt: von Kopf bis Fuß – begleiten. Wenn dich dieses Buch bis hierhin geführt, berührt und inspiriert hat, geht es nun in die Praxis. Diese Übungen bilden die Grundlage für die Trainingspläne ab Seite 208, du kannst sie aber natürlich auch einzeln trainieren oder dir nach deinen Bedürfnissen selbst eine Übungsreihe zusammenstellen.

Wie du bereits weißt, arbeitet der Körper immer als Einheit. Bei jeder Bewegung wirken mehrere Muskelgruppen zusammen – oft ist der Rumpf stark beteiligt, wenn du die Schultern trainierst, oder die Beine unterstützen, wenn du an deiner Balance arbeitest.

Ich habe die Übungen bewusst so ausgesucht, dass du dich ganzheitlich kräftigen kannst. Viele der Übungen enthalten Variationen, mit denen du dein Training an dein aktuelles Level anpassen kannst. Mein Tipp: Bleib zunächst bei der Variante, die du technisch sauber und sicher ausführen kannst. Erst wenn du dich bereit fühlst, probiere eine anspruchsvollere Version aus. So stärkst du deinen Körper Schritt für Schritt – mit Freude, Achtsamkeit und Selbstvertrauen.

Übungen mit Hilfsmitteln und eigenem Körpergewicht

Manchmal reicht das eigene Körpergewicht völlig aus, vor allem am Anfang, wenn du also zu trainieren beginnst. Schon kleine Bewegungen können eine große Wirkung haben. Wenn du zum Beispiel deine Arme hebst und bewusst bewegst, wirst du merken, wie schnell sich deine Muskulatur meldet und ermüdet. Oft braucht es gar keine Hanteln oder Bänder, um den Effekt der Übungen zu spüren. Dein Körper selbst ist das beste Trainingsgerät, das du hast.

Wenn du spürst, dass dir dein eigenes Körpergewicht im Moment völlig genügt, ist das wunderbar so. Wichtig ist nur, dass du bewusst arbeitest – dass du Spannung in deinem Körper aufbaust, dich auf die Bewegung konzentrierst und auf dein Gefühl achtest. So trainierst du effektiv und sicher, ganz ohne zusätzlichen Widerstand.

Natürlich kannst du, wenn du möchtest, dein Training mit einfachen Hilfsmitteln abwechslungsreicher und intensiver gestalten. In diesem Kapitel zeige ich dir, wie du Übungen mit dem eigenen Körpergewicht, mit Kurzhanteln, einem elastischen Fitnessband oder einem Pilatesball durchführst. Diese kleinen Trainingsgeräte sind leicht zu handhaben, nehmen kaum Platz ein und eröffnen dir viele Möglichkeiten, gezielt einzelne Bereiche deines Körpers zu kräftigen. Ganz gleich, ob du mit oder ohne Hilfsmittel trainierst – das Entscheidende ist, dass du in Bewegung kommst und Freude daran hast.

Für Übungen auf dem Boden bietet sich eine Yoga- oder Fitnessmatte an. Weniger bequem, aber auch ausreichend ist ansonsten ein Handtuch. Das darfst du selbst entscheiden. Solltest du für die Übungen später darüber hinaus noch Hilfsmittel benötigen, ist das durch die folgenden Illustrationen angegeben:

Fitnessband

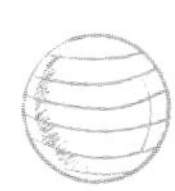
Pilatesball

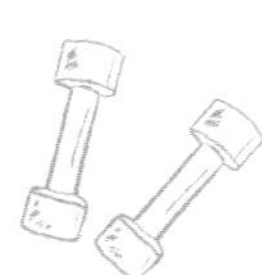
2 Kurzhanteln

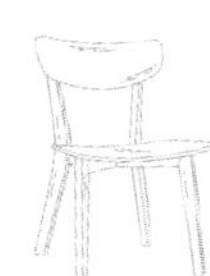
Stuhl

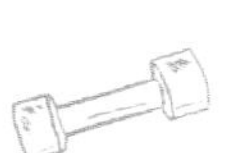
1 Kurzhantel

Tennisball

Mobilisation: Der perfekte Start fürs Training

Mobilisationsübungen sind der sanfte Einstieg in jedes Training – sie sind dein persönliches Warm-up. Indem du Schultern, Hüften oder Wirbelsäule behutsam bewegst, bringst du Muskeln, Gelenke und Faszien in Schwung und förderst die Durchblutung. Dein Körper spürt: »Jetzt geht's los!« und ist optimal auf die kommenden Bewegungen vorbereitet. So werden Übungen leichter, fließender und sicherer, und das Verletzungsrisiko sinkt deutlich. Achte dabei auf langsame, bewusste Bewegungen – es geht nicht um Leistung, sondern ums Wohlfühlen und einen beweglichen Start.

Schulterkreisen

1. Stelle dich aufrecht mit hüftbreit geöffneten Füßen fest hin. Hebe beim Ausatmen die Schultern nach oben in Richtung Ohren, führe sie nach vorn und lasse sie nach unten sinken – so entsteht eine runde, fließende Kreisbewegung nach vorn. Ändere anschließend die Richtung, um die Schultern nach hinten zu kreisen.
2. **Variation mit Fitnessband:** Lege das Fitnessband unter beide Füße und halte die Enden in den Händen, sodass von Beginn an ein leichter Zug besteht. Lasse die Arme locker seitlich neben dem Körper hängen.
3. Hebe beim Ausatmen die Schultern nach oben in Richtung Ohren – dabei verstärkt sich der Widerstand im Band.
4. Führe die Schultern nach vorn und unten, um den Kreis zu vollenden. Spüre, wie sich durch den Widerstand die Muskeln im Schulter- und Nackenbereich gezielt anspannen und wieder lösen. Kreise die Schultern anschließend in die umgekehrte Richtung, also nach hinten.

Hinweis: Die Arme bleiben locker, die Bewegung erfolgt ausschließlich aus den Schultern. Achte auf eine aufrechte Haltung und entspannte Atmung.

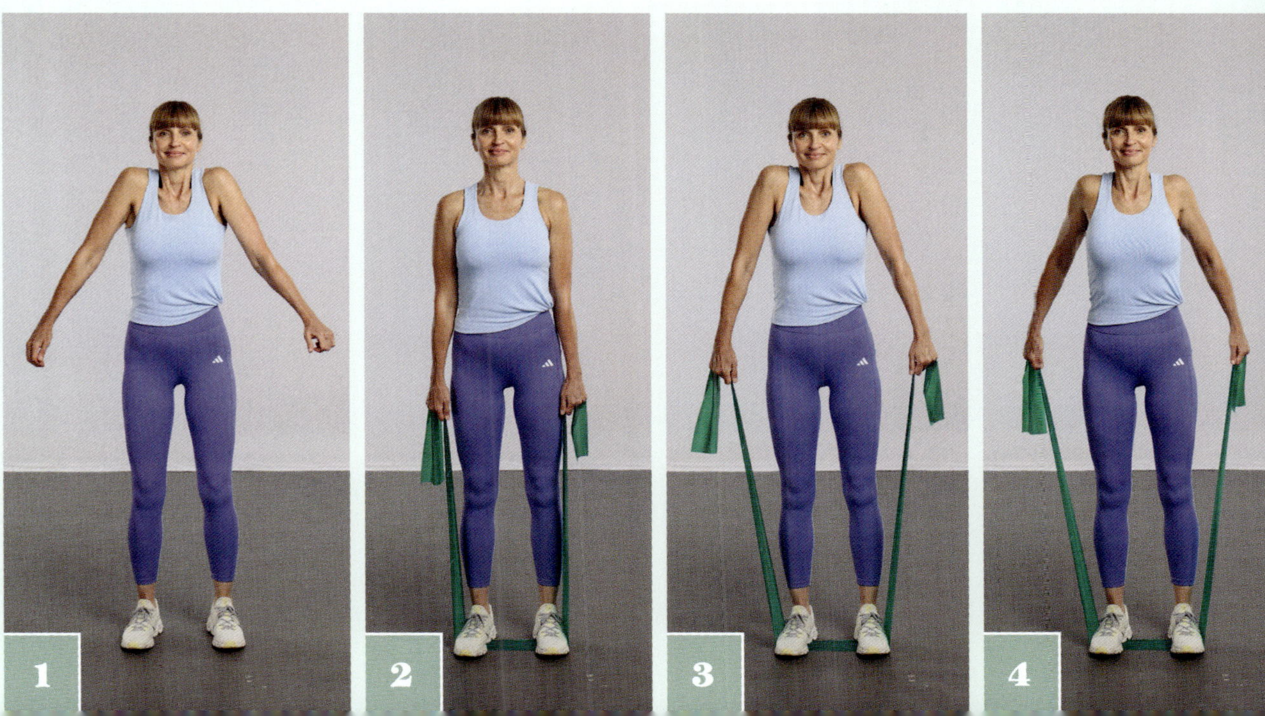

Nackenhalbkreis

1. Stelle dich aufrecht und entspannt hin, die Füße hüftbreit nebeneinander. Lasse die Arme locker seitlich neben dem Körper hängen, die Schultern sinken nach unten. Ziehe den Bauch leicht nach innen. Richte den Blick geradeaus. Neige den Kopf jetzt leicht zur linken Schulter. Atme zur Vorbereitung ein.
2. Beim Ausatmen rolle den Kopf langsam und kontrolliert über die Mitte nach unten, das Kinn zieht in Richtung Brustbein. Spüre die sanfte Dehnung im Nacken und oberen Rücken.
3. Dann rolle den Kopf weiter nach rechts. Halte kurz inne, atme ein. Atme aus und führe die Bewegung anschließend wieder zurück über die Mitte nach links.

Hinweise:

- Die Bewegung erfolgt nur vorn – rolle mit dem Kopf nicht nach hinten, um den Nacken zu schonen. Führe die Bewegung langsam und achtsam aus, vermeide Schwung oder Rucken. Der Kiefer bleibt locker, der Atem fließt ruhig.
- Für eine gezieltere Dehnung kannst du die Hände auf dem Brustbein ablegen, um den Oberkörper stabil zu halten.
- Führe die Übung alternativ im Sitzen aus – so eignet sie sich ideal zur Entspannung für zwischendurch.

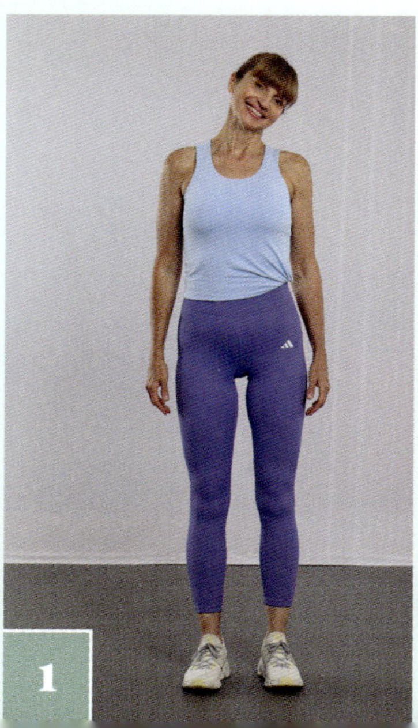
1

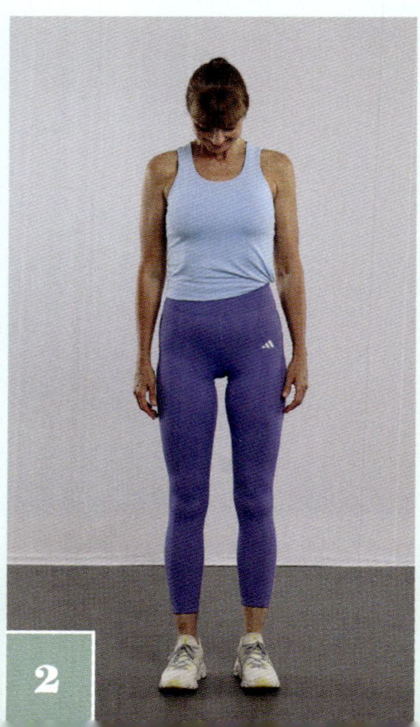
2

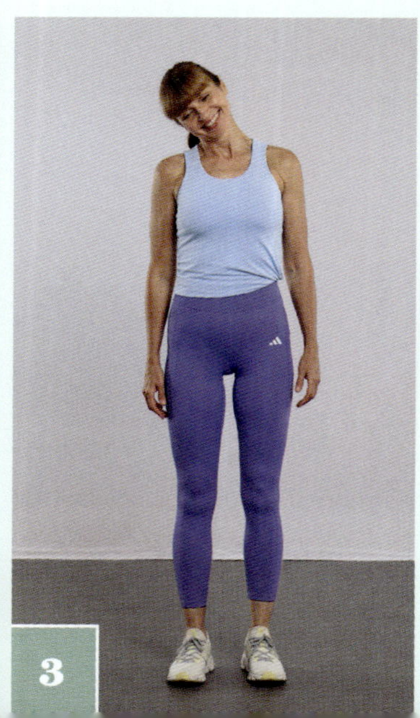
3

Brustöffner

1. Stelle dich aufrecht hin, die Füße hüftbreit, und strecke die Arme nach vorn auf Schulterhöhe aus. Drehe die Handrücken zueinander und ziehe die Schultern leicht nach unten. Der Rücken ist leicht gerundet, sodass die Schulterblätter sanft auseinandergezogen sind. Ziehe die Bauchdecke leicht nach innen.
2. Atme ein und dehne den Brustkorb weit. Führe die Arme kontrolliert nach hinten, strecke sie lang aus, die Daumen zeigen nach hinten. Die Schulterblätter kommen dadurch näher zueinander. Der Kopf darf sich ebenfalls leicht nach hinten neigen, er bleibt dabei in Verlängerung der Wirbelsäule, sodass der gesamte Oberkörper sanft geöffnet wird. Führe die Arme beim Ausatmen wieder nach vorn und runde den Rücken, sodass die Schulterblätter leicht auseinandergezogen werden.

Hinweis: Führe die Bewegung langsam und bewusst aus, vermeide es, mit Schwung zu arbeiten.

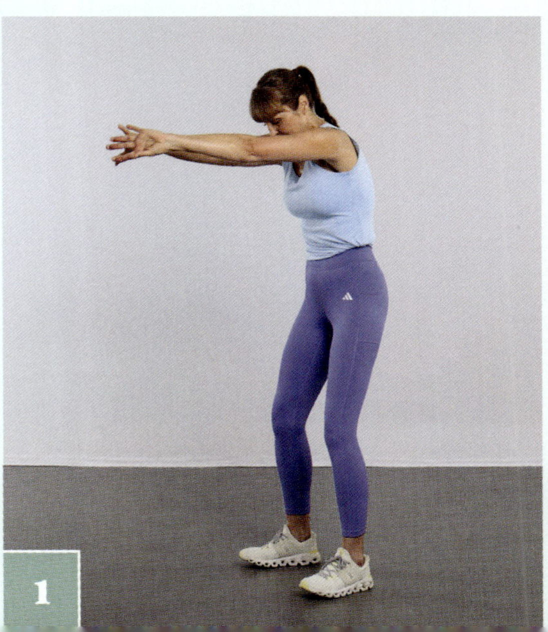

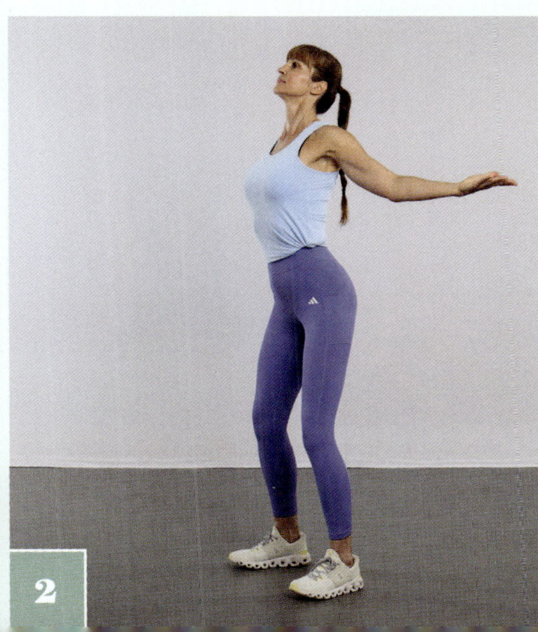

Arme schwingen in der Vorbeuge

1. Stelle dich aufrecht mit geschlossenen Füßen hin, die Knie leicht gebeugt. Neige den Oberkörper nach vorn, der Rücken bleibt lang, der Kopf in Verlängerung der Wirbelsäule. Richte den Blick leicht nach unten. Schwinge den rechten Arm nach vorn oben bis auf Höhe der Ohren, soweit es deine Schulterbeweglichkeit erlaubt. Schwinge gleichzeitig mit dem linken Arm nach hinten. Suche einen großen Bewegungsradius.
2. Wechsle dann die Seite. Der linke Arm schwingt nach vorn oben, der rechte Arm nach hinten. Schwinge die Arme abwechselnd weiter.

Hinweis: Die Bewegung darf locker und fließend schwingen, gern im Atemrhythmus: Atme ganz natürlich ein und aus. Halte den Oberkörper stabil, vermeide einen Rundrücken. Die Bewegung kommt aus den Schultern und dem Oberkörper, nicht aus dem unteren Rücken.

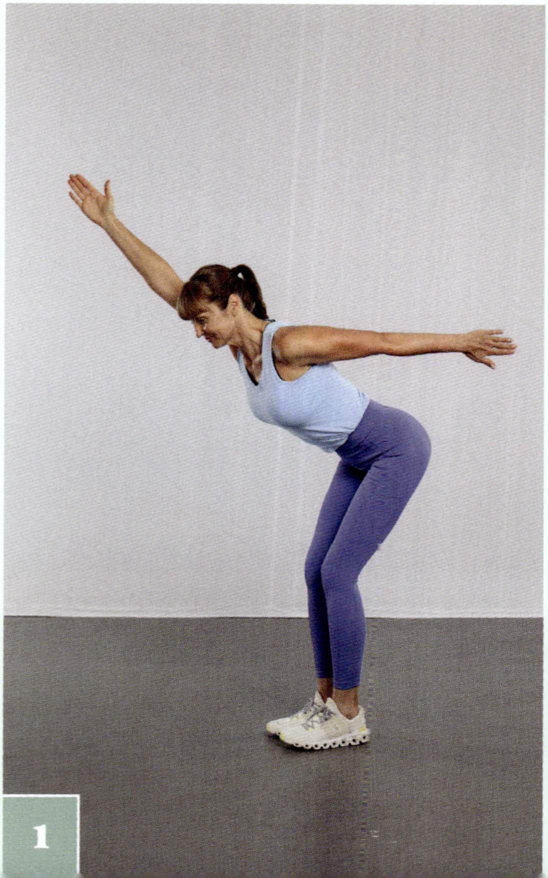
1

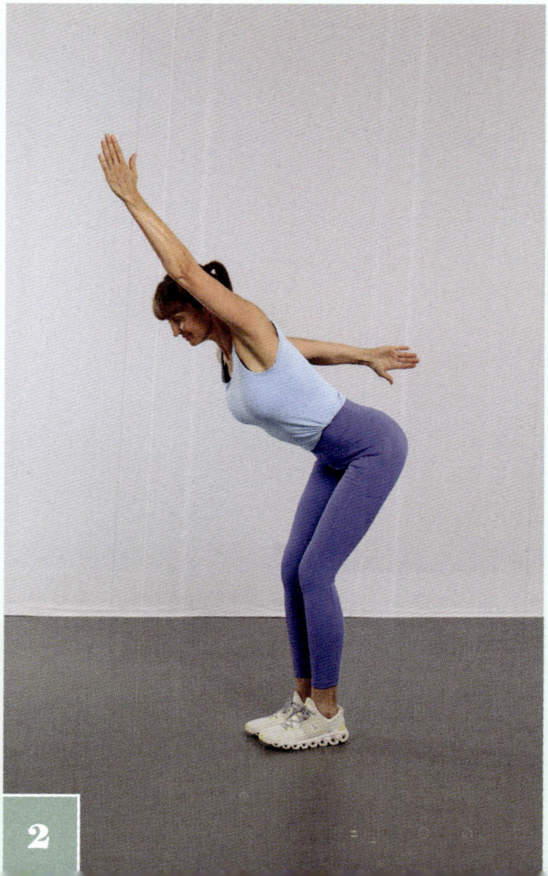
2

Pendeldrehung

1. Stelle dich aufrecht mit hüftbreit geöffneten Füßen hin, beuge die Knie leicht und ziehe den Bauch leicht nach innen. Drehe den Oberkörper nach links und schwinge den rechten Arm nach links und leicht zur Seite. Der linke Arm schwingt nach hinten. Hebe dabei die rechte Ferse an, sodass die Hüfte sich mitdrehen kann und die Drehung im Oberkörper unterstützt wird.
2. Drehe den Oberkörper nun nach rechts, schwinge den linken Arm seitlich nach rechts und den rechten nach hinten. Hebe dabei die linke Ferse, die sich gleichzeitig leicht nach außen schiebt, sodass sich die Hüfte gut mitbewegen kann.

Hinweis: Schwinge dynamisch abwechselnd von einer Seite zur anderen, die Bewegung ist kontrolliert und fließend und folgt dem natürlichen Atemrhythmus. Halte den Oberkörper aufrecht und die Rumpfmuskulatur aktiviert, um die Wirbelsäule zu stabilisieren.

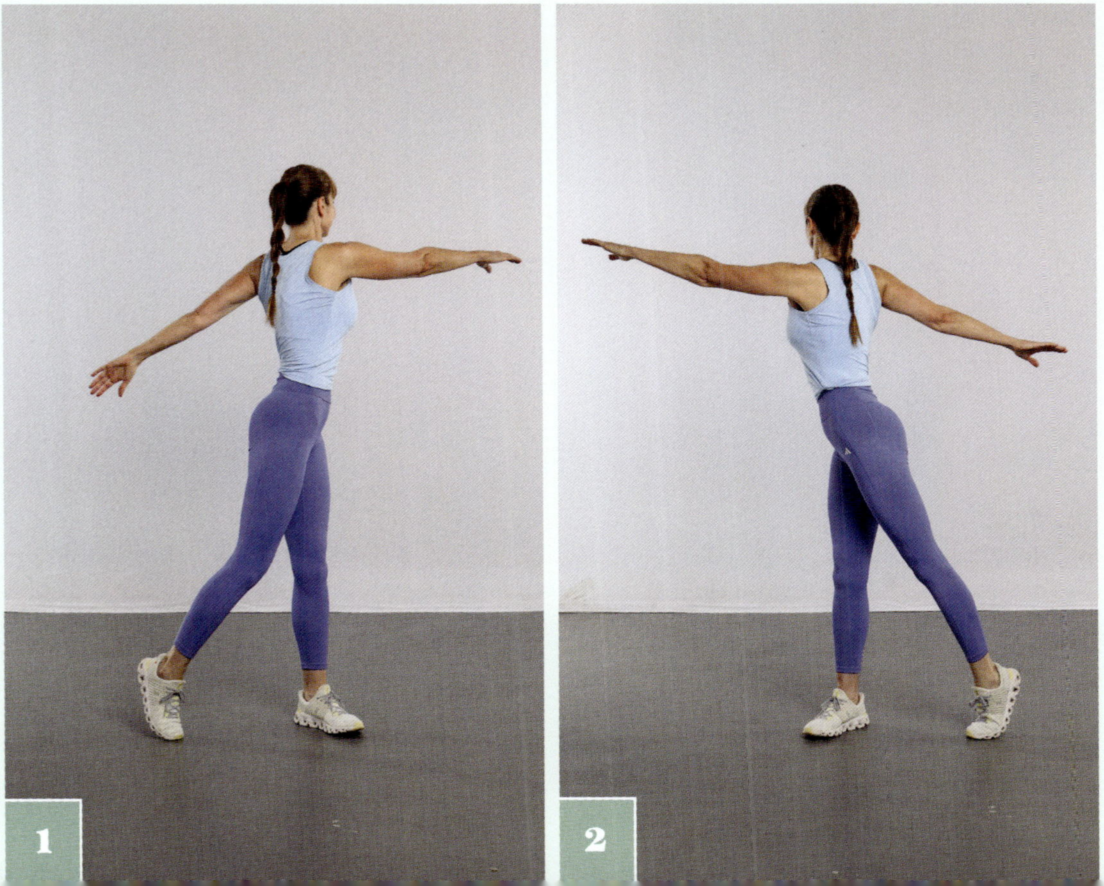

Katze-Kuh im Stehen

1. Stelle dich aufrecht, die Füße hüftbreit nebeneinander. Lege die Hände oberhalb der Knie ab, richte die Fingerspitzen nach innen. Atme zur Vorbereitung ein. Runde beim Ausatmen den Rücken zu einem schönen Katzenbuckel, ziehe das Kinn leicht zur Brust und das Schambein in Richtung Bauchnabel.
2. Strecke den Rücken beim Einatmen, hebe den Brustkorb und Kopf leicht an und ziehe die Schultern etwas nach hinten. Komme in ein leichtes Hohlkreuz – das ist die Position »Kuh«.

Hinweis: Führe die Bewegung bewusst und kontrolliert aus, vermeide ruckartige Bewegungen. Integriere den Blick in die Bewegung, um Nackenverspannungen zu vermeiden: Schaue beim Rundrücken Richtung Körpermitte und beim gestreckten Rücken geradeaus nach vorn. Spüre die Mobilisierung der Wirbelsäule vom Brust- bis in den Lendenbereich.

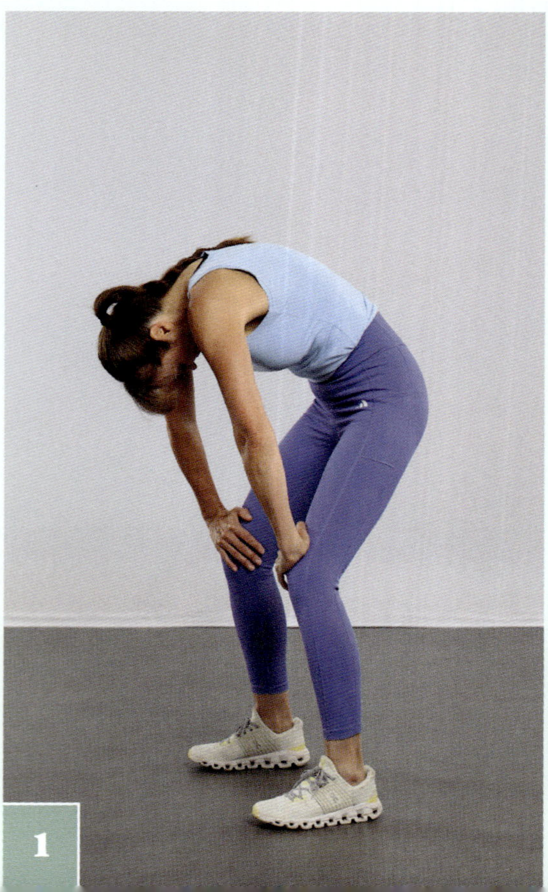

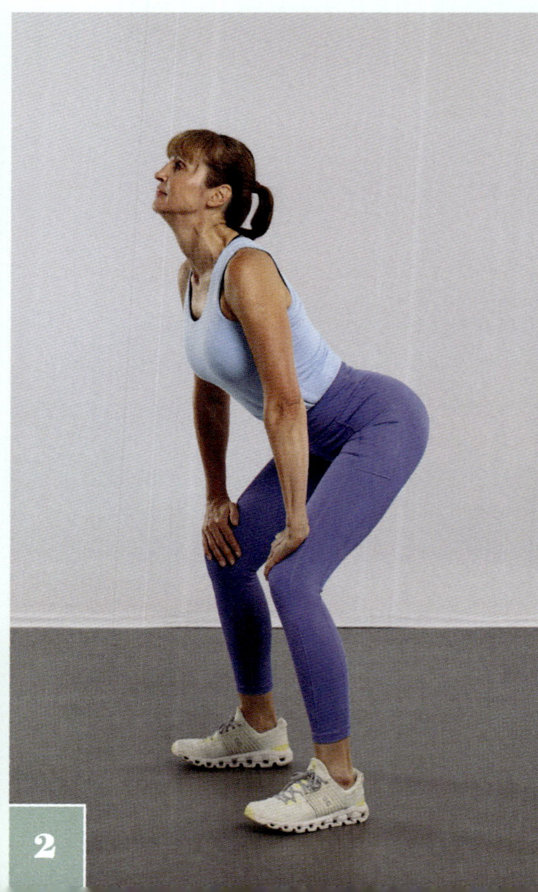

Katze-Kuh im Vierfüßlerstand

1. Knie dich in den Vierfüßlerstand. Platziere die Knie unter den Hüftgelenken und die Hände unter den Schultergelenken. Ziehe den Bauch leicht nach innen, der Rücken ist lang, die Schultern entspannt. Atme zur Vorbereitung tief ein. Atme aus, runde den Rücken nach oben in einen großen Katzenbuckel und ziehe den Bauch nach innen. Der Kopf folgt der Wirbelsäule, sodass der Blick sich Richtung Körpermitte richtet.
2. Atme ein und strecke den Rücken sanft, sodass er etwas nach unten sinkt und in ein Hohlkreuz kommt, der Bauch senkt sich leicht ab. Hebe Kopf und Blick leicht nach vorn oben – das ist die Kuh-Position.

Hinweis: Halte den Bauch die gesamte Zeit über aktiv angespannt und ziehe ihn dafür leicht nach innen, um die Wirbelsäule zu stabilisieren. Achte darauf, dass die Bewegung aus der Wirbelsäule kommt, nicht aus den Schultern oder Hüften.

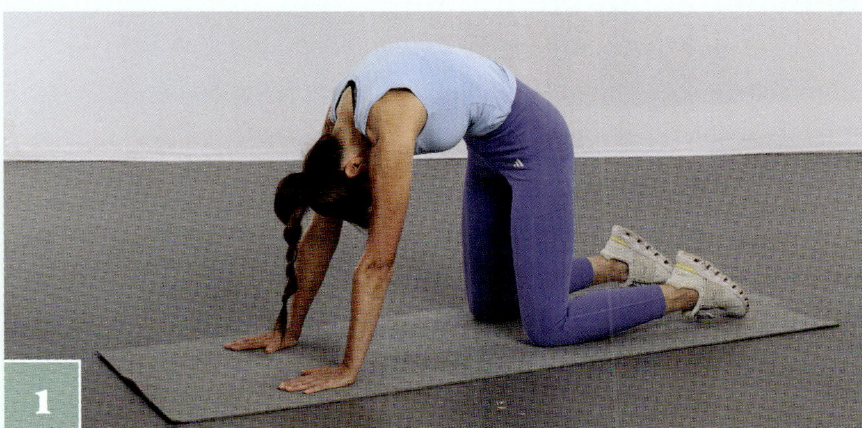

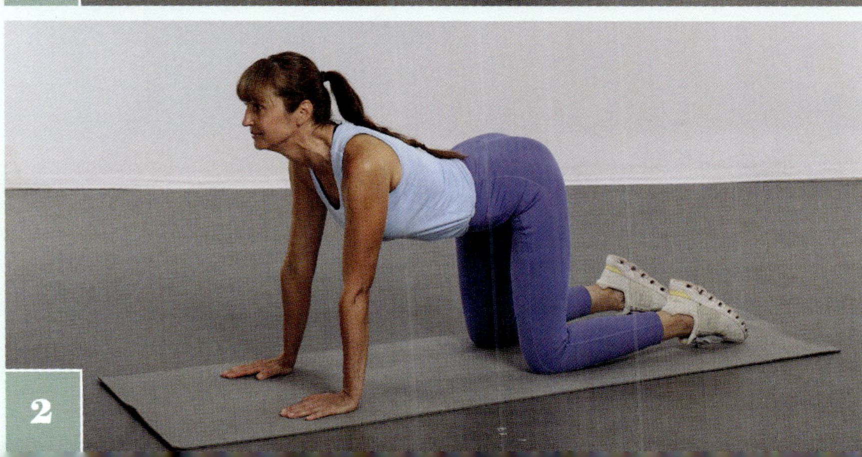

Beinkreisen im Stehen

1. Stelle dich aufrecht auf das linke Bein, beuge das linke Knie für mehr Stabilität leicht. Lege die Hände locker auf die Hüften, richte den Oberkörper lang auf und richte den Blick nach vorn. Hebe das rechte Knie an, bis es etwa auf Hüfthöhe ankommt – der Oberschenkel bildet einen rechten Winkel zum Oberkörper und ist parallel zum Boden ausgerichtet. Atme zur Vorbereitung ein.
2. Führe das rechte Knie beim Ausatmen kontrolliert nach rechts zur Seite.
3. Führe das rechte Bein weiter nach hinten, dabei zeigt das Knie nach unten. Ziehe das Bein anschließend wieder nach vorn oben in die Ausgangsposition. Atme ein. Starte mit der nächsten Ausatmung den nächsten Beinkreis.

Hinweise:

- Spanne den Bauch leicht an, die Bauchmuskeln sind aktiv, so kannst du dein Gleichgewicht unterstützen. Achte darauf, dass die Bewegung aus dem Hüftgelenk kommt und nicht aus dem Knie, diese Übung ist eine Hüftmobilisation.
- Um die Übung zu vereinfachen, kannst du nach jedem Kreis das Bein wechseln. Breite die Arme zu beiden Seiten aus, um dich noch besser ausbalancieren zu können. Wenn du dich mehr herausfordern möchtest, schließe die Augen.

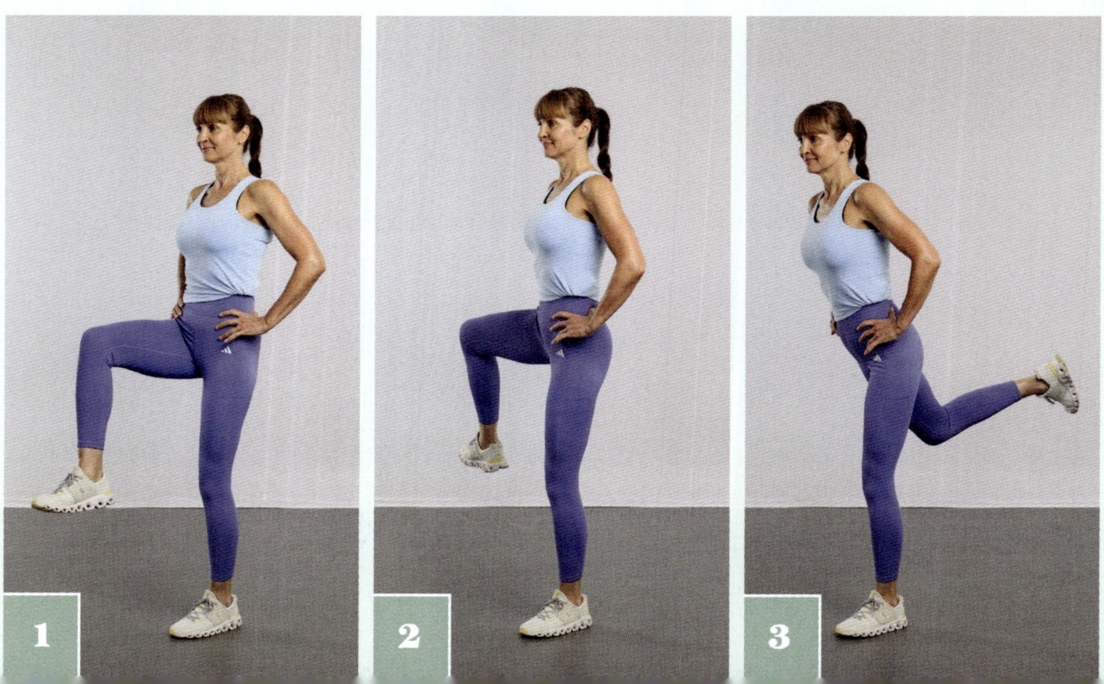

Beckenkreisen

1. Stelle dich mit leicht gebeugten Knien stabil und aufrecht hin, die Füße etwas mehr als schulterbreit auseinander, die Fußspitzen zeigen leicht nach außen. Lege die Hände locker auf die Hüften. Lasse die Schultern entspannt, der Rücken bleibt lang. Beginne, das Becken sanft zu kreisen. Führe die rechte Hüfte zunächst zur rechten Seite.
2. Schiebe das Becken dann nach hinten.
3. Wandere mit dem Becken weiter nach links.
4. Schiebe das Becken nach vorn. Führe die Bewegung fließend und kreisförmig aus. Nachdem du einige Kreise in eine Richtung ausgeführt hast, wechsle und bewege das Becken in die entgegengesetzte Richtung.

Hinweise:

- Spanne den Bauch leicht aktiv an, um den unteren Rücken zu unterstützen. Die Kreise dürfen klein und kontrolliert sein, der Bewegungsumfang ist nicht ausschlaggebend – wichtig ist, dass du die Bewegung fließend ausführst.
- Für ein intensiveres Gefühl für die Mobilität kannst du die Augen schließen, um die Körperwahrnehmung zu schulen.

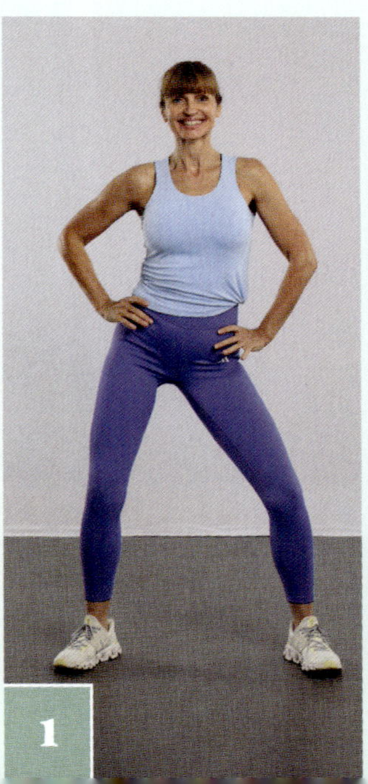

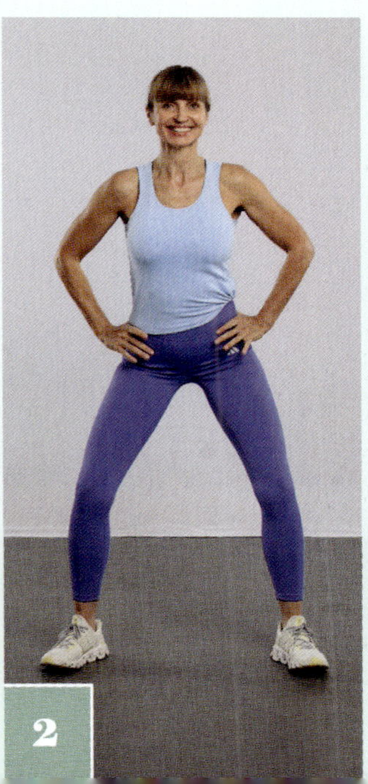

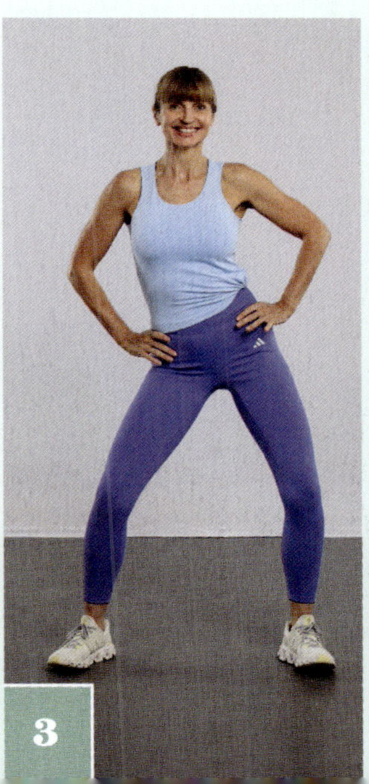

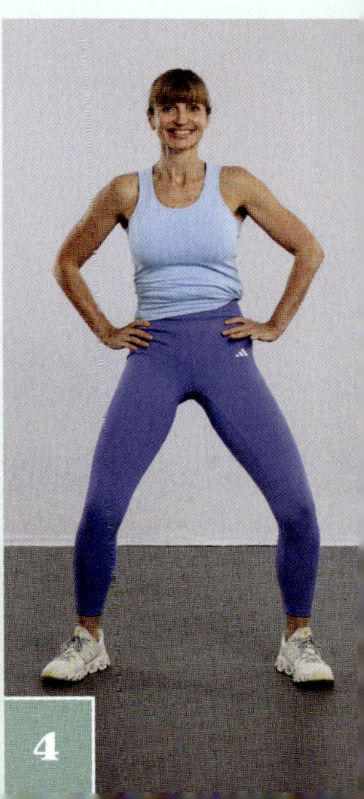

Abrollen im Stehen

1. Stelle dich aufrecht im hüftbreiten Stand ans Ende einer Matte, strecke die Arme nach oben lang aus. Atme zur Vorbereitung ein.
2. Senke beim Ausatmen zuerst die Arme über die Seite nach unten und rolle den Oberkörper Wirbel für Wirbel nach vorn ab, sodass die Finger die Matte berühren. Versuche, die Handflächen bei gestreckten Beinen auf der Matte abzulegen. Beuge die Beine, falls du nicht bis ganz nach unten kommst. Halte kurz in dieser Position an. Rolle den Oberkörper beim nächsten Ausatmen kontrolliert wieder nach oben zum aufrechten Stand. Lass die Arme dabei locker nach unten hängen. Richte dich auf und hebe die Arme erneut nach oben.
3. **Variation »Abrollen in die Plank«:** Krabble aus der tiefen Position, also der Vorbeuge, bei der die Hände auf der Matte angekommen sind, mit den Händen über den Boden nach vorn.
4. Komme in der Plank-Position an. Die Handgelenke befinden sich dabei unter den Schultern, der Bauch ist leicht nach innen gezogen und der Körper bildet eine gerade Linie. Richte den Blick nach unten. Halte die Plank-Position 3 Sekunden und wandere dann mit den Händen zurück Richtung Füße, bis du wieder in der Vorbeuge ankommst. Rolle dich anschließend wieder hoch in den aufrechten Stand.

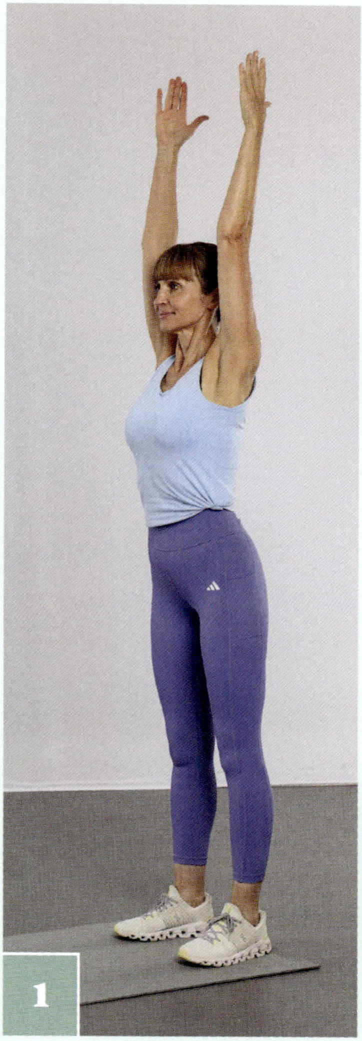
1

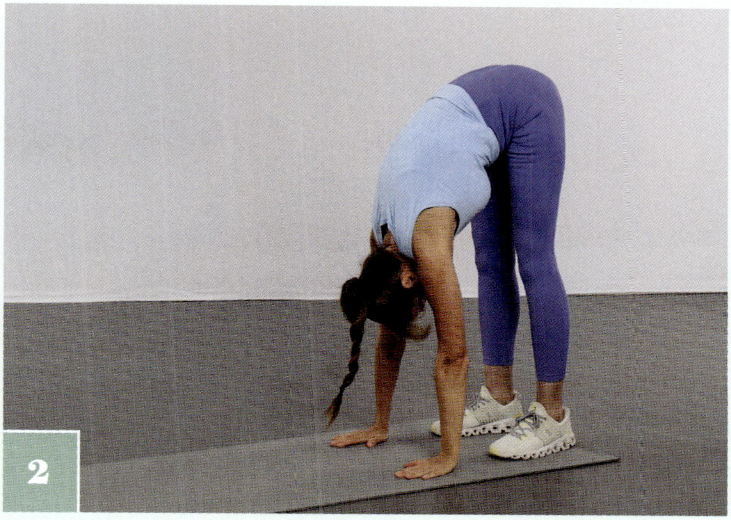
2

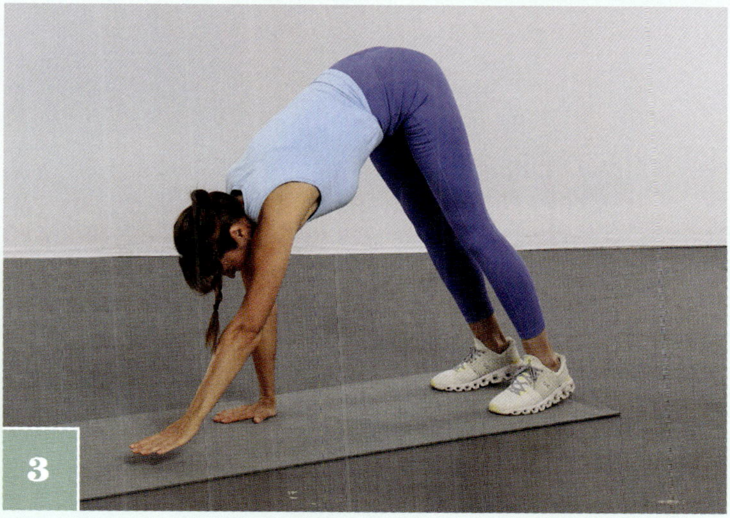
3

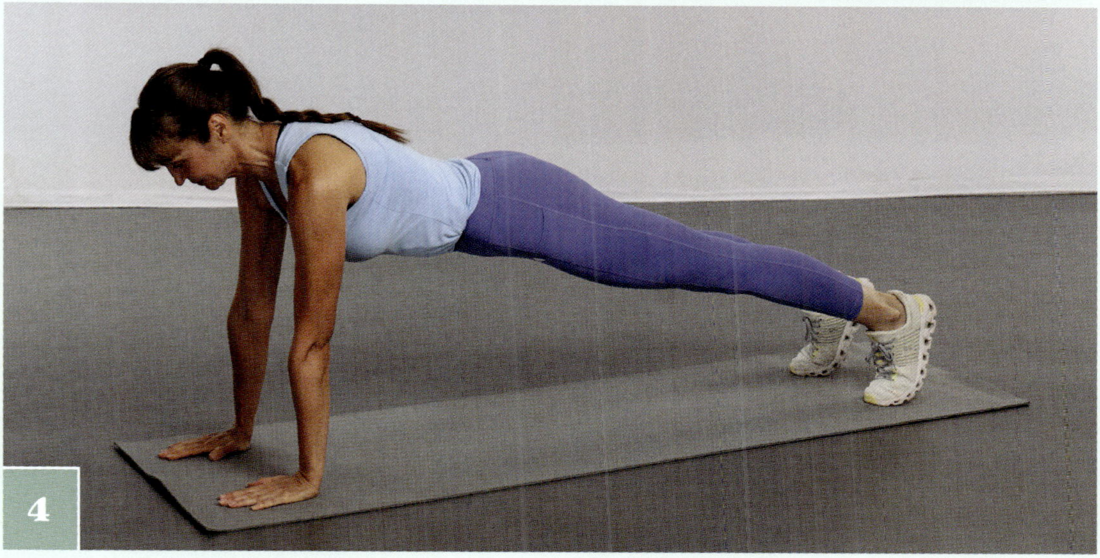
4

Hüftmobilisation im Vierfüßlerstand

1. Knie dich in den Vierfüßlerstand. Platziere die Hände unter den Schultern, die Knie unter der Hüfte. Halte den Rücken lang und gerade, ziehe den Bauch sanft nach innen und richte den Blick entspannt nach unten. Hebe nun das linke Knie leicht vom Boden ab, ohne die Wirbelsäule zu bewegen. Atme zur Vorbereitung ein.
2. Schiebe das Knie mit der Ausatmung nach hinten oben, bis der Oberschenkel ungefähr in Verlängerung zum Oberkörper steht – das Knie bleibt dabei im 90-Grad-Winkel gebeugt.
3. Beschreibe mit dem Knie langsam einen kontrollierten Kreis. Führe es erst sanft nach außen, dann nach unten zurück und schließlich wieder in die Ausgangsposition, wo es den Boden kurz berührt. Wiederhole die Übung mehrere Male und wechsle anschließend zum anderen Bein.

Hinweise:

- Arbeite in deinem eigenen, angenehmen Bewegungsradius und bewege das Bein gleichmäßig. Bleibe dabei im Oberkörper stabil. Spanne den Bauch aktiv an, um den unteren Rücken zu stabilisieren. Vermeide es, in der Lendenwirbelsäule auszuweichen. Die Bewegung darf klein und kontrolliert bleiben – wichtig ist die saubere Ausführung, nicht der Bewegungsumfang.
- Für eine gleichmäßige Kräftigung kannst du auch nach jedem Kreis das Bein wechseln.

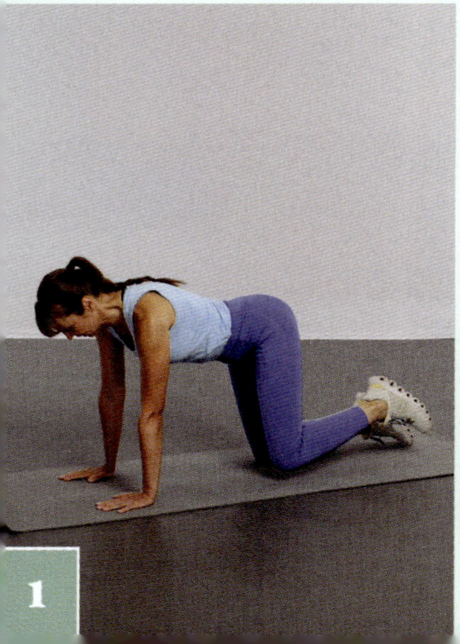
1

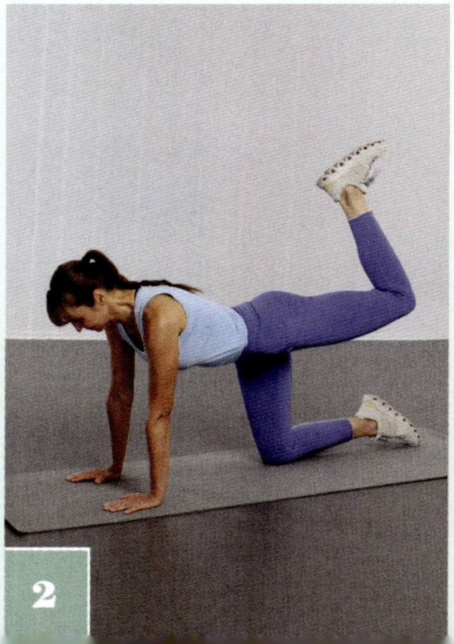
2

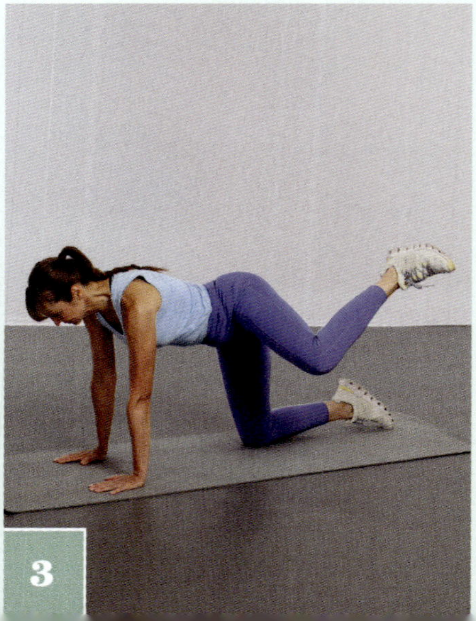
3

Beckenkippen im Sitzen

1. Setze dich aufrecht auf eine Matte, beuge die Beine vor dir an und stelle die Fersen fest auf der Matte auf, ziehe die Zehen nach oben. Lege die Hände locker an die Oberschenkel. Der Rücken bleibt lang. Richte den Blick geradeaus nach vorn. Atme zur Vorbereitung ein.
2. Runde den Rücken beim Ausatmen leicht, kippe das Becken, indem du das Schambein in Richtung Bauchnabel ziehst und den Bauch nach innen und oben ziehst. Spüre jetzt bewusst in den Beckenboden hinein. Stell dir vor, du hieltest für einen kurzen Moment den Urinstrahl an – sanft anspannen, nur so viel, dass du die Aktivierung wahrnehmen kannst. Halte die Spannung für etwa 3 Sekunden. Dann löse die Anspannung, richte dich wieder auf, atme ein und spüre die Entspannung im gesamten Beckenraum.

Hinweis: Strecke die Arme für eine intensivere Mobilisation nach vorn, während du das Becken kippst.

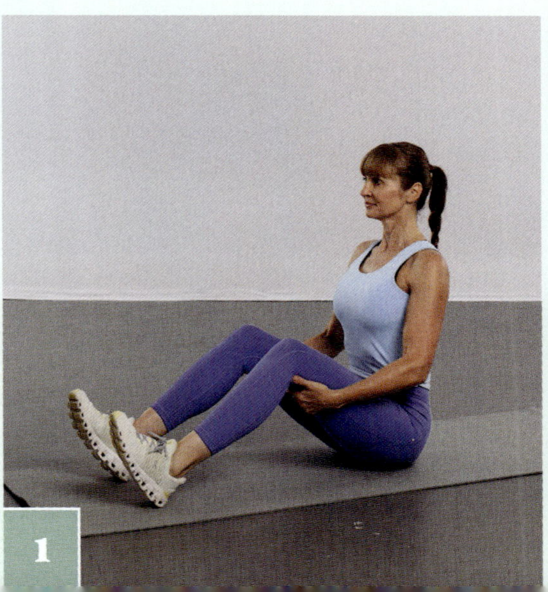

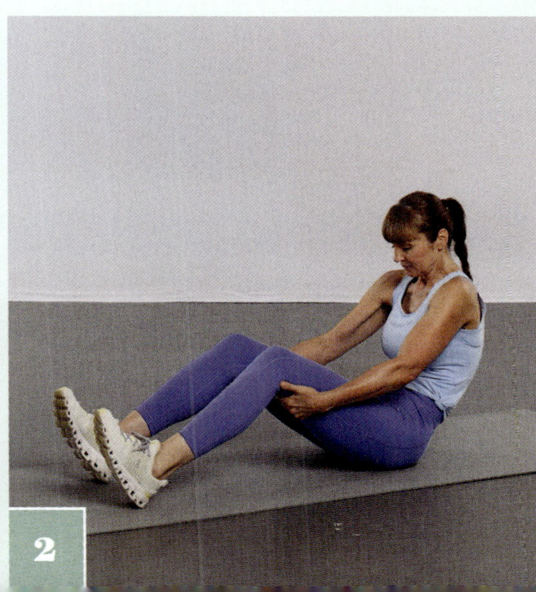

Beckenwippe im Sitzen

1. Setze dich aufrecht auf eine Matte, stelle die Beine gebeugt auf, schiebe dabei die Fersen fest auf den Boden. Strecke die Arme nach vorn aus, der Rücken bleibt lang. Richte den Blick geradeaus nach vorn. Atme zur Vorbereitung ein. Kippe beim Ausatmen das Becken leicht nach rechts, sodass die linke Gesäßhälfte sich von der Matte löst.
2. Bringe das Becken beim Einatmen wieder in die neutrale Position zurück, in der beide Gesäßhälften am Boden sind. Kippe das Becken beim nächsten Ausatmen zur linken Seite, sodass die rechte Gesäßhälfte angehoben wird. Führe die Bewegung langsam und kontrolliert im Wechsel von rechts nach links aus.

Hinweis: Aktiviere den Beckenboden. Ziehe den Beckenboden dafür leicht nach innen und oben, das fühlt sich so an, als würdest du den Harnfluss kurz anhalten, während du das Becken kippst. Spanne den tiefen Bauchmuskel *(Transversus abdominis)* sanft an, um das Becken zu stabilisieren.

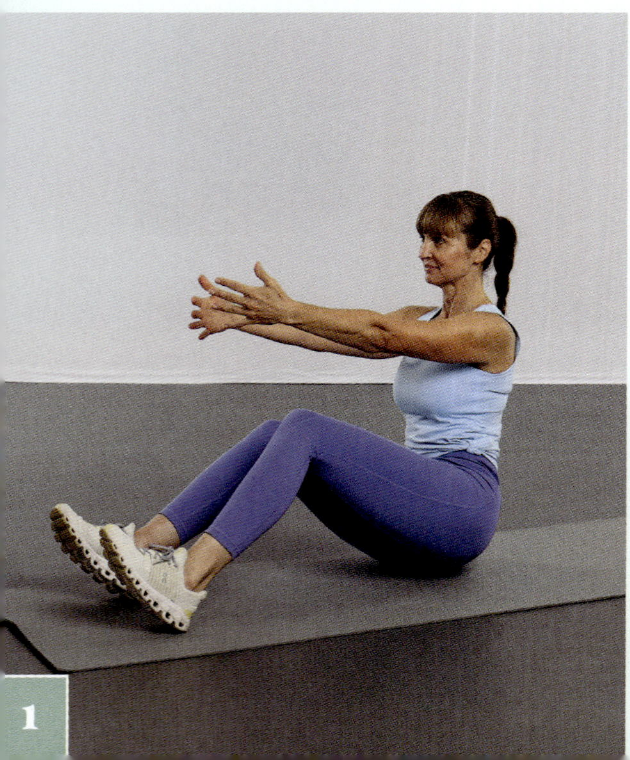

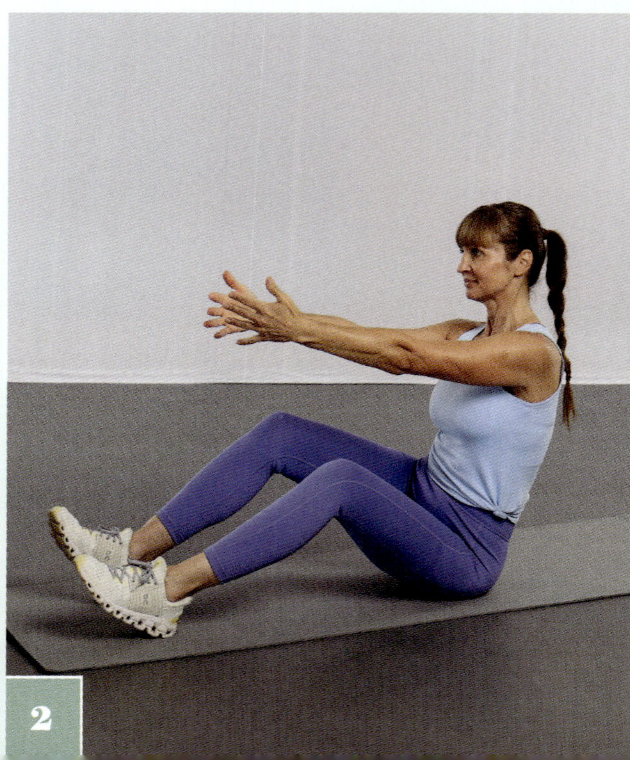

Fußmassage mit Tennisball

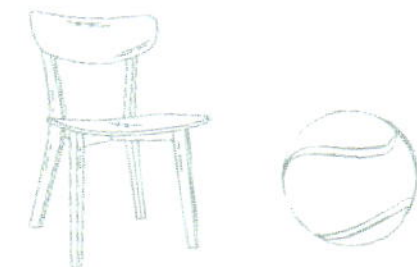

1. Setze dich aufrecht auf die vordere Kante eines Stuhls. Stelle die Füße zunächst beide flach auf den Boden, entspanne die Schultern und strecke den Rücken. Lege nun einen Tennisball oder einen Igelball unter den rechten Fuß. Beginne, den Fuß langsam über den Ball zu rollen – vor und zurück, von der Ferse bis zu den Zehen. Spüre, wie der Ball sanft die Fußsohle massiert und kleine Spannungen löst.
2. Bewege den Fuß auch leicht zur Seite, von innen nach außen und wieder zurück. Dosiere den Druck so, wie es dir angenehm ist – mal etwas sanfter, mal ein bisschen intensiver. Nun lege den Ball unter die Zehen und bewege ihn hin und her. Massiere den rechten Fuß insgesamt 1 bis 2 Minuten lang. Dann lege den Ball unter den anderen Fuß und wiederhole die Massage in deinem eigenen Tempo mit dem linken Fuß.

Hinweis: Mit jedem Atemzug darf mehr Entspannung entstehen, nicht nur in den Füßen, sondern im ganzen Körper. Stelle zum Abschluss beide Füße wieder auf den Boden, schließe kurz die Augen und spüre nach – vielleicht fühlst du eine angenehme Wärme oder Leichtigkeit in den Fußsohlen.

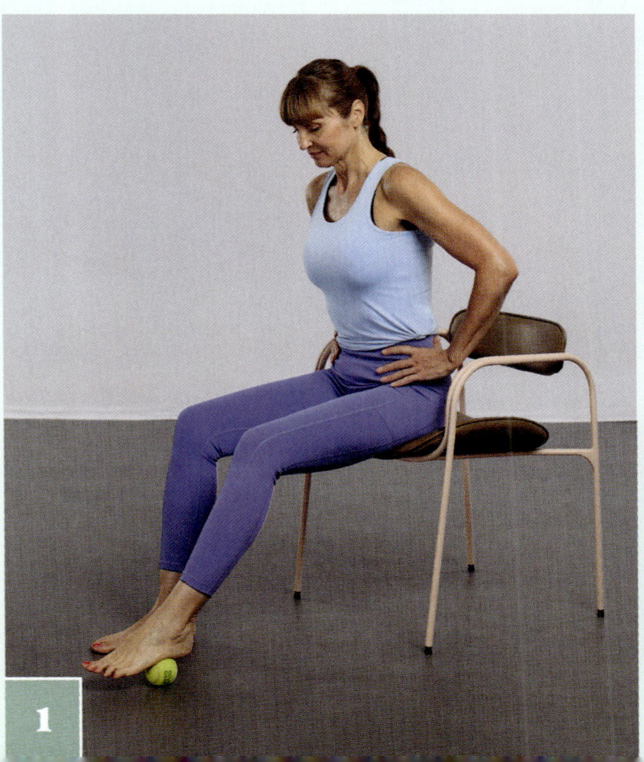

1

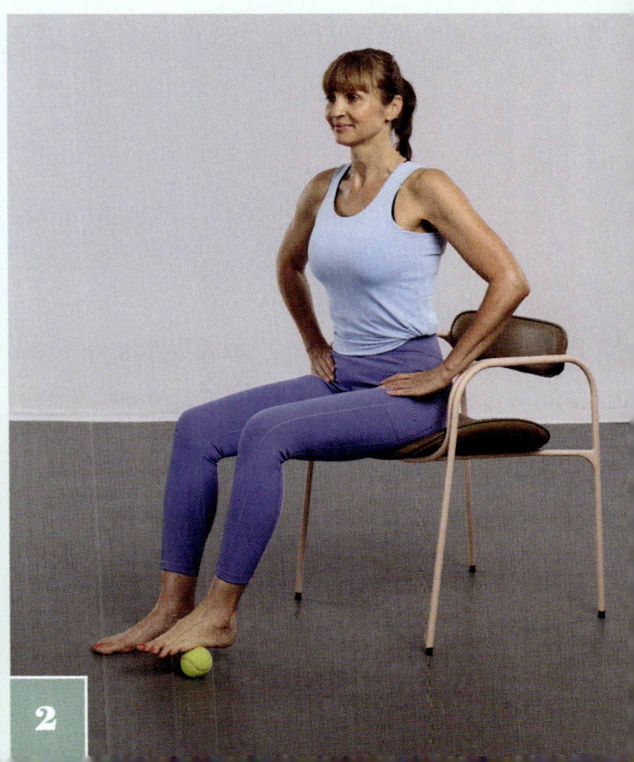

2

Arme, Schultern und Brust

Kräftige Arme, stabile Schultern und eine gut trainierte Brustmuskulatur sind weit mehr als nur eine Frage der Fitness – sie sind entscheidend für das Wohlbefinden, eine aufrechte Körperhaltung und Unabhängigkeit im Alltag. Ich spüre, wie viel leichter mir alltägliche Bewegungen fallen, wenn meine Muskulatur aktiv und stark ist. Wenn du Einkaufstaschen trägst, etwas Schweres hebst oder dich abstützt, sind es vor allem die Armmuskeln – Bizeps und Trizeps am Oberarm –, die dir diese Kraft geben. Starke Arme entlasten die Gelenke und fördern zugleich die Durchblutung im gesamten Oberkörper.

Die Schultern verbinden Arme und Rumpf – sie ermöglichen dir Beweglichkeit, Stabilität und Aufrichtung. Eine kräftige Schultermuskulatur schützt die Gelenke, verbessert die Haltung und hilft, Verspannungen im Nacken und oberen Rückenbereich vorzubeugen. Mit regelmäßigem Training kannst du Haltungsschäden und Schmerzen im Alltag gezielt entgegenwirken. Auch die Brustmuskulatur trägt viel zu einer aufrechten Haltung und einer freien Atmung bei. Ein kräftiger Brustbereich stabilisiert den Schultergürtel und sorgt für ein offenes, aufgerichtetes Erscheinungsbild. Viele Frauen spüren, wie positiv sich das Training auf das Körpergefühl und die Ausstrahlung auswirkt – sie stehen aufrechter, atmen freier und fühlen sich kraftvoller.

Schulter-Arm-Öffner mit Fitnessband

1. Stelle dich hüftbreit auf, beuge die Knie leicht. Halte den Rücken gerade und ziehe den Bauch sanft nach innen. Halte das Fitnessband auf Schulterhöhe vor dem Körper, strecke die Arme dabei fast komplett. Atme zur Vorbereitung ein.
2. Atme aus und führe die Arme langsam über den Kopf.
3. Atme ein, beuge die Ellenbogen und senke das Band hinter dem Kopf ab. Spüre die Dehnung in Schultern und Armen, halte die Bewegung weich und kontrolliert. Atme aus, strecke die Arme wieder nach oben und kehre in die Ausgangsposition zurück.

Hinweis: Achte darauf, dass die Schultern unten bleiben und du nicht ins Hohlkreuz fällst.

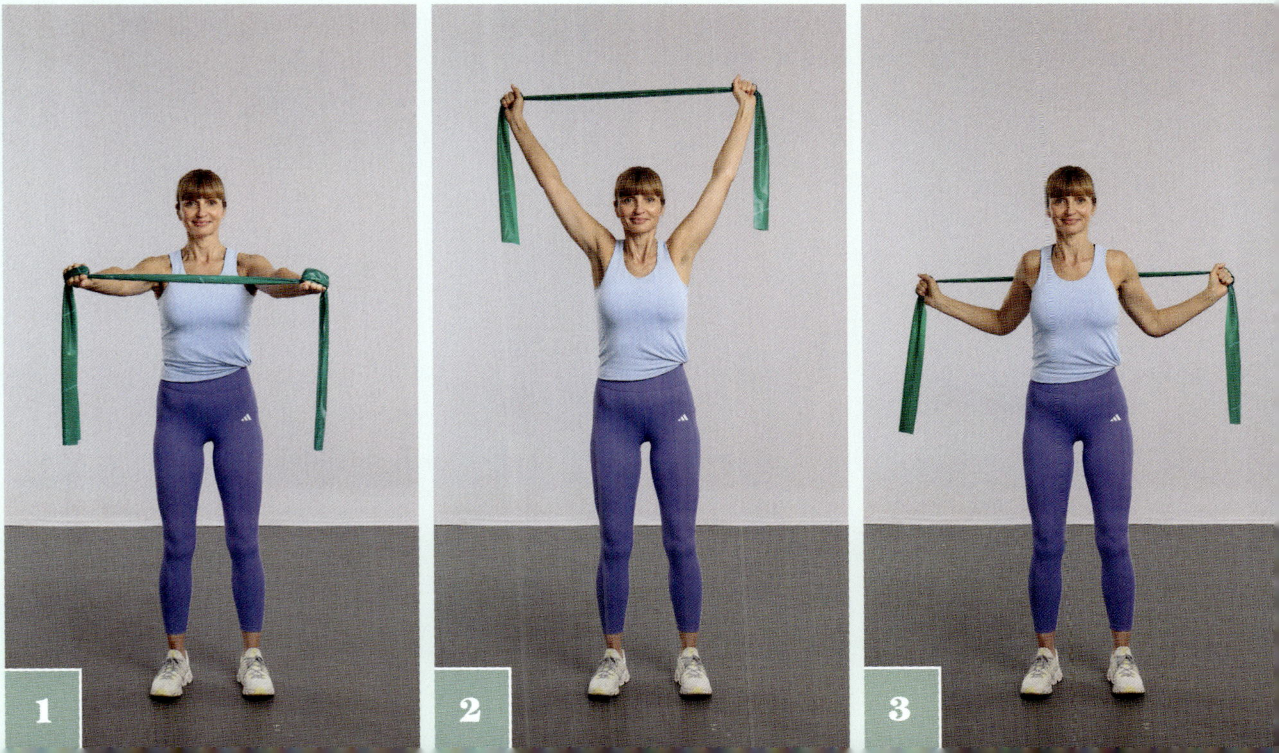

Überkopfdrücken

1. Stelle dich hüftbreit hin, die Knie sind leicht gebeugt und dein Rücken bleibt gerade. Halte eine Hantel mit beiden Händen vor dem Körper. Halte die Arme etwa 90 Grad gebeugt, sodass sich die Hantel ungefähr auf Taillenhöhe befindet. Spanne sanft die Bauchmuskeln an, damit der Rumpf stabil bleibt. Ziehe die Schultern leicht nach hinten und unten und richte den Blick geradeaus.
2. Atme zur Vorbereitung ein. Atme aus, während du die Hantel langsam und kontrolliert über den Kopf drückst. Strecke die Arme fast komplett, ohne sie durchzudrücken. Halte kurz die Spannung oben und spüre die Kraft in Schultern und Armen. Atme ein, führe die Hantel langsam wieder nach unten, bis sich deine Arme wieder im 90-Grad-Winkel auf Taillenhöhe befinden.

Hinweis: Achte darauf, dass du nicht ins Hohlkreuz fällst und die Bauchspannung während der gesamten Übung hältst.

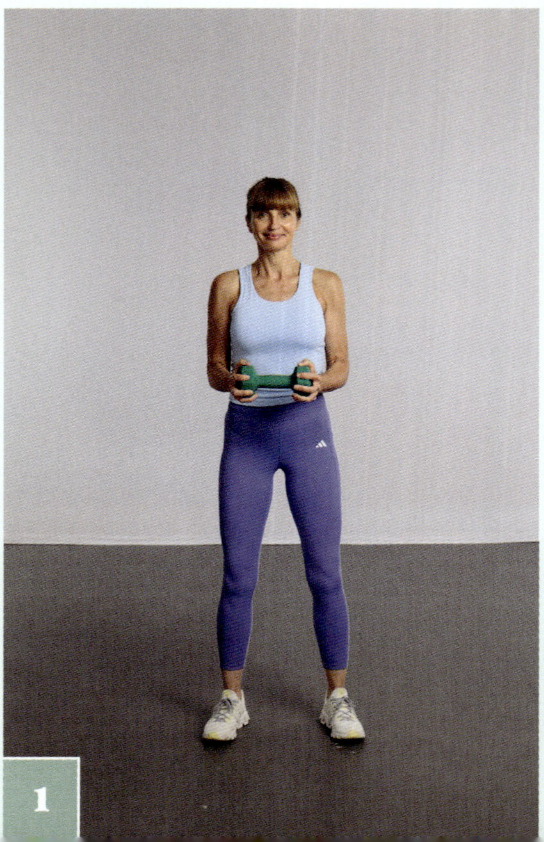

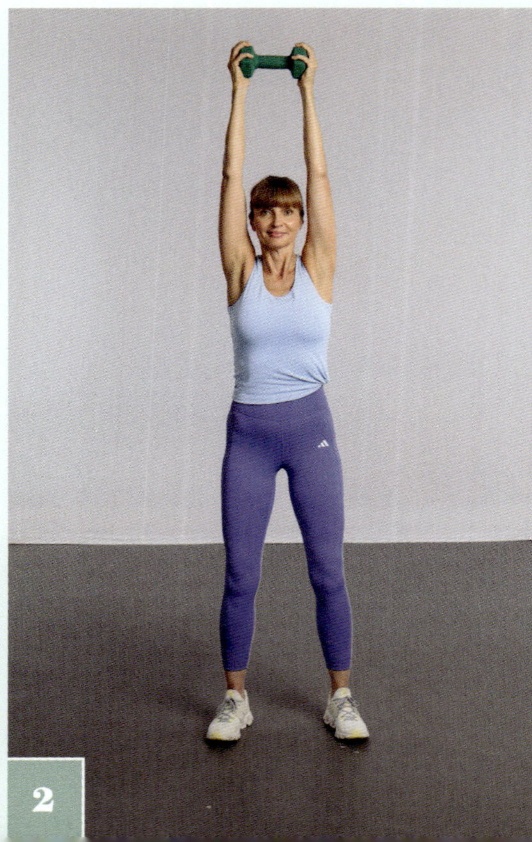

Frontheben mit einarmigem Rudern

1. Stelle dich hüftbreit auf, die Knie sind leicht gebeugt und dein Rücken bleibt gerade. Halte je eine Hantel in jeder Hand vor den Oberschenkeln. Die Handrücker zeigen nach vorn, die Arme hängen locker. Spanne die Bauchmuskeln leicht an, um die Körpermitte zu stabilisieren. Atme zur Vorbereitung ein.
2. Atme aus, hebe beide Arme gleichzeitig bis auf Schulterhöhe nach vorn an. Die Arme bleiben leicht gebeugt, die Handrücken zeigen weiterhin nach oben. Halte kurz die Spannung oben, atme ein.
3. Atme aus, beuge den rechten Arm und ziehe den Ellenbogen langsam nach hinten. Halte weiter den linken Arm auf Schulterhöhe stabil. Atme ein, strecke den rechten Arm wieder nach vorn zur Mitte.
4. Atme aus, ziehe den linken Arm mit dem Ellbogen nach hinten und halte den rechten Arm stabil auf Schulterhöhe. Atme ein, führe den linken Arm nach vorn, sodass beide Arme wieder nebeneinander auf Schulterhöhe ausgestreckt sind. Atme aus, senke beide Arme gleichzeitig langsam und kontrolliert nach unten.

Hinweis: Achte darauf, dass du während der gesamten Übung die Bauchspannung hältst, den Rücken aufrecht und den Nacken entspannt lässt. Führe die Bewegung bewusst, ohne Schwung aus – sanft, aber kraftvoll.

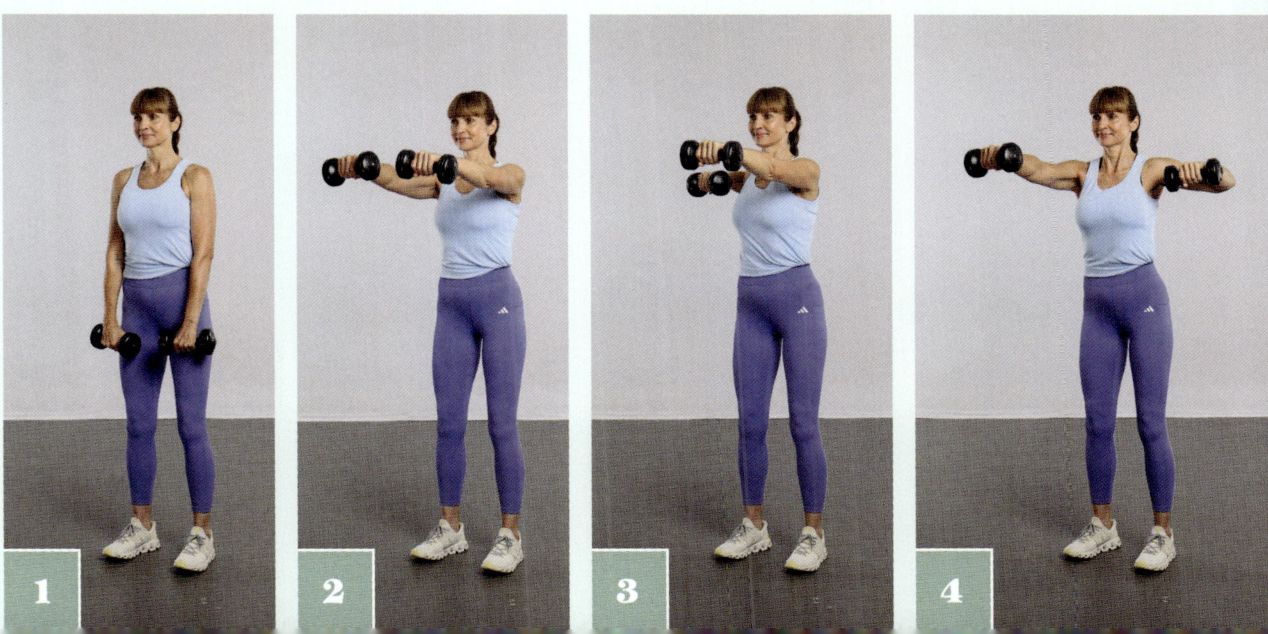

Seitheben

1. Stelle dich hüftbreit auf, die Knie sind leicht gebeugt, dein Rücken bleibt gerade. Ziehe den Bauch sanft nach innen und stabilisiere so deine Körpermitte. Halte in jeder Hand eine Hantel, die Arme hängen locker seitlich am Körper. Beuge die Ellenbogen leicht, die Handrücken zeigen nach außen. Atme zur Vorbereitung ein.
2. Atme aus, hebe beide Arme langsam und kontrolliert seitlich an, bis sie etwa auf Schulterhöhe sind. Halte kurz die Spannung oben, spüre, wie die Schultern und Arme arbeiten, und atme ruhig weiter. Atme ein, senke die Arme.

Hinweis: Führe die Arme nicht nach hinten, sondern hebe sie etwas vor deiner Körpermitte, sodass du die Schultern nicht überlastest.

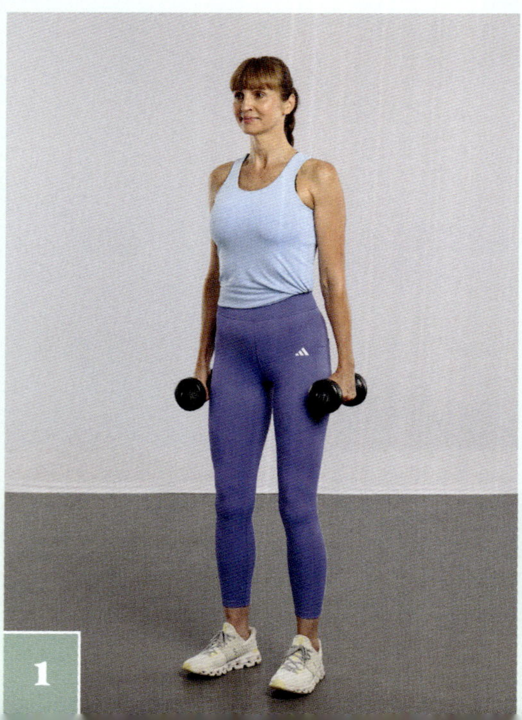
1

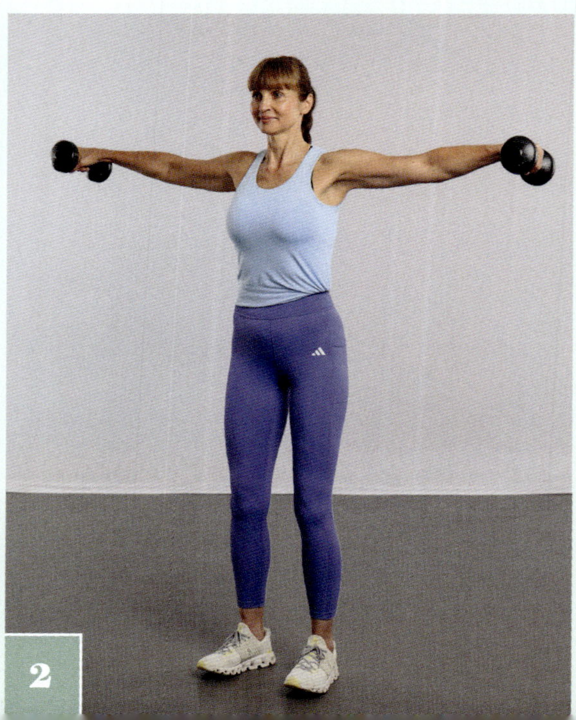
2

Butterfly mit Schulterdrücken

1. Stelle dich hüftbreit auf, beuge die Knie leicht und halte den Rücken aufrecht und stabil. Ziehe den Bauch sanft nach innen, um die Körpermitte zu aktivieren. Halte in jeder Hand eine Hantel. Winkle die Arme an, hebe die Ellenbogen etwa auf Schulterhöhe und ziehe sie nach außen, die Arme bilden einen rechten Winkel, die Handflächen zeigen nach vorne. Atme zur Vorbereitung ein.
2. Atme aus, führe die Arme langsam vor dem Oberkörper zusammen. Achte darauf, dass die Ellenbogen gebeugt bleiben und sich die Hanteln fast berühren, ohne sie gegeneinanderzudrücken.
3. Atme ein, öffne die Arme kontrolliert wieder nach außen, bis sie wieder in der Ausgangsposition auf Schulterhöhe angekommen sind.
4. Atme aus und drücke die Hanteln über den Kopf. Strecke die Arme nicht vollständig – halte die Spannung, ohne die Ellbogen zu überstrecken. Atme ein, senke die Hanteln auf Schulterhöhe ab, bis die Arme wieder im rechten Winkel stehen.

Hinweis: Achte darauf, dass du nicht ins Hohlkreuz fällst, die Schultern unten und entspannt bleiben und du jede Bewegung bewusst und kontrolliert ausführst.

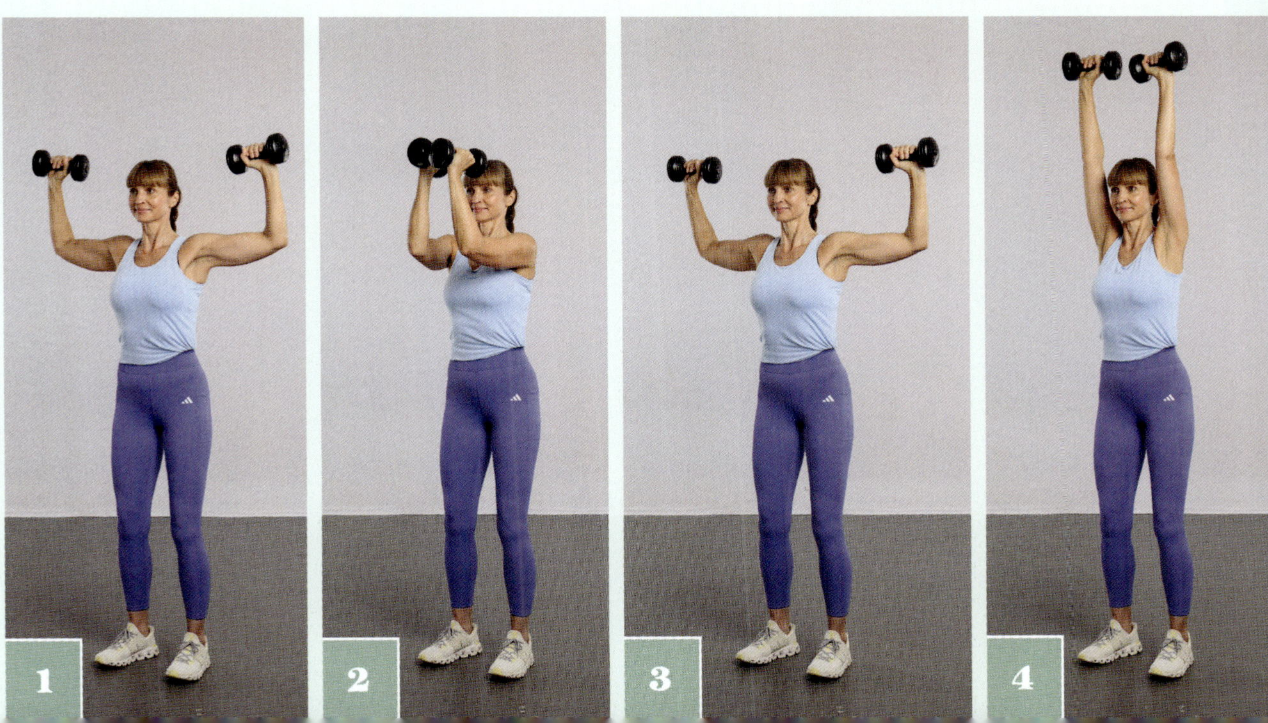

Bizeps-Curl mit Rotation

1. Stelle dich hüftbreit auf, beuge die Knie leicht und halte den Rücken gerade. Ziehe den Bauch sanft nach innen, damit dein Rumpf stabil bleibt. Halte in jeder Hand eine Hantel seitlich neben den Oberschenkeln. Die Handrücken zeigen nach außen, die Arme hängen locker am Körper und die Ellenbogen liegen dicht am Oberkörper an. Atme zur Vorbereitung ein.
2. Atme aus und beuge beide Arme langsam nach vorn oben an, führe die Hanteln in Richtung Schultern. Während du die Arme beugst, drehe die Unterarme so, dass die Finger in der Endposition nach oben beziehungsweise Richtung Schulter zeigen und die Handrücken sich nach vorne richten. Spüre die Spannung im Bizeps. Atme ein, strecke die Arme langsam wieder nach unten und rotiere sie gleichzeitig zurück, bis die Handrücken wie in der Ausgangsposition wieder nach außen zeigen.

Hinweis: Achte darauf, dass die Ellenbogen fest am Körper bleiben und sich nicht nach vorn bewegen.

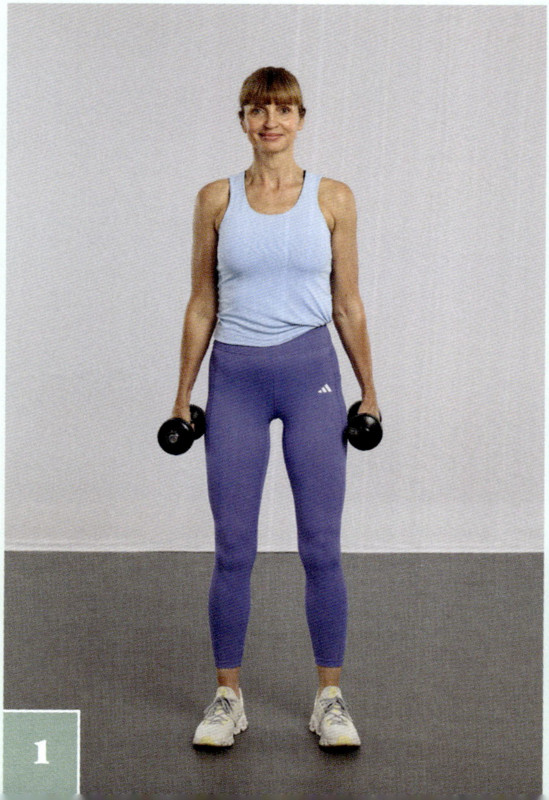

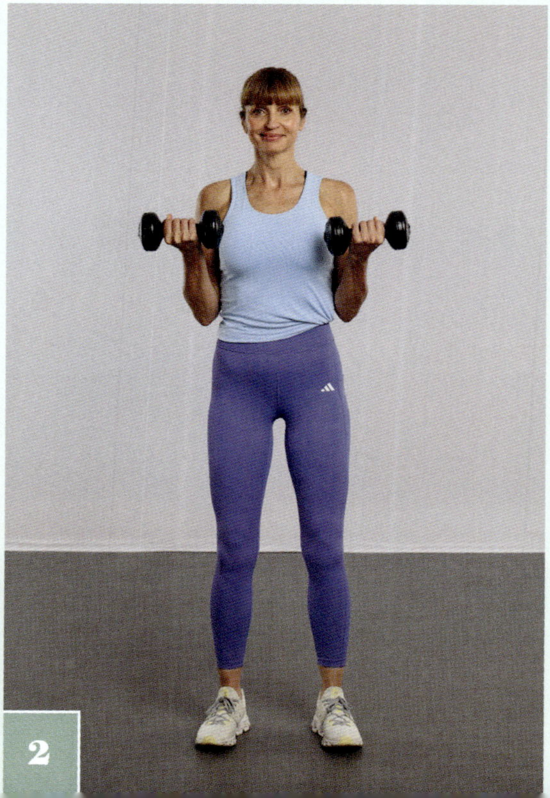

Trizeps-Kickback

1. Stelle dich hüftbreit auf, beuge die Knie leicht. Halte in jeder Hand eine Hantel. Beuge den Oberkörper leicht nach vorn. Der Rücken bleibt dabei gerade. Ziehe den Bauch sanft nach innen und spanne ihn so an, richte den Blick leicht nach unten, damit der Nacken in Verlängerung der Wirbelsäule bleibt. Halte die Oberarme dicht am Oberkörper, hebe die Ellenbogen nach hinten oben an – sie befinden sich etwas höher als der Rücken. Atme zur Vorbereitung ein.
2. Atme aus, während du die Arme nach hinten ausstreckst. Bewege nur die Unterarme, die Oberarme bleiben ruhig und auf gleicher Höhe wie vorher. Atme ein und beuge die Ellenbogen langsam wieder.

Hinweis: Spüre, wie sich der Trizeps, also die Rückseite der Oberarme, kräftig anspannt.

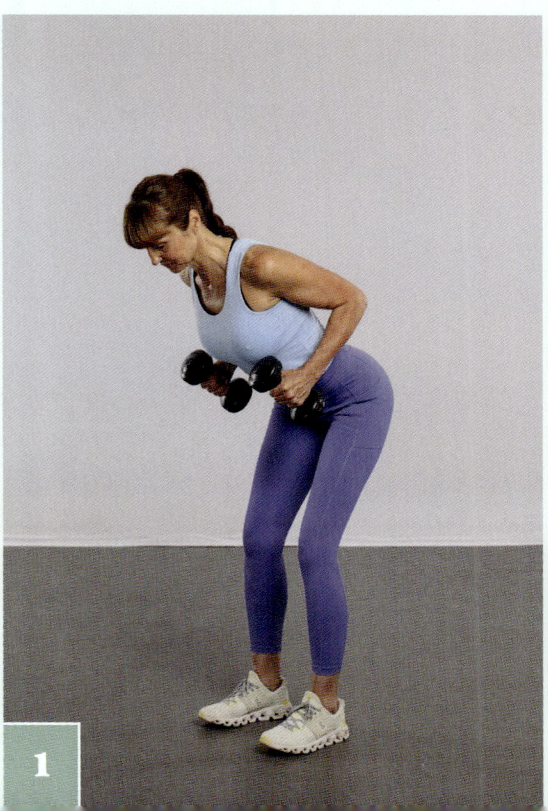
1

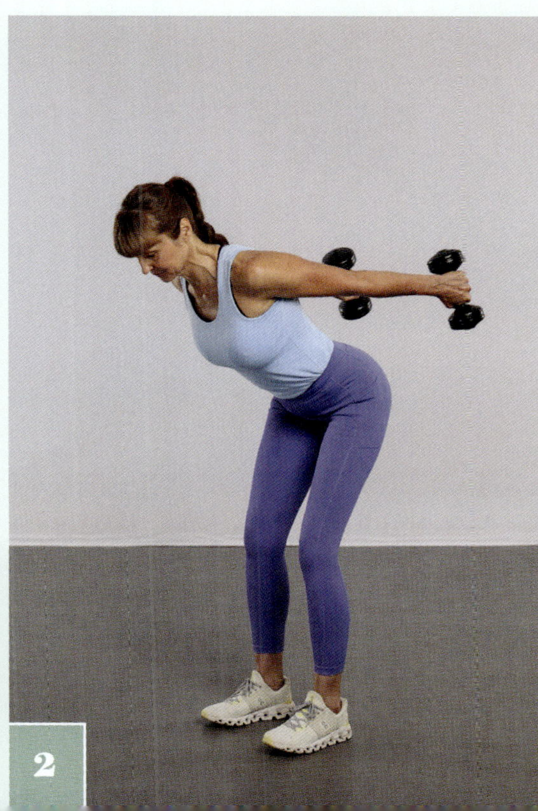
2

Trizeps-Dip am Stuhl

1. Setze dich auf die Vorderkante eines stabilen Stuhls. Lege die Hände neben der Hüfte auf die Sitzfläche, die Finger zeigen nach vorn. Rutsche mit dem Gesäß ein kleines Stück nach vorn, sodass du mit dem Po knapp vor der Stuhlkante schwebst. Strecke die Arme durch, halte den Rücken gerade und spanne den Bauch sanft an. Ziehe die Schultern leicht nach unten und hinten.
2. Atme ein, beuge langsam die Ellenbogen und senke den Körper kontrolliert nach unten. Die Ellenbogen zeigen dabei nach hinten, der Rücken bleibt nah am Stuhl. Atme aus, strecke die Ellenbogen wieder und drücke dich langsam nach oben, bis die Arme wieder gestreckt sind.

Hinweis: Senke dich nur so weit ab, bis die Oberarme ungefähr parallel zum Boden ausgerichtet sind.

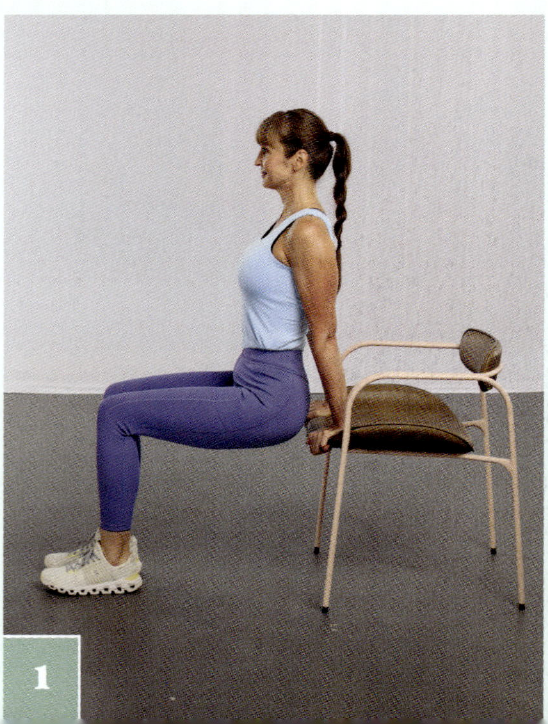

1

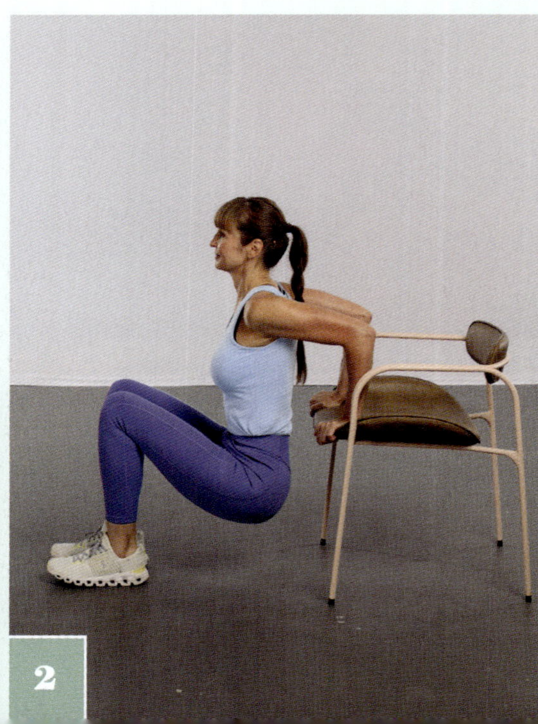

2

Rudern mit Fitnessband im Sitzen

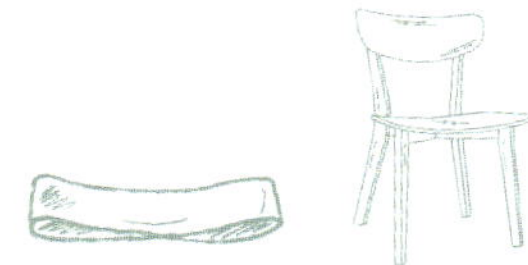

1. Setze dich auf die Vorderkante eines stabilen Stuhls. Stelle die Füße hüftbreit auf den Boden. Lege das Fitnessband mittig um beide Füße und tausche nun die beiden Endstücke in die jeweils andere Hand, sodass sich das Band in der Mitte überkreuzt. Halte beide Enden des Bandes mit gestreckten Armen straff, die Hände befinden s ch etwa auf Kniehöhe, die Handrücken zeigen nach außen. Spanne sanft den Bauch an und ziehe die Schultern leicht nach hinten unten, um die Wirbelsäule zu stabilisieren. Der Rücken ist lang und leicht nach vorn geneigt.
2. Atme aus, führe die Ellenbogen eng am Körper nach hinten, bis die Hände etwa auf Hüfthöhe sind. Ziehe dabei die Schulterblätter bewusst fest zusammen. Spüre, wie sich die Rückenmuskulatur aktiviert und der Brustkorb sich leicht öffnet. Atme ein, strecke die Arme wieder langsam nach vorn aus. Die Schulterblätter lösen sich etwas. Kehre in die Ausgangsposition zurück.

Hinweis: Die Schultern bleiben unten, der Nacken ist lang und der Blick leicht nach vorne unten gerichtet. Das Band kontrolliert zurückführen und nicht mit dem Oberkörper nach hinten lehnen oder Schwung holen.

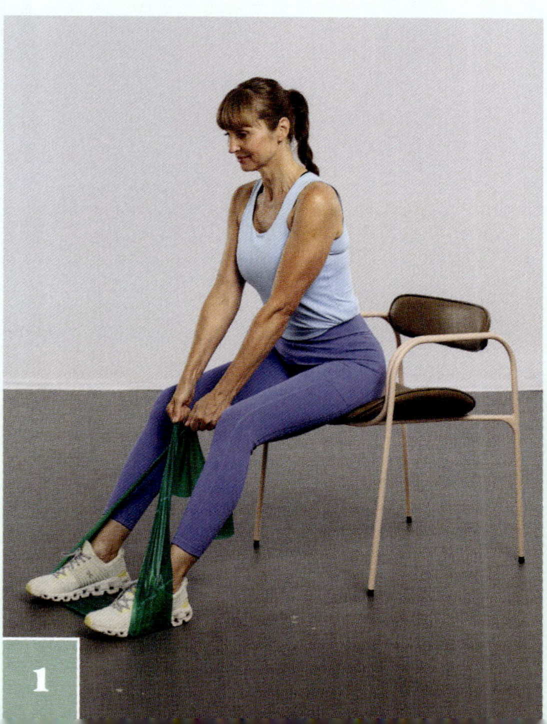

1

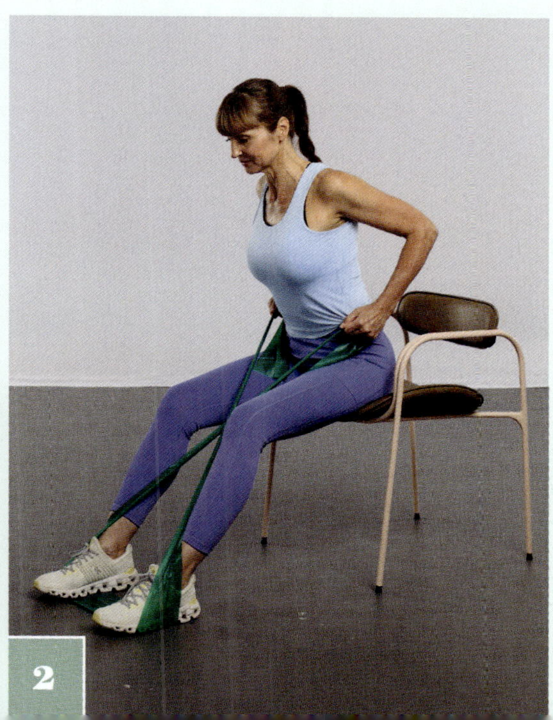

2

Wandliegestütz

1. Stelle dich etwas weiter als eine Armlänge entfernt vor eine Wand. Platziere die Füße hüftbreit, halte den Körper aufrecht, und spanne sanft den Bauch an. Lege die Hände etwa auf Schulterhöhe flach an die Wand, etwas mehr als schulterbreit. Strecke die Arme, die Finger zeigen nach oben und dein Körper bildet eine gerade Linie vom Kopf bis zu den Fersen.
2. Atme ein, beuge die Ellenbogen langsam und führe den Oberkörper kontrolliert in Richtung Wand. Die Ellenbogen zeigen dabei leicht nach außen, der Rücken bleibt gerade (kein Hohlkreuz!). Beuge dich nur so weit Richtung Wand, bis deine Nase fast die Wand berührt. Atme aus, drücke dich langsam wieder von der Wand weg, bis die Arme fast gestreckt sind.

Hinweis: Achte darauf, dass du die Schultern unten und den Nacken lang hältst. Die Kraft kommt aus Brust, Schultern und Armen, während dein Rumpf stabil bleibt.

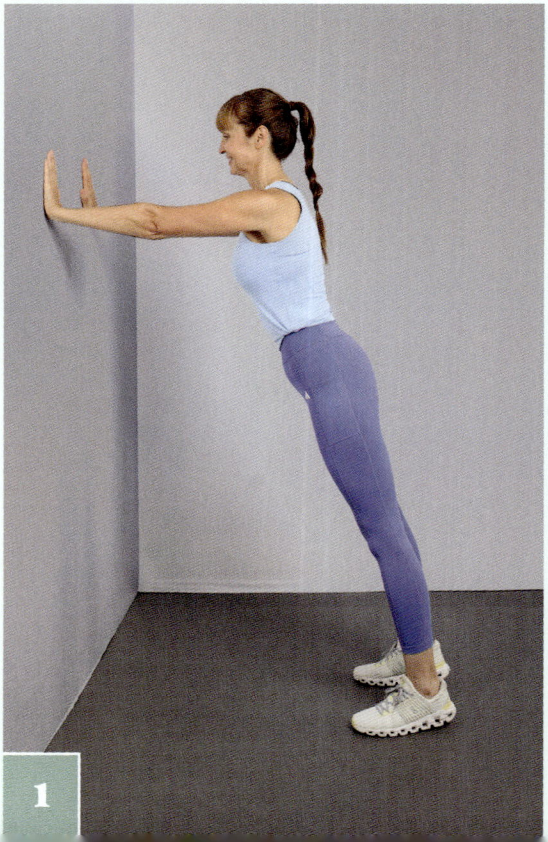
1

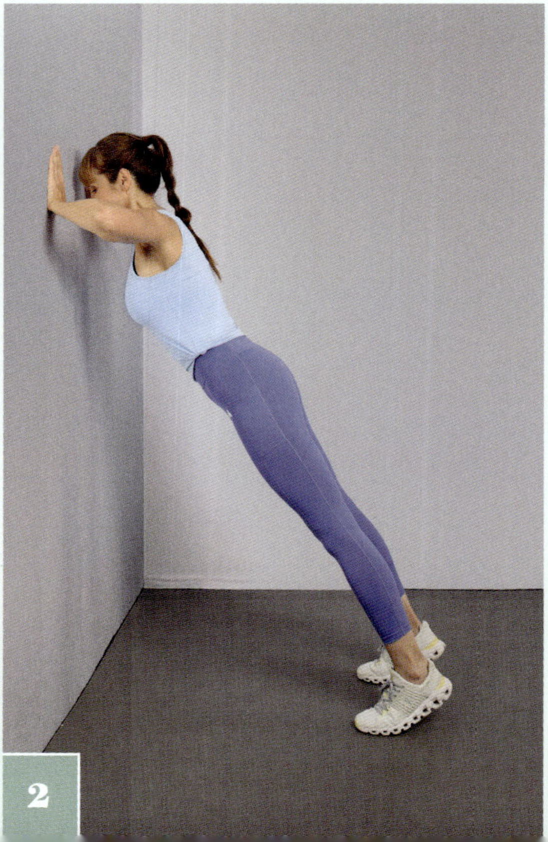
2

Rudern mit Hanteln in Vorbeuge

1. Stelle dich hüftbreit auf und halte in jeder Hand eine Kurzhantel. Beuge den Oberkörper leicht nach vorn, die Arme hängen gestreckt nach unten, die Handrücken zeigen nach außen. Beuge die Knie leicht, halte den Rücken gerade und spanne den Bauch sanft an, um die Wirbelsäule zu stabilisieren.
2. Atme aus, führe die Ellenbogen eng am Körper nach oben, bis die Hanteln etwa auf Taillenhöhe sind. Ziehe dabei die Schulterblätter bewusst fest zusammen. Lass den Nacken lang und richte den Blick leicht nach vorn unten. Atme ein, senke die Arme langsam wieder, bis sie gestreckt nach unten hängen.

Hinweis: Ziehe die Schultern Richtung Gesäß, um den Rücken stabil in der Länge zu halten.

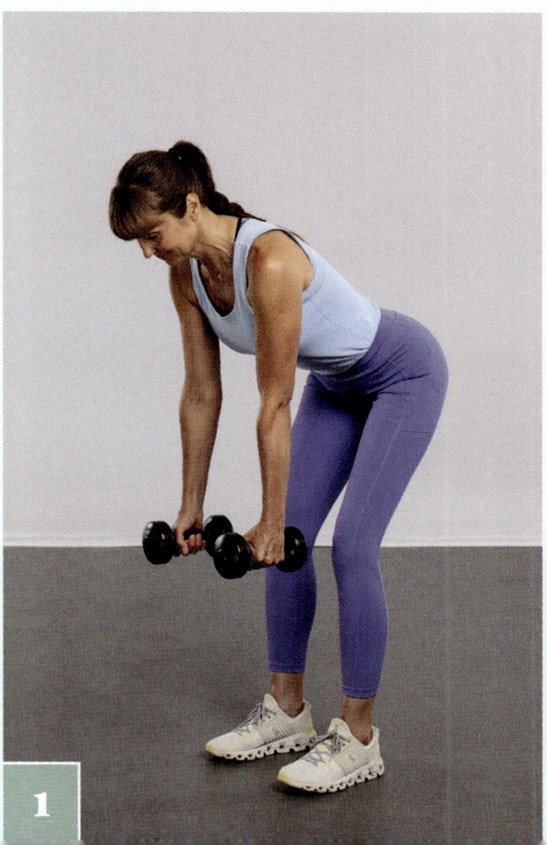

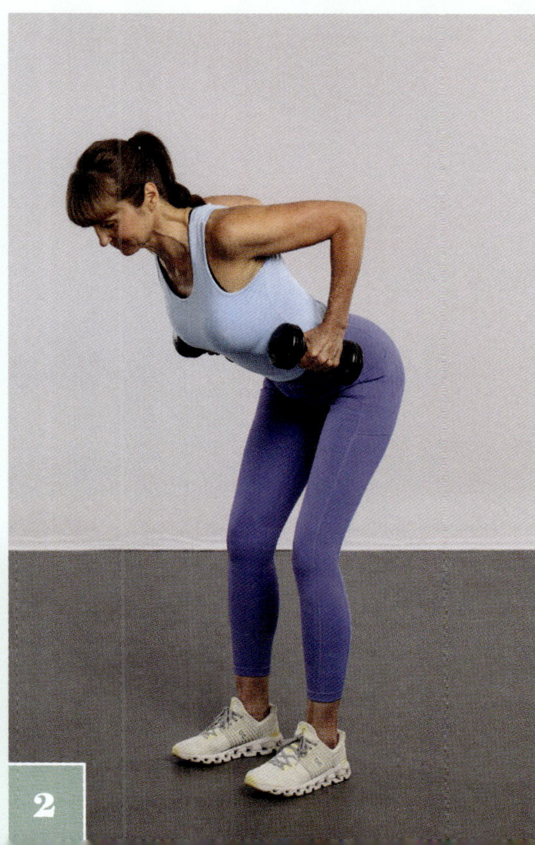

Reverse Fly

1. Stelle dich hüftbreit auf und halte in jeder Hand eine Kurzhantel. Beuge die Knie leicht, spanne den Bauch sanft an, um den Rücken zu stabilisieren, und beuge dich mit geradem Rücken leicht nach vorn. Achte darauf, dass der Rücken lang bleibt, der Blick nach unten zum Boden zeigt und der Nacken in Verlängerung der Wirbelsäule ist. Lasse die Arme locker hängen, die Hanteln befinden sich direkt unter den Schultern und die Handrücken zeigen nach außen. Atme zur Vorbereitung ein.
2. Atme aus, hebe die Arme seitlich nach außen, bis sie auf Schulterhöhe sind. Die Ellenbogen bleiben leicht gebeugt. Ziehe die Schulterblätter bewusst zueinander, ohne sie hoch Richtung Ohren zu ziehen. Spüre, wie der hintere Bereich der Schultern und der obere Rücken arbeiten. Atme ein, senke die Arme langsam und kontrolliert wieder ab, bis sie unter den Schultern hängen.

Hinweis: Achte darauf, dass der Rücken stabil bleibt und du nicht ins Hohlkreuz fällst.

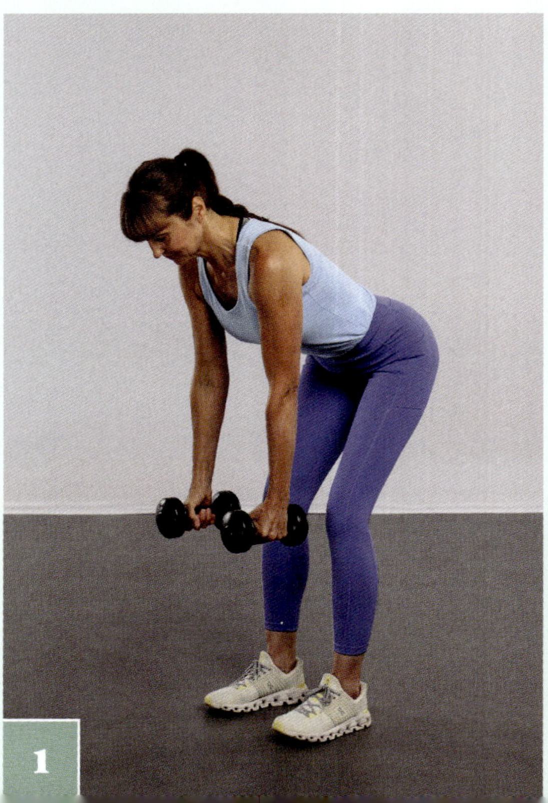
1

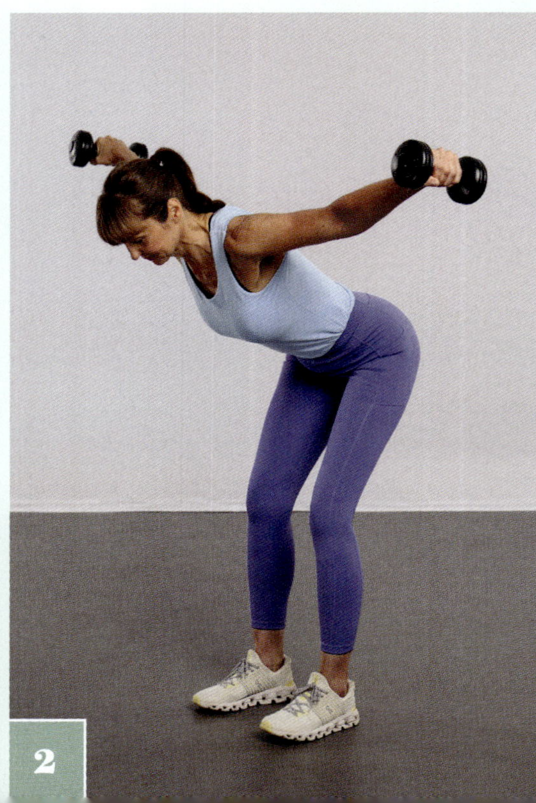
2

Brustpresse im Liegen

1. Lege dich auf den Rücken und stelle die Füße hüftbreit auf, sodass die Beine stabil stehen und der untere Rücken sich angenehm auf der Matte ablegen kann. Der Nacken ist lang, das Kinn leicht zur Brust geneigt. Greife zwei Hanteln und beuge die Arme etwa im 90-Grad-Winkel seitlich nach außen. Die Oberarme liegen fast auf dem Boden. Die Ellbogen befinden sich leicht unter Schulterhöhe und die eingerollten Finger zeigen in Richtung Füße. Atme tief ein und spüre die Weite im Brustkorb.
2. Drücke die Arme mit der Ausatmung ohne Schwung nach oben, bis sie gestreckt über den Schultern schweben. Spüre die Aktivität in Brust, Schultern und Armen. Mit der nächsten Einatmung beuge die Arme wieder und senke die Ellbogen langsam nach außen, bis sie wieder fast auf dem Boden liegen. Spüre, wie sich dein Brustkorb dabei wieder öffnet.

Hinweis: Achte darauf, die Schulterblätter aktiv nach hinten unten zu ziehen und während der Bewegung stabil zu halten, um die Schultern zu schützen.

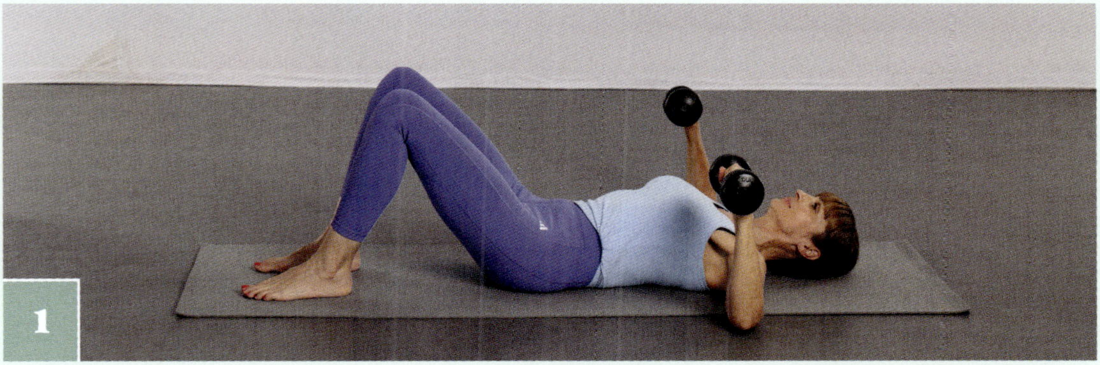

1

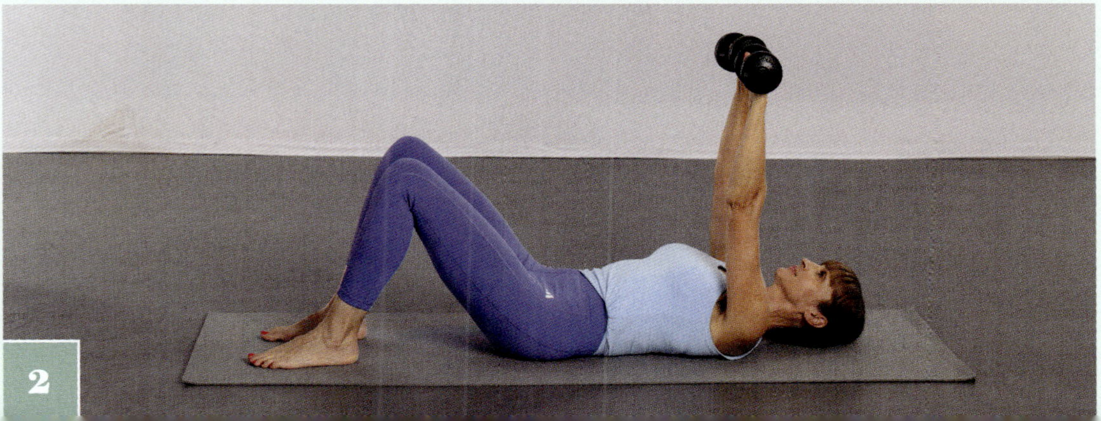

2

Rumpf

Der Rumpf ist das Zentrum der Kraft – er verbindet Oben und Unten, Innen und Außen, gewährt Stabilität und erlaubt Beweglichkeit. Wenn ich vom Rumpf spreche, meine ich nicht nur den Rücken, sondern auch den Bauch, den unteren Rücken und den Beckenboden. All diese Bereiche arbeiten eng zusammen und geben uns Halt, Gleichgewicht und innere Stärke.

Du spürst sicher, wie wichtig es ist, deine Mitte zu kräftigen – denn von hier beginnt jede Bewegung. Ein stabiler Rücken trägt dich aufrecht durchs Leben, entlastet die Wirbelsäule und schützt vor Rückenschmerzen. Der untere Rücken sorgt dafür, dass du dich sicher beugen, Gegenstände heben und dich drehen kannst, ohne dich zu überlasten.

Die Bauchmuskeln sind der Gegenspieler dazu – sie stützen dich von vorn, halten dich aufgerichtet und verleihen deiner Haltung Kraft und Leichtigkeit zugleich. Wenn Bauch- und Rückenmuskulatur in Balance sind, entsteht eine starke Mitte, die dich von innen heraus stabilisiert.

Der Beckenboden schließt den Rumpf nach unten ab, trägt die Organe, unterstützt die Haltung und spielt eine wesentliche Rolle für Kontinenz, Körpergefühl und innere Kraft. Gerade für Frauen nach der Menopause ist es entscheidend, diesen Bereich bewusst wahrzunehmen und regelmäßig zu trainieren.

Bird Dog

1. Komm in den Vierfüßlerstand. Platziere die Hände direkt unter den Schultern, die Knie unter den Hüftgelenken. Spreize die Finger leicht, drücke die Handflächen sanft in die Matte. Der Rücken ist lang und gerade. Ziehe den Bauch sanft nach innen und halte den Kopf in Verlängerung der Wirbelsäule, der Blick zeigt nach unten. Atme zur Vorbereitung ein und spüre, wie dein Körper stabil auf vier Punkten ruht.
2. Atme aus, strecke das linke Bein langsam nach hinten, bis es parallel zum Boden und in einer Linie mit dem Oberkörper ausgerichtet ist. Strecke gleichzeitig den rechten Arm nach vorn, bis der Oberarm etwa auf Höhe der Ohren ankommt. Der Daumen zeigt nach oben. Atme ein, führe Arm und Bein langsam zurück in die Ausgangsposition. Atme aus, wechsle die Seite.
3. **Variante »Bird Dog Crunch«:** Atme aus der gestreckten Position (Arm und gegenüberliegendes Bein lang ausgestreckt) aus und führe das Knie und den gegenüberliegenden Ellenbogen unter deinem Körper zueinander. Runde dabei den Rücken leicht, ziehe den Bauch nach innen und halte kurz die Spannung. Atme ein, strecke Arm und Bein wieder, bis sie eine Linie bilden. Der Rücken streckt sich wieder komplett, der Kopf bleibt in Verlängerung der Wirbelsäule.

Hinweis: Halte die gestreckte Position für 2 bis 3 Sekunden und spüre die Länge in deinem Körper – von der rechten Hand bis zur linken Fußspitze. Der Rücken bleibt stabil und das Becken zeigt parallel zum Boden. Atme ruhig weiter und achte darauf, dass Nacken und Schultern entspannt bleiben.

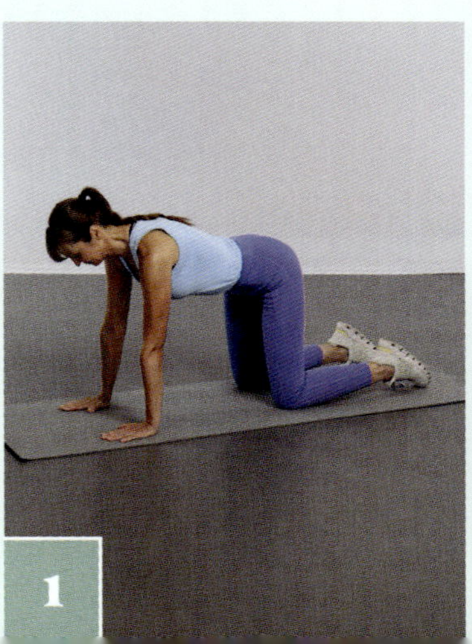

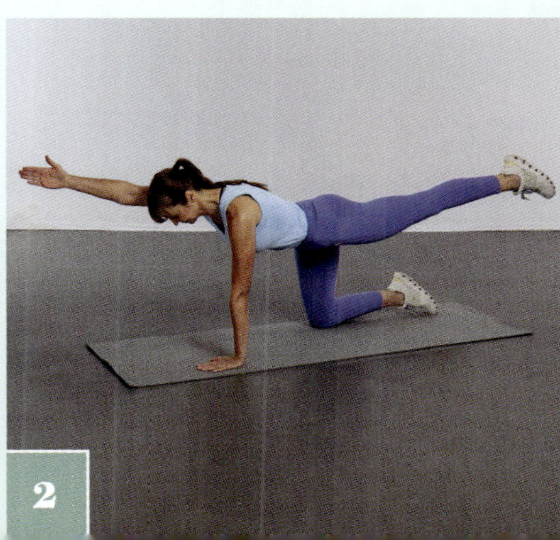

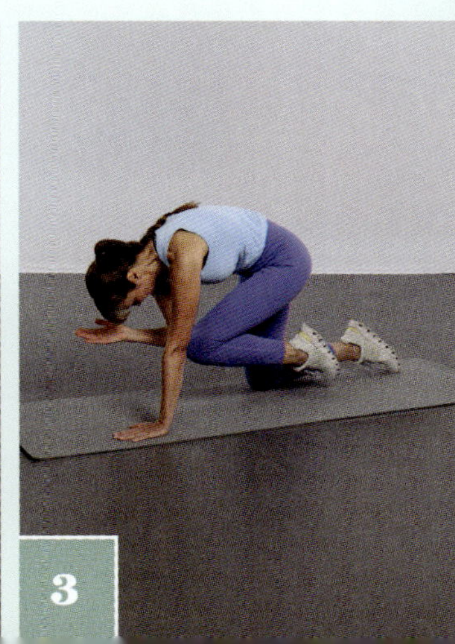

Wall Angel

1. Stelle dich mit dem Rücken an eine Wand und beuge die Knie ein wenig. Dein unterer Rücken, die Schultern und der Hinterkopf berühren die Wand. Spanne den Bauch leicht nach innen an, um die Wirbelsäule zu stabilisieren. Strecke die Arme auf Schulterhöhe zu beiden Seiten aus, sodass sie die Wand berühren, die Handflächen zeigen nach vorn. Atme zur Vorbereitung ein.
2. Atme aus und führe die Arme langsam an der Wand entlang nach oben, ohne den Kontakt mit der Wand zu verlieren. Atme ein, führe die Arme wieder langsam in die Ausgangsposition zurück oder senke sie noch weiter nach unten.

Hinweise:

- Die Bewegung kommt aus den Schultern. Achte darauf, dass dein Rücken während der Bewegung an der Wand bleibt und du nicht ins Hohlkreuz fällst.
- Alternativ kannst du die Arme in einem 90-Grad-Winkel beugen (Oberarm seitlich auf Schulterhöhe) und sie nur jeweils ein kleines Stück nach unten und nach oben schieben.

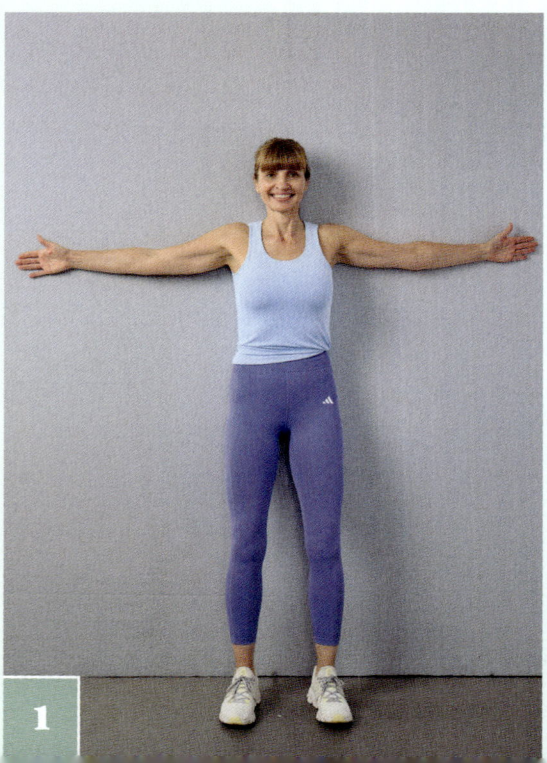

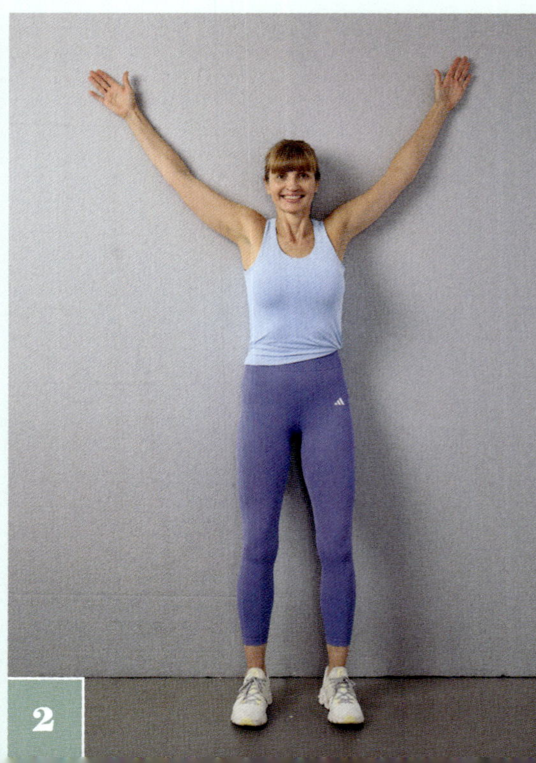

Holzhacker

1. Stelle dich hüftbreit auf. Hebe die rechte Ferse in die Luft, der linke Fuß steht fest auf dem Boden. Spanne den Bauch leicht an, um die Wirbelsäule zu stabilisieren. Halte eine Hantel mit beiden Händen neben dem linken Oberschenkel. Drehe den Oberkörper dafür leicht nach links, sodass die Hüfte auch minimal mitdreht, die rechte Ferse hebt sich dabei vom Boden an. Richte den Blick nach vorn, lasse die Schultern entspannt. Atme zur Vorbereitung ein und spüre die Stabilität im Stand.
2. Atme aus, führe die Hantel in einer diagonalen Bewegung über die rechte Schulter nach oben. Dabei dreht sich die Hüfte nach rechts, du verlagerst das Gewicht auf das rechte Bein, sodass die rechte Fußsohle komplett auf dem Boden steht, dafür hebt sich die linke Ferse leicht vom Boden ab. Atme ein, führe die Hantel wieder langsam zurück in die Ausgangsposition.

Hinweis: Die Rotation kommt kontrolliert aus der Rumpfmuskulatur, nicht aus den Armen. Achte darauf, den Bauch aktiv anzuspannen, Hüfte und Oberkörper kontrolliert mitzudrehen und die Bewegung ohne Schwung auszuführen.

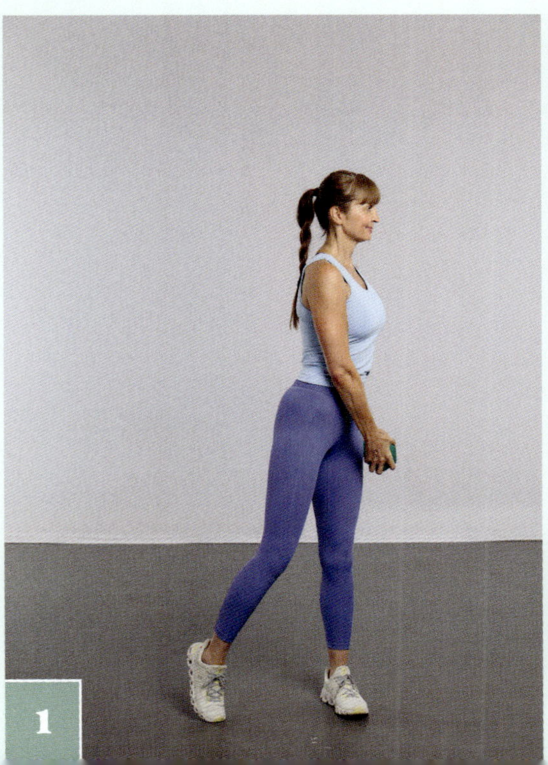

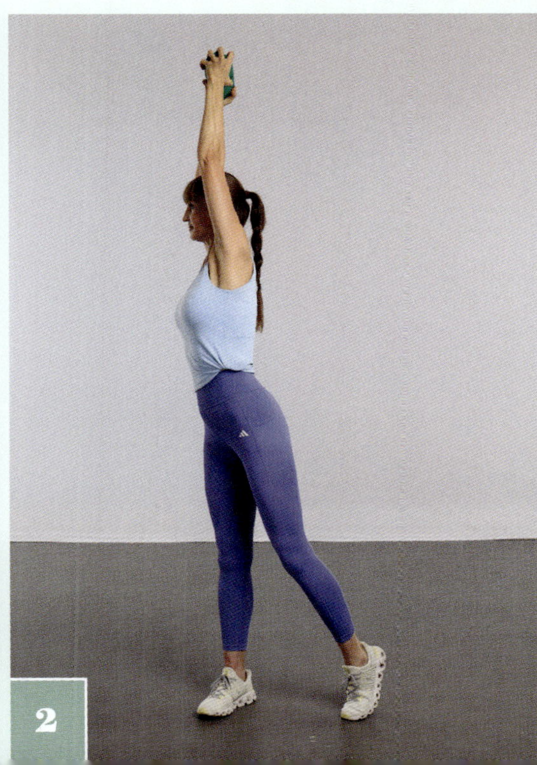

Stabilitätsmarsch

1. Stelle dich hüftbreit auf und halte die Hantel mit beiden Händen über dem Kopf. Strecke die Arme fast komplett durch, greife das Gewicht sicher. Lasse die Schultern unten, der Nacken ist lang. Spanne den Bauch leicht an, halte den Rücken lang und den Oberkörper stabil. Atme ein und bereite dich auf die Bewegung vor.
2. Gehe langsam auf der Stelle oder marschiere vorwärts, während du den Bauch aktiv einziehst und den Oberkörper stabil hältst, ohne dass der Rücken ins Hohlkreuz fällt. Atme gleichmäßig während der Bewegung.

Hinweise:

- Spüre, wie Rumpf, Arme und Schultern zusammenarbeiten, um das Gewicht stabil zu halten. Jeder Schritt kontrolliert, die Hüfte bleibt gerade, die Schultern unten, und die Arme bleiben gestreckt über dem Kopf.
- Wenn du die Übung intensivieren möchtest, ziehe die Knie weiter hoch.

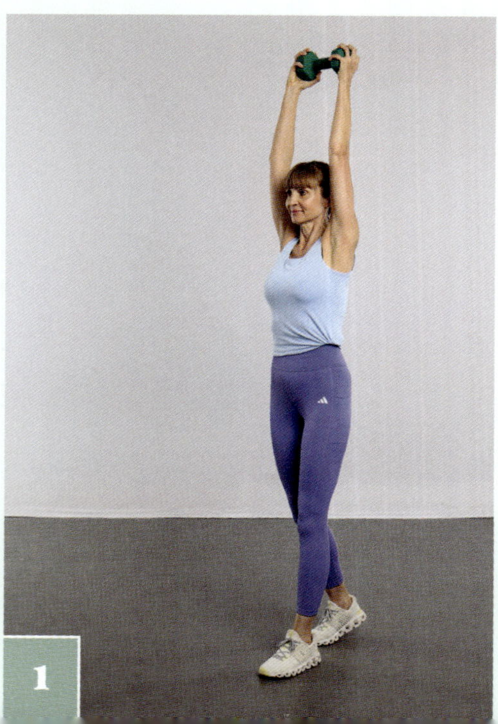

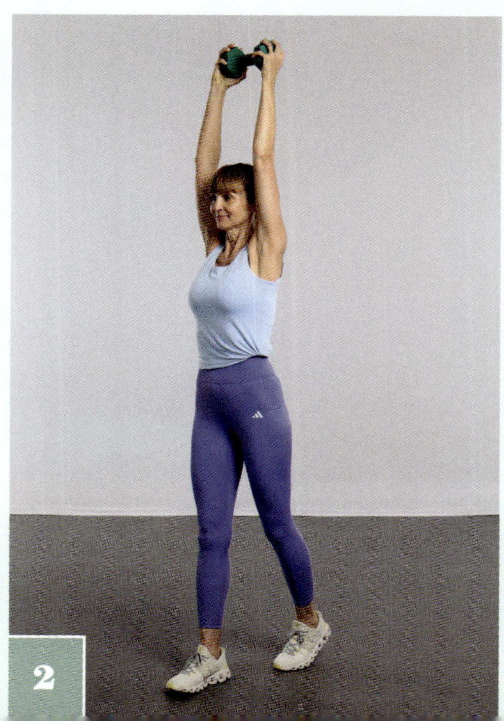

Kurzhantel-Swing

1. Stelle dich hüftbreit hin, die Fußspitzen zeigen nach vorn. Greife die Kurzhantel mit beiden Händen. Beuge leicht die Knie und lehne den Oberkörper mit geradem Rücken nach vorn, bis er ungefähr auf Hüfthöhe ist. Führe die Kurzhantel zwischen die Beine, die Arme bleiben dabei gestreckt. Atme zur Vorbereitung ein.
2. Mit dem Ausatmen richte dich kraftvoll über die Spannung in Gesäß, Hüften und Oberschenkeln auf, und schwinge die Kurzhantel auf Schulterhöhe. Strecke die Beine durch. Lasse die Kurzhantel mit dem Einatmen kontrolliert zwischen die Beine zurückschwingen.

Hinweise:

- Setze hier bewusst keine Armkraft ein! Der Schwung kommt aus der Hüftstreckung, nicht aus dem Rücken. Schwinge nicht zu hoch – es ist kein Schultertraining. Führe die Bewegung ruhig, fließend und in einem gleichmäßigen Rhythmus aus. Der Rücken bleibt gerade, der Bauch sanft nach innen gezogen.
- Wenn du die Intensität erhöhen möchtest, kannst du das Tempo leicht erhöhen oder eine schwerere Kurzhantel verwenden, achte dabei jedoch immer auf eine saubere Haltung und den geraden Rücken.

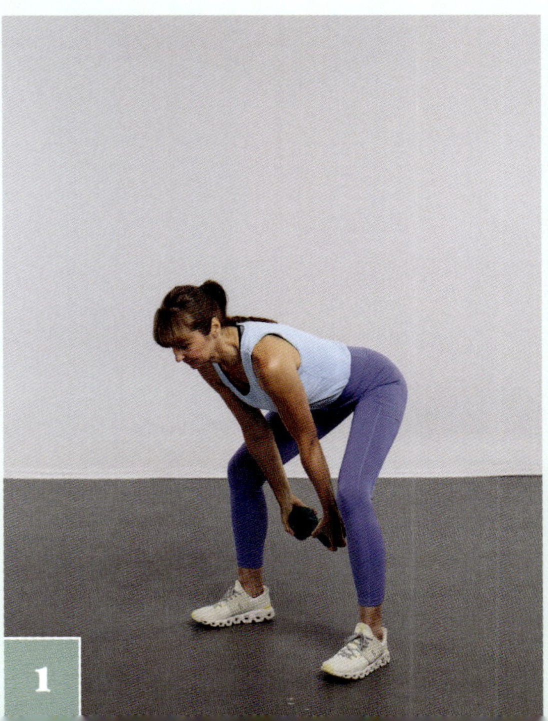
1

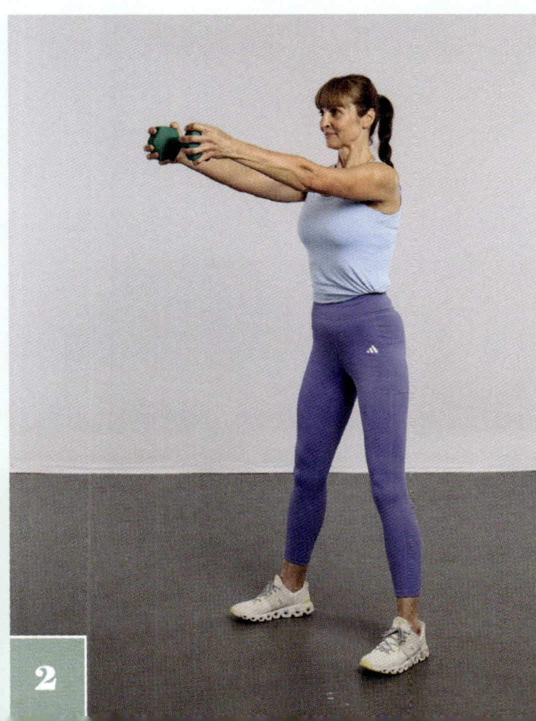
2

Superwoman

1. Lege dich in Bauchlage auf deine Matte. Richte die Beine hüftbreit aus, die Fußrücken berühren den Boden. Strecke die Arme nach vorn, die Daumen zeigen nach oben. Hebe den Kopf leicht an, richte den Blick nach unten, sodass dein Nacken in Verlängerung der Wirbelsäule bleibt. Atme zur Vorbereitung ein und aktiviere sanft die Bauchmuskulatur, um den unteren Rücken zu stabilisieren.
2. Atme aus, hebe den rechten Arm und das linke Bein gleichzeitig an. Die Bewegung kommt aus der Schulter und aus der Hüfte. Arm und Bein bleiben lang, die Bewegung ist klein und kontrolliert. Halte die Position für 2 bis 3 Sekunden, spüre die Spannung im Rücken, im Gesäß und in der Schulter. Atme ein, lege Arm und Bein langsam wieder ab.
3. Atme aus und hebe den linken Arm und das rechte Bein an. Führe die Bewegung abwechselnd für jede Seite durch.
4. **Variante »Superwoman mit angehobenen Beinen und Armen«:** Atme in der Bauchlage aus, hebe gleichzeitig beide Arme und beide Beine vom Boden ab. Halte die Position für 2 bis 3 Sekunden. Ziehe den Bauch nach innen, um den unteren Rücken zu stabilisieren und zu schonen. Atme ein, lege Arme und Beine kontrolliert wieder ab. Wiederhole die Übung.

Hinweise:

- Achte darauf, dass das Becken ruhig auf der Matte bleibt. Hebe Bein und Arm nur so weit an, dass die Bewegung kontrolliert bleibt und nicht aus dem Schwung oder der Lendenwirbelsäule kommt.
- Die Bewegung kann klein bleiben, führe sie aber immer kontrolliert aus – lieber langsam und sauber, als Arme und Beine zu schnell hochzuheben. So bleibt die Übung rückenfreundlich und effektiv.

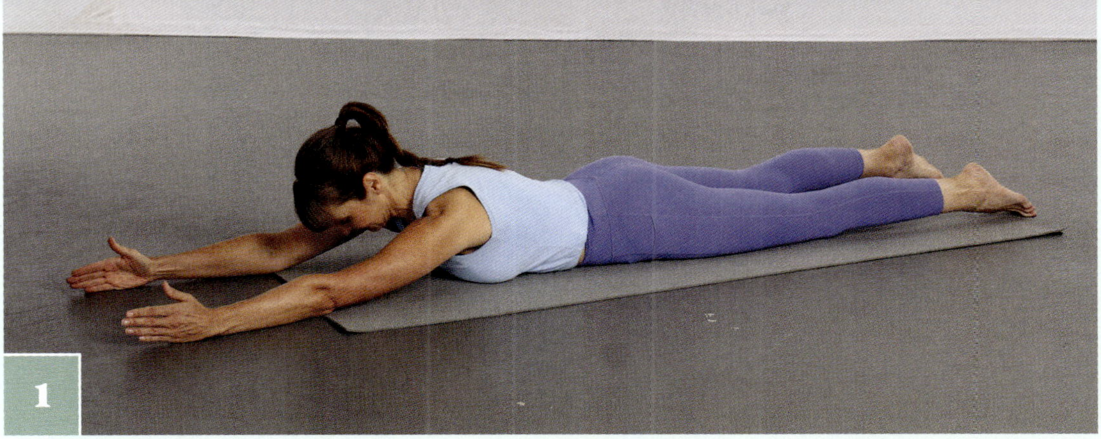
1

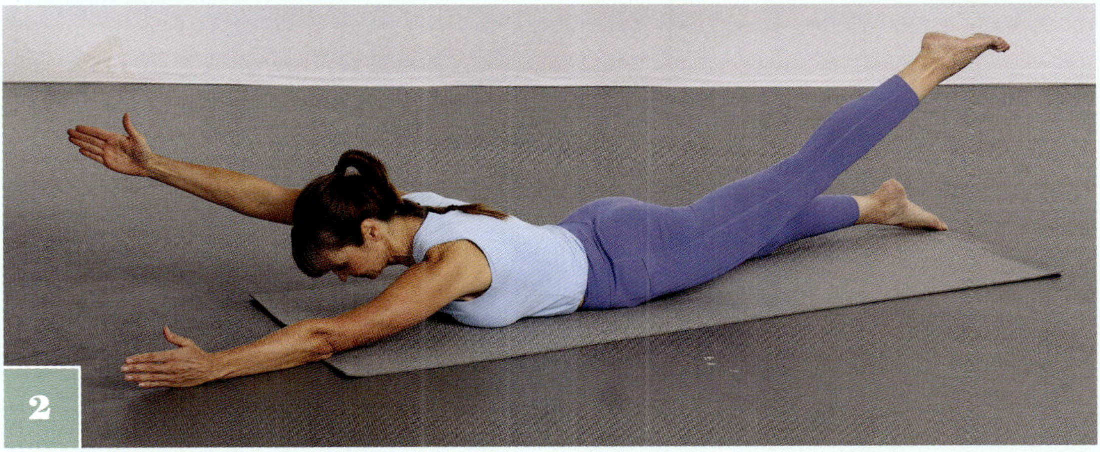
2

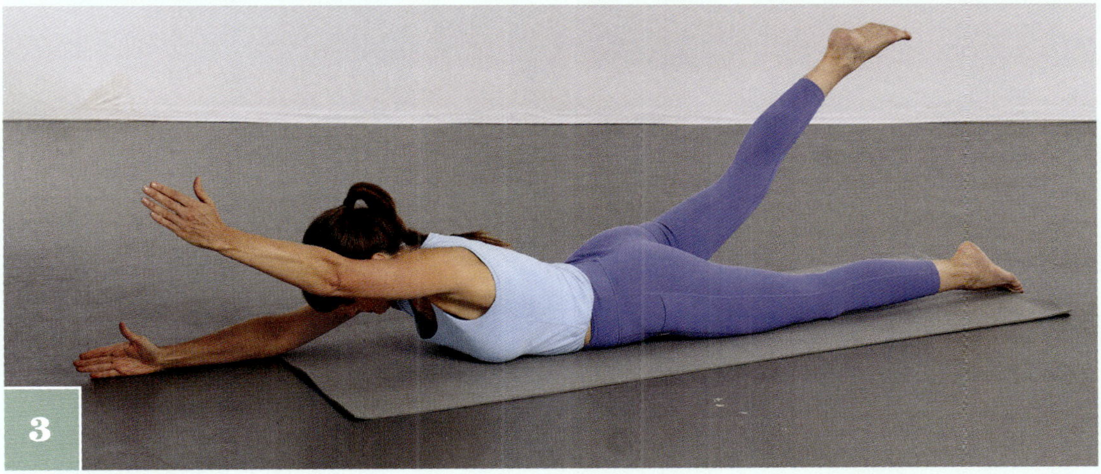
3

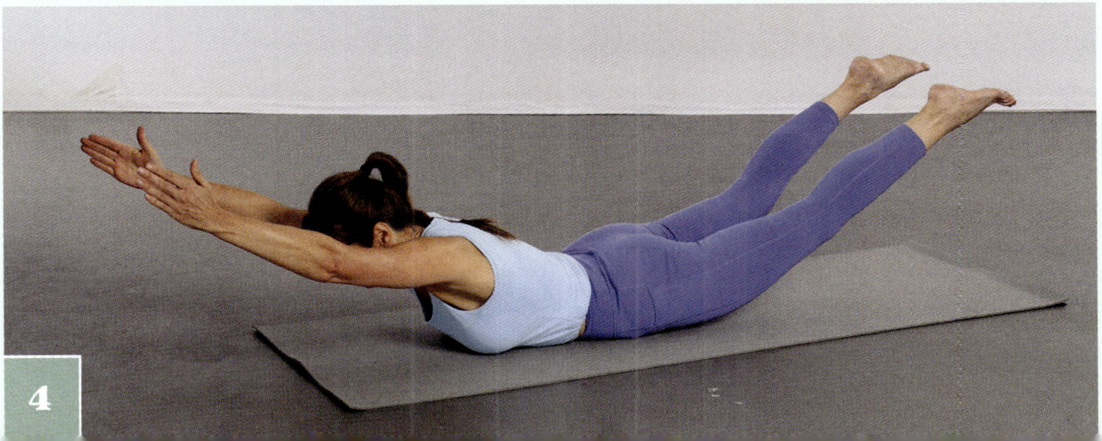
4

Russian Twist

1. Setze dich auf deine Matte, winkle die Knie an und stelle die Füße hüftbreit auf. Die Fersen berühren den Boden. Halte den Rücken lang und lehne dich leicht nach hinten. Ziehe den Bauch aktiv nach innen, um den Rumpf zu stabilisieren. Halte die Hantel mit beiden Händen vor dem Oberkörper, die Arme sind etwa 90 Grad angewinkelt. Lasse die Schultern locker, der Nacken ist lang, und richte den Blick nach vorn. Atme zur Vorbereitung ein und spüre die Spannung in deiner Körpermitte.
2. Atme aus, drehe den Oberkörper kontrolliert nach links, sodass die Hantel zur linken Seite zeigt. Atme ein, kehre zur Mitte zurück.
3. Atme aus, drehe dich zur rechten Seite, die Hantel befindet sich nun an der rechten Körperseite. Der Rücken bleibt lang, der Bauch bleibt aktiv nach innen gezogen. Führe die Bewegung abwechselnd nach links und rechts in einem ruhigen, gleichmäßigen Rhythmus aus.
4. **Variante »Russian Twist mit angehobenen Beinen«:** Hebe beide Füße vom Boden ab, sodass die Unterschenkel parallel zum Boden bleiben. Halte die Bauchspannung aktiv und den Rücken lang.
5. Atme aus, drehe den Oberkörper nach links. Atme ein, wenn du zur Mitte zurückkehrst.
6. Atme aus, rotiere nach rechts. Drehe dich wie zuvor abwechselnd nach links und rechts.

Hinweise:

- Achte darauf, dass die Bewegung aus der Taille kommt – die Hüfte bleibt stabil und die Fersen bleiben am Boden.
- Wenn dir die Übung mit Hantel zu schwerfällt, kannst du sie auch ohne Hantel ausführen.
- Die Variante fordert deine Bauchmuskulatur und Balance noch intensiver. Führe die Übung langsam und kontrolliert aus, ohne ins Hohlkreuz zu fallen.

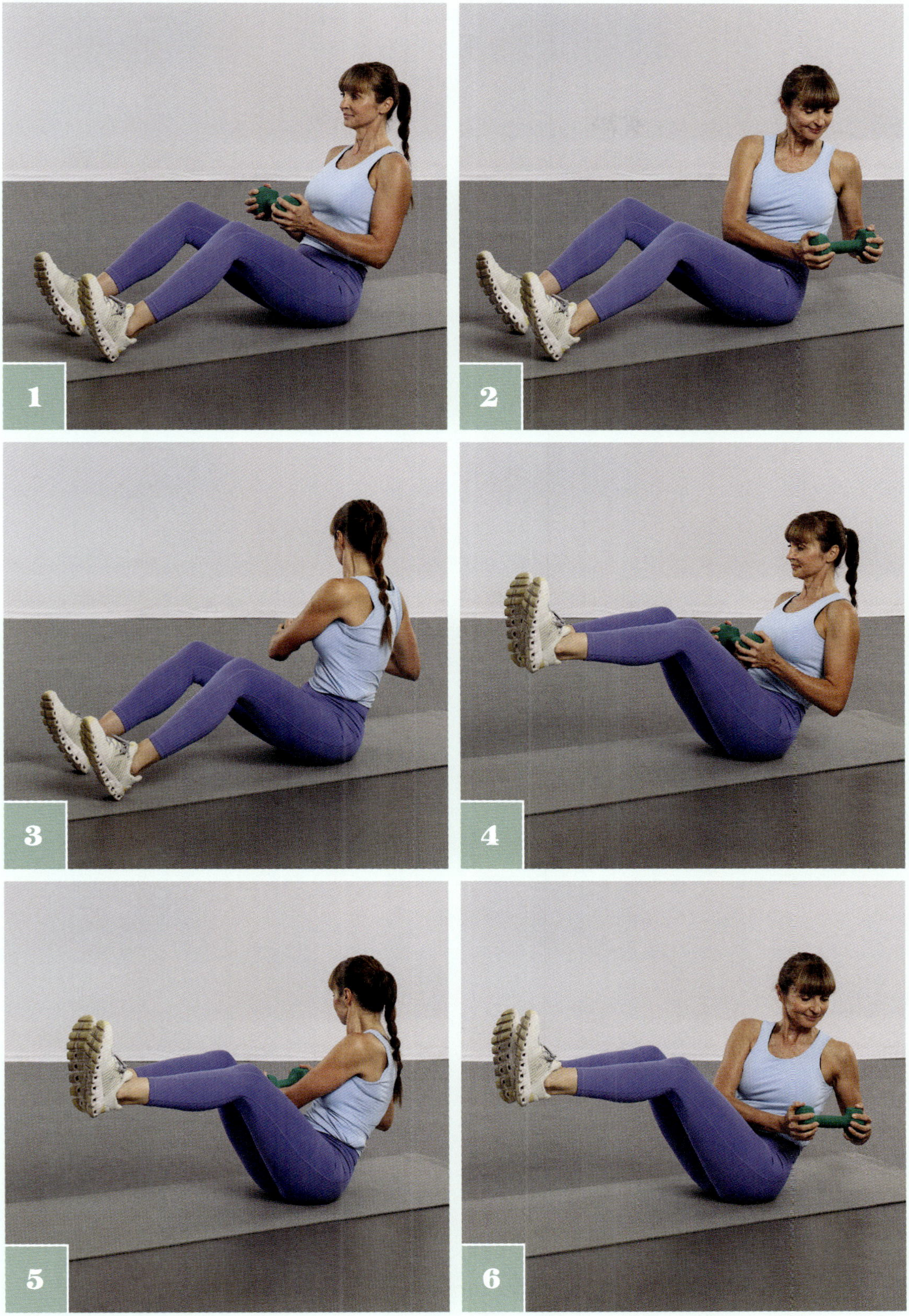
1
2
3
4
5
6

Side Plank auf Knien

1. Lege dich auf die rechte Seite und stütze dich auf dem rechten Unterarm ab. Der Ellenbogen befindet sich direkt unter der Schulter. Beuge die Knie und lege sie übereinander. Dein Körper bildet von den Knien über die Hüfte bis zu den Schultern eine gerade Linie. Drücke dich aus der Schulter heraus nach oben. Atme dabei ein.
2. Atme aus und hebe die Hüfte langsam an, bis dein Körper eine stabile Linie bildet. Spüre die Aktivität in der seitlichen Rumpfmuskulatur und im Gesäß. Atme ein und senke die Hüfte kontrolliert wieder in Richtung Matte, ohne sie ganz abzulegen. Atme aus und hebe die Hüfte erneut an.
3. **Variante »Side Plank mit Beinheben«:** Bleibe in derselben Ausgangsposition mit gebeugten Beinen. Hebe, während du die Hüfte anhebst, gleichzeitig das obere (linke) Bein leicht an. Senke das Bein beim Absenken der Hüfte wieder kontrolliert ab.
4. **Variante »Side Plank mit gestreckten Beinen«:** Lege dich auf die rechte Seite und stütze dich auf dem rechten Unterarm ab. Strecke die Beine aus und lege das obere (linke) Bein leicht vor das rechte, sodass die Füße sich überkreuzen. Hebe das Becken an. Dein Körper bildet nun von den Füßen über die Hüfte bis zu den Schultern eine gerade Linie. Spanne sanft die Bauch- und Gesäßmuskulatur an, um die Körpermitte zu stabilisieren. Halte die Position und bleibe dabei ruhig in der Atmung.

Hinweis: Wenn es dir am Anfang schwerfällt, die Side Plank als dynamische Bewegung auszuführen (die Hüfte also hoch und tief zu heben), dann halte die Position stattdessen für etwa 20 bis 30 Sekunden so stabil wie möglich. Top!

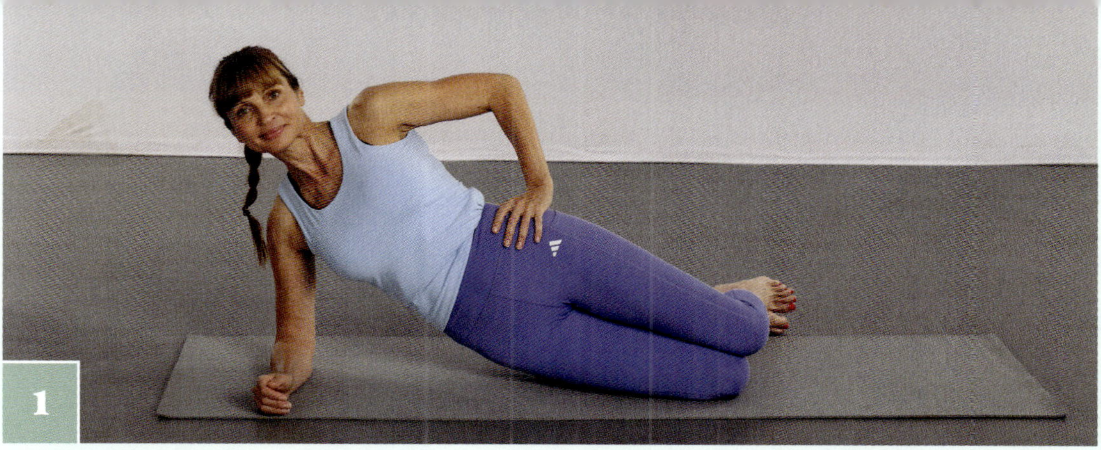
1

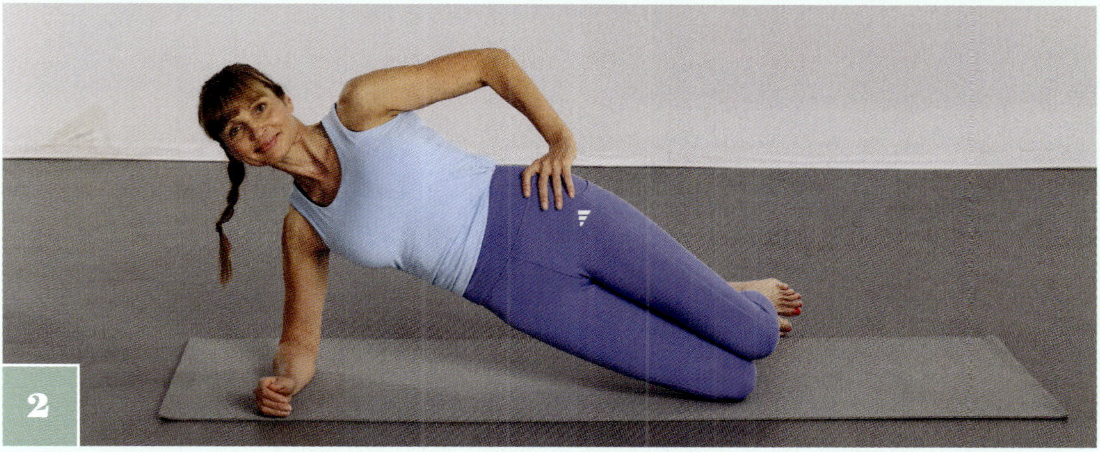
2

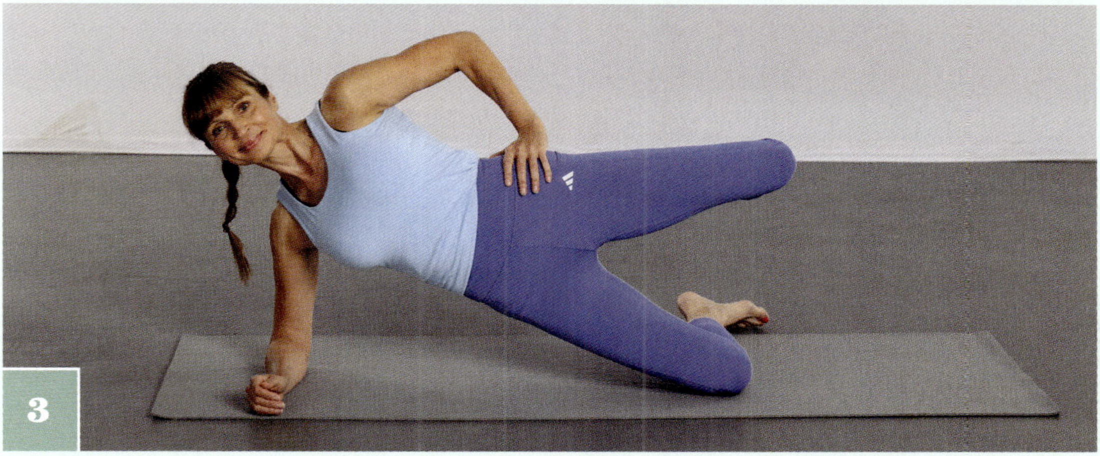
3

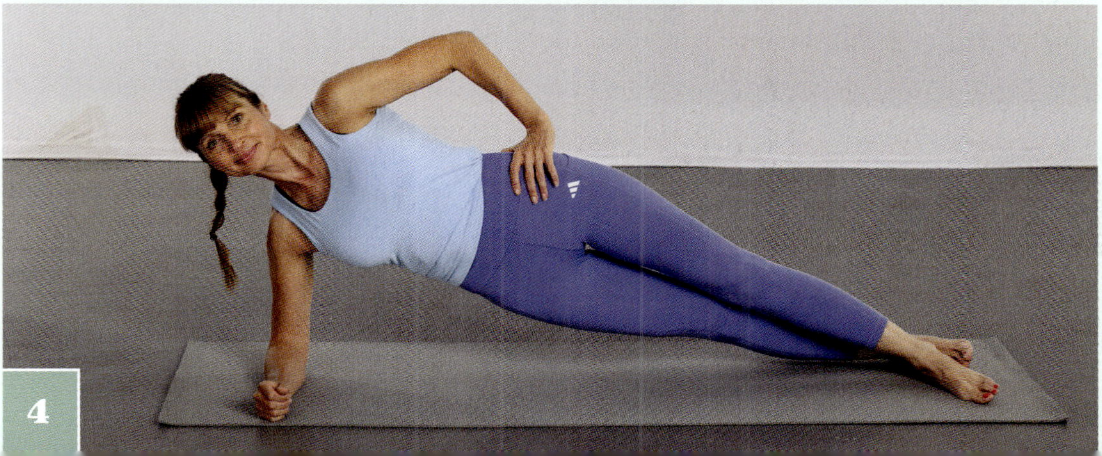
4

Plank auf Knien

1. Komme in den Vierfüßlerstand. Stütze dich auf die Unterarme, die Ellenbogen befinden sich direkt unter den Schultern. Oberschenkel und Oberkörper bilden eine gerade Linie, von den Schultern bis zu den Knien. Spanne aktiv Bauch, Gesäß und Rücken an, sodass die Wirbelsäule neutral bleibt. Atme ruhig und gleichmäßig, während du die Position hältst.
2. **Variante »Plank mit gestreckten Beinen«:** Wenn du dich stabil fühlst, kannst du die Übung auf den Füßen statt auf den Knien ausführen, also den klassischen Unterarmstütz. Dabei bildet dein Körper eine gerade Linie von den Schultern bis zu den Fersen. Halte die Spannung in Bauch, Rücken und Gesäß dabei genauso aktiv wie beim Unterarmstütz auf Knien.
3. **Variante »Plank mit Schulter-Tap«:** Stütze dich im Vierfüßlerstand auf die Hände, strecke die Beine aus und öffne die Füße hüftbreit. Die Hände sind schulterbreit platziert. Strecke die Arme komplett, die Schultern befinden sich direkt über den Handgelenken. Dein Körper bildet von den Fersen über die Hüfte bis zu den Schultern eine gerade Linie. Spanne Bauch, Gesäß und Rücken aktiv an, um die Wirbelsäule stabil zu halten. Atme zur Vorbereitung ein.
4. Löse die linke Hand beim Ausatmen vom Boden und tippe damit die rechte Schulter leicht an. Setze die Hand kontrolliert wieder ab. Atme ein. Wiederhole es auf der anderen Seite.

Hinweise:

- Achte darauf, dass die Schultern nicht nach vorn fallen, der Nacken in Verlängerung der Wirbelsäule bleibt und du den Blick leicht nach unten richtest.
- Achte bei der Variante mit Schulter-Taps darauf, dass die Hüfte während der gesamten Übung stabil bleibt und nicht nach links oder rechts kippt.
- Lege die Knie ab, wenn diese Variante anfangs zu schwer sein sollte.

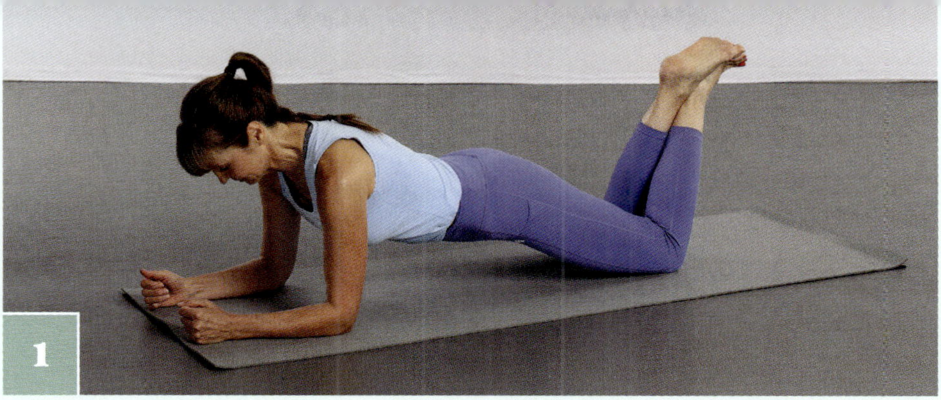
1

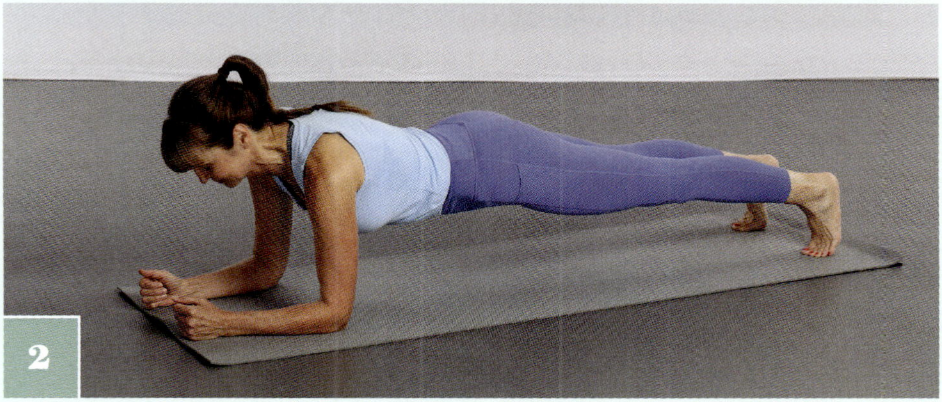
2

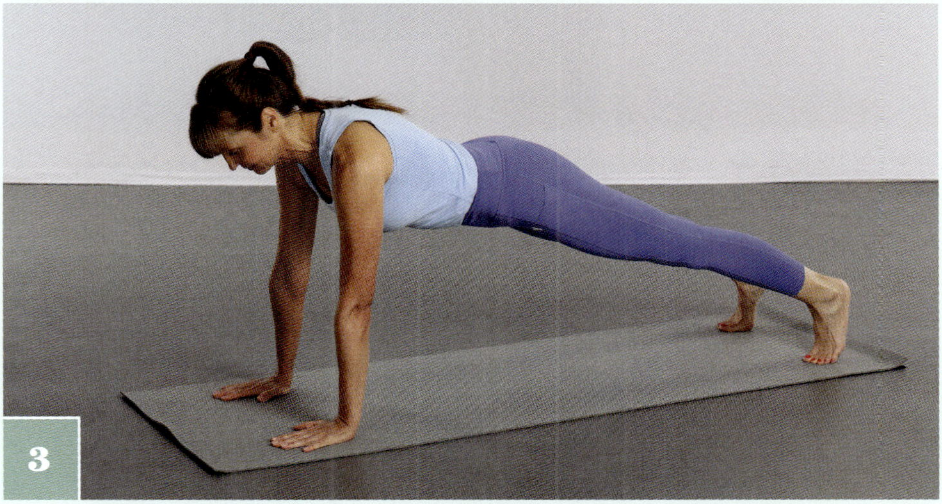
3

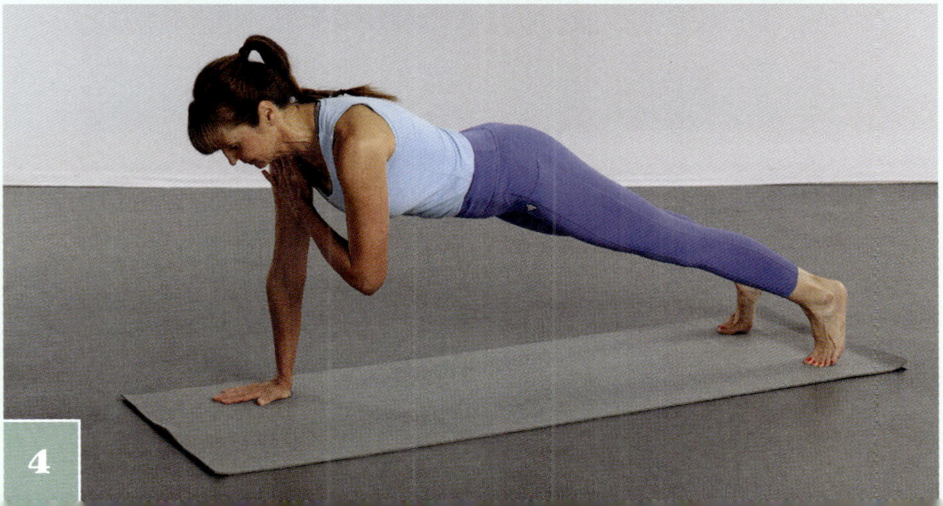
4

Einbeiniges Senken

1. Lege dich auf den Rücken. Hebe nacheinander die Beine in einem 90-Grad-Winkel an. Strecke die Arme schulterbreit senkrecht nach oben zur Decke. Der Rücken liegt komplett am Boden, der Nacken ist lang und entspannt. Atme zur Vorbereitung ein.
2. Atme aus und senke das rechte Bein langsam nach unten. Halte den 90-Grad-Winkel im Bein (Knie gebeugt), der Rücken bleibt am Boden. Atme ein und führe das Bein kontrolliert wieder zurück in die Ausgangsposition. Wiederhole die Bewegung auf der anderen Seite.

Hinweis: Achte darauf, dass der Bauch nach innen gezogen bleibt, sodass sich kein Luftpolster unter dem unteren Rücken bildet.

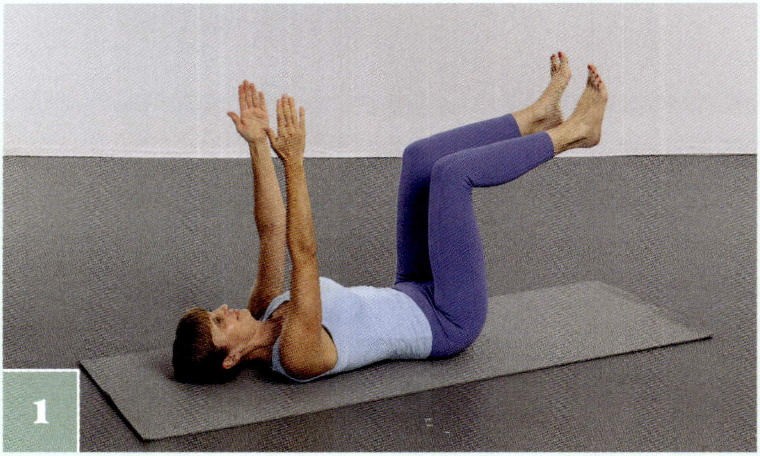

1

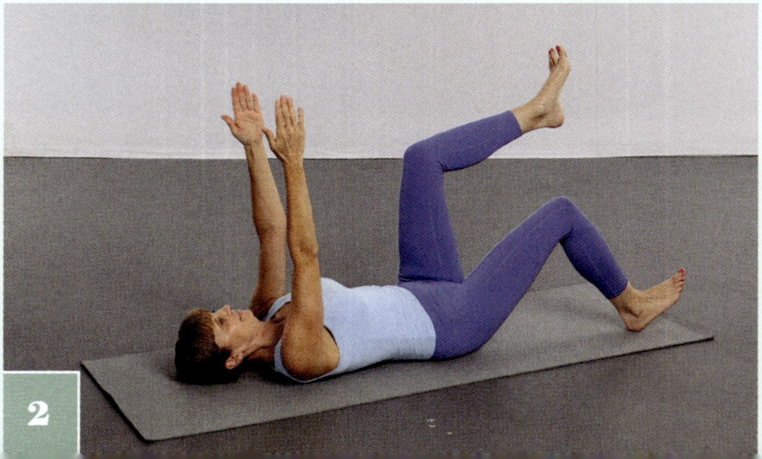

2

Dead Bug

1. Lege dich auf den Rücken. Hebe nacheinander hüftbreit die Beine in einem 90-Grad-Winkel an. Strecke die Arme schulterbreit senkrecht nach oben zur Decke. Der Rücken liegt komplett am Boden, der Nacken ist lang und entspannt. Atme zur Vorbereitung ein. Atme aus, führe den rechten Arm lang nach hinten über den Kopf und senke gleichzeitig das linke Bein gestreckt nach vorn unten. Lege Arm und Bein nicht ganz ab. Halte die Position 2 bis 3 Sekunden, spüre die Aktivierung im Bauch und dass der untere Rücken stabil auf der Matte bleibt. Atme ein, während du Arm und Bein kontrolliert zurückführst.
2. Atme aus und wiederhole die Bewegung mit dem linken Arm und dem rechten Bein, senke beide ebenfalls gestreckt nach unten und halte die Position kurz. Atme ein, führe Arm und Bein kontrolliert zurück.

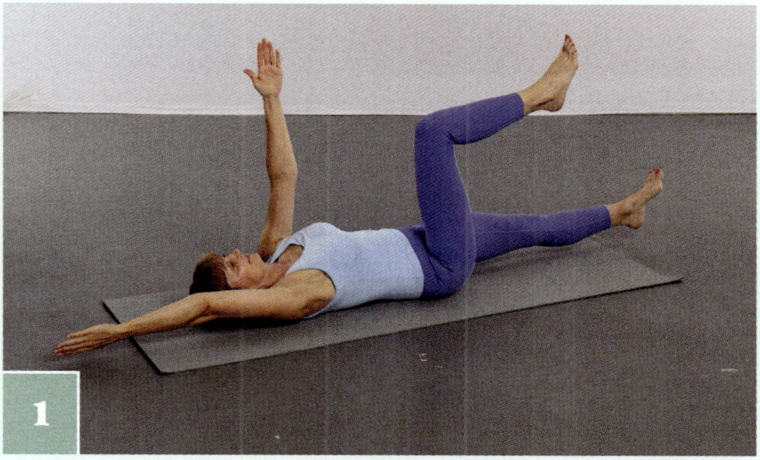

1

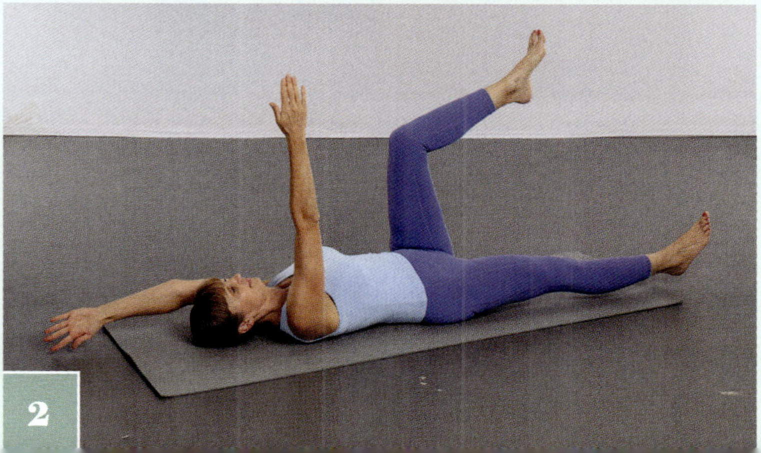

2

Kniependel in Rückenlage

1. Lege dich auf den Rücken und stelle die Beine auf. Breite die Arme seitlich auf Schulterhöhe aus, die Handflächen zeigen nach unten. Die Schulterblätter liegen fest auf der Matte, sodass der Oberkörper stabil bleibt.
2. Hebe die Beine nacheinander an, bis Hüfte und Knie jeweils etwa einen 90-Grad-Winkel bilden. Das ist deine Ausgangsposition.
3. Lasse die angewinkelten Beine mit der Einatmung langsam und kontrolliert zur rechten Seite sinken – nur so weit, dass die Schultern am Boden bleiben, die Beine nicht ganz ablegen. Ziehe den Bauch mit der Ausatmung aktiv nach innen und führe die Beine wieder in die Mitte, in die Ausgangsposition zurück. Senke die Beine schließlich mit dem Einatmen nach links, beim Ausatmen aktiviere wieder die Bauchmuskeln und bringe die Beine zurück zur Mitte.

Hinweis: Führe die Bewegung ruhig und gleichmäßig abwechselnd zu beiden Seiten aus – spüre, wie deine Bauch- und Rumpfmuskulatur arbeitet und deine Wirbelsäule sanft mobilisiert wird.

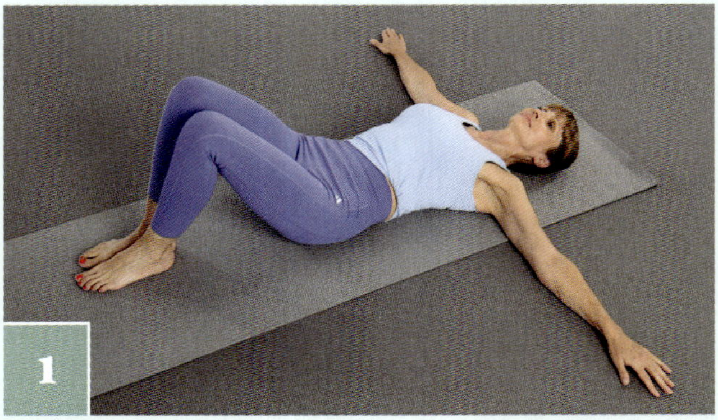

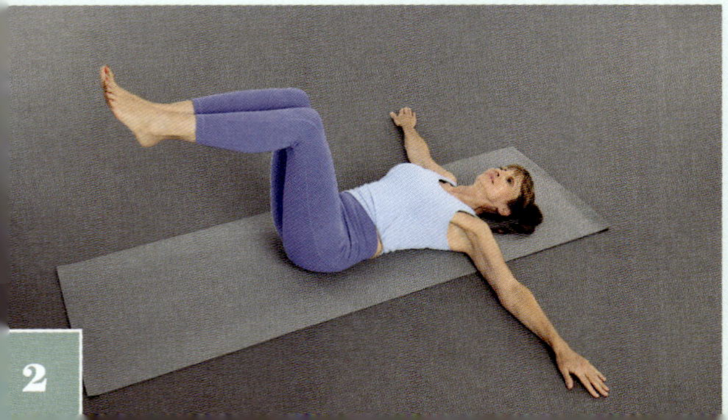

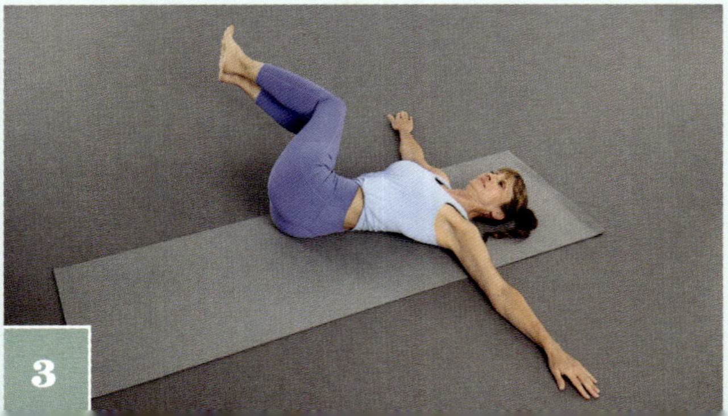

Reverse Plank

1. Setze dich auf die Matte und strecke die Beine vor dir aus. Stütze die Hände hinter den Schultern auf, die Finger zeigen nach vorn oder leicht nach außen. Die Arme sind gestreckt. Ziehe die Schultern aktiv nach hinten unten.
2. Drücke die Hüfte nach oben, sodass dein Körper von den Schultern über die Hüfte bis zu den Fersen eine gerade Linie bildet. Spanne Bauch, Gesäß und Oberschenkel aktiv an, um die Hüfte stabil zu halten. Richte den Blick nach vorn oder leicht nach oben, halte den Nacken lang. Atme ruhig und gleichmäßig, während du die Position hältst.
   Variante »Reverse Plank dynamisch«: Statt die Hüfte dauerhaft oben zu halten, halte die Position 2–3 Sekunden und senke die Hüfte anschließend wieder kontrolliert ab. Wiederhole den Ablauf. Atme aus, drücke dich hoch, atme ein, senke die Hüfte erneut ab.

Hinweis: Achte darauf, dass die Hüfte nicht durchhängt und die Schultern stabil bleiben.

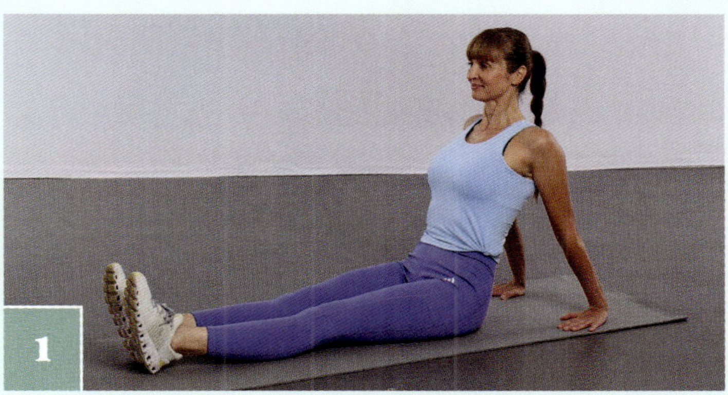

1

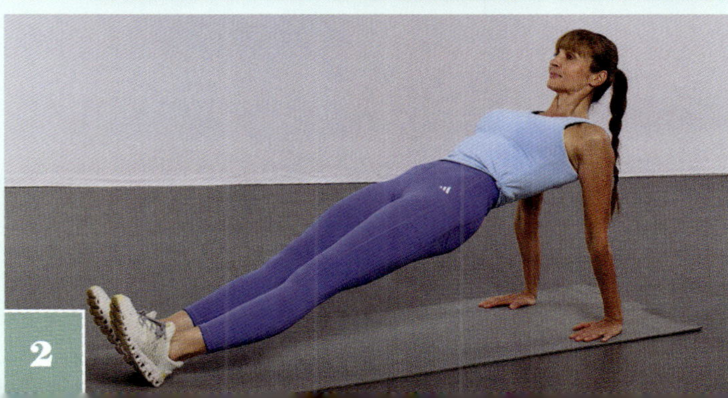

2

Einseitiger Diagonal-Crunch mit Beinstrecken

1. Lege dich auf den Rücken. Stelle den rechten Fuß auf und strecke das linke Bein gerade aus, halte es ein paar Zentimeter über dem Boden. Spüre, wie der untere Rücken sanft in die Matte sinkt. Hebe den Kopf leicht an und lege die Hände locker an den Hinterkopf. Lasse die Finger geöffnet, nicht verschränkt, die Ellenbogen zeigen sanft nach außen. Richte den Blick Richtung Decke. Atme zur Vorbereitung tief durch die Nase ein.
2. Ziehe mit dem Ausatmen das linke Knie und den rechten Ellenbogen diagonal zueinander. Ziehe dabei den Bauch aktiv nach innen und halte den Nacken lang. Spüre die Spannung in der Körpermitte. Strecke das linke Bein mit dem Einatmen wieder über den Boden aus und senke den Oberkörper leicht zurück, ohne ihn ganz abzulegen. Wiederhole die Bewegung und bleibe dabei ruhig und gleichmäßig. Wechsle schließlich die Seite.

Hinweis: Achte darauf, dass der Kopf in Verlängerung der Wirbelsäule bleibt und du nicht am Nacken ziehst. Führe die Bewegung aus der Körpermitte aus und halte die Spannung im Bauch die ganze Zeit über.

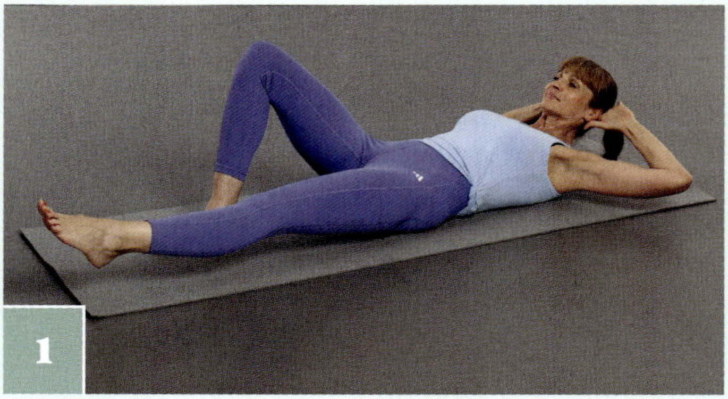
1

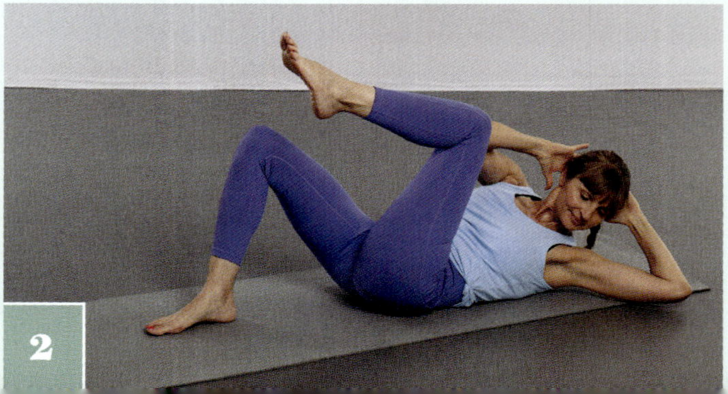
2

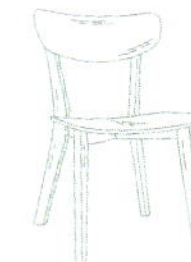

Mountain Climber am Stuhl

1. Stelle einen stabilen Stuhl mit der Sitzfläche zu dir auf. Lege die Hände etwa schulterbreit auseinander auf die Stuhlkante, die Finger zeigen nach vorn. Strecke die Arme. Platziere die Füße so weit hinten, bis dein Körper vom Kopf bis zu den Fersen eine gerade Linie bildet. Spüre die Spannung in der Körpermitte, ziehe den Bauch leicht nach innen. Atme zur Vorbereitung tief durch die Nase ein.
2. Ziehe mit dem Ausatmen das rechte Knie Richtung Brust, der Oberkörper bleibt stabil. Halte kurz die Spannung. Strecke das Bein mit dem Einatmen wieder nach hinten und setze den Fuß auf.
3. Ziehe mit dem nächsten Ausatmen das linke Knie nach vorn, kontrolliert und kraftvoll, der Rücken bleibt gerade. Komme mit dem Einatmen in die Ausgangsposition zurück.

Hinweis: Wenn du die Übung als Ausdauer- und Krafttraining ausführen möchtest, erhöhe das Tempo. Achte dabei weiterhin auf eine stabile Körpermitte und eine gleichmäßige Atmung.

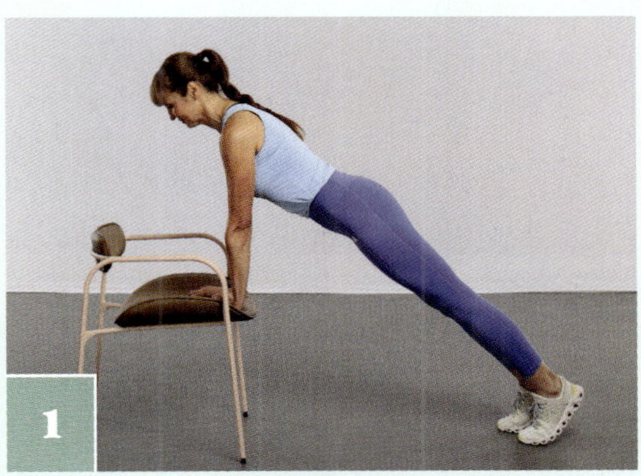

1

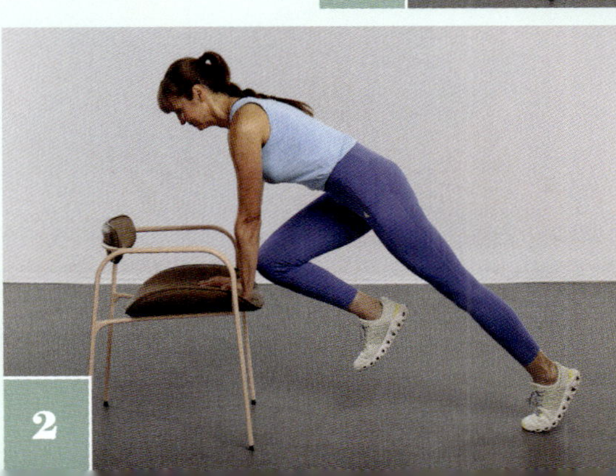

2

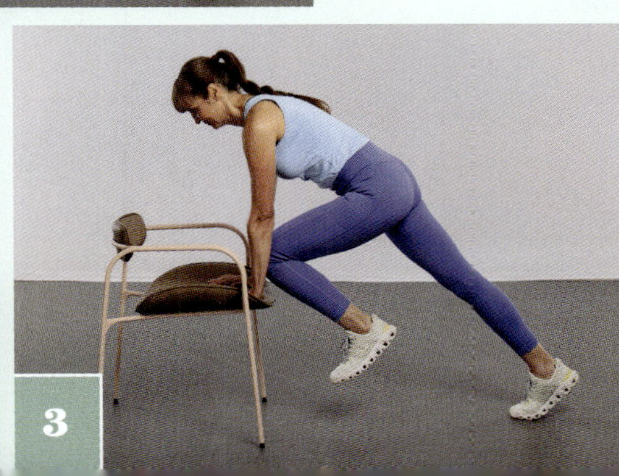

3

Bär mit Pilatesball

1. Komme in den Vierfüßlerstand. Platziere die Hände direkt unter den Schultern, die Knie unter den Hüften. Klemme den Pilatesball zwischen die Knie und drücke ihn sanft zusammen, um die Beininnenseiten zu aktivieren. Halte den Rücken gerade und in einer neutralen Position. Richte den Blick zum Boden und halte den Kopf in Verlängerung der Wirbelsäule. Ziehe die Schulterblätter nach hinten unten. Spüre dabei, wie die Körpermitte automatisch stabiler wird. Atme dabei tief durch die Nase ein.
2. Aktiviere mit dem Ausatmen den Beckenboden und die Bauchmuskulatur, hebe die Knie wenige Zentimeter vom Boden ab. Halte diese Position 2 bis 3 Sekunden. Der Rücken bleibt stabil, der Bauch fest nach innen gezogen, der Nacken entspannt. Setze die Knie mit dem Einatmen wieder sanft auf die Matte ab.

Hinweise:

- Führe die Bewegung ruhig und kontrolliert aus. Achte darauf, dass du den Ball die ganze Zeit leicht zusammendrückst und die Spannung in der Körpermitte hältst.
- Wenn du keinen Pilatesball zur Verfügung hast, kannst du auch ein Kissen verwenden.
- Wenn du die Übung intensiver gestalten möchtest, halte die Position etwas länger oder hebe abwechselnd eine Hand leicht vom Boden ab, während du die Balance hältst.

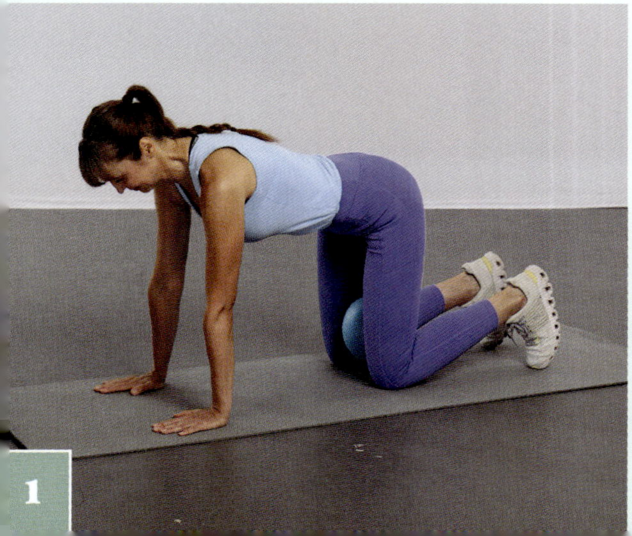

1

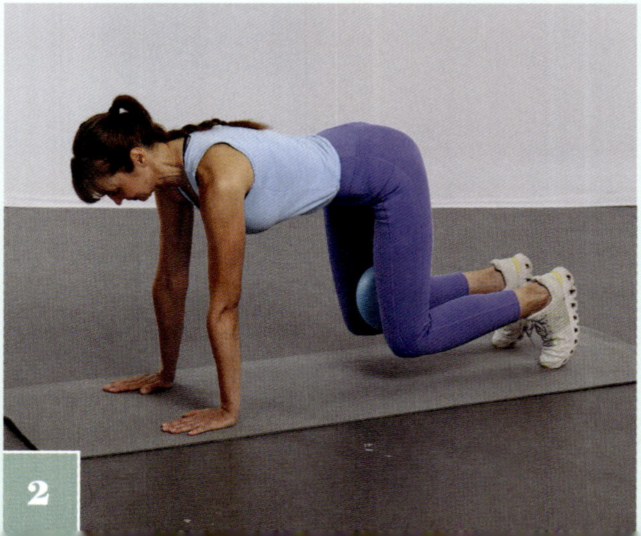

2

Beinstreckung mit Froschposition

1. Lege dich auf den Rücken. Lege die Arme entspannt neben den Körper, drehe die Handflächen nach unten. Der Kopf bleibt in Verlängerung der Wirbelsäule, die Schultern sind locker und der Nacken entspannt. Beuge die Beine, bring die Fersen zusammen und öffne die Knie leicht nach außen, sodass die Unterschenkel mit den aneinandergelegten Fersen und den geöffneten Knien ein Dreieck bilden – das ist die Froschposition. Aktiviere sanft die Bauchmuskulatur und richte das Becken neutral aus. Atme zur Vorbereitung ein.
2. Strecke die Beine mit dem Ausatmen nach oben und drücke die Fersen sanft zueinander. Halte die Beine am höchsten Punkt für 1 bis 2 Atemzüge und aktiviere bewusst den Beckenboden. Drücke die Fersen zusammen, die Fußspitzen zeigen leicht nach außen. Spüre, wie sich der Unterbauch leicht nach innen zieht. Beuge die Beine mit dem Einatmen, lasse die Fersen beieinander und öffne die Knie wieder.

Hinweise:

- Führe die Bewegung ruhig und gleichmäßig im Atemrhythmus aus. Die Wirbelsäule bleibt während der gesamten Übung stabil auf der Matte (kein Hohlkreuz).
- Wenn du den unteren Rücken entlasten möchtest, schiebe die Hände flach unter das Gesäß. So bleibt die Lendenwirbelsäule stabiler und du kannst die Bewegung der Beine leichter kontrollieren. Achte trotzdem darauf, dass die Bauchdecke aktiv angespannt bleibt und die Schultern locker am Boden liegen.

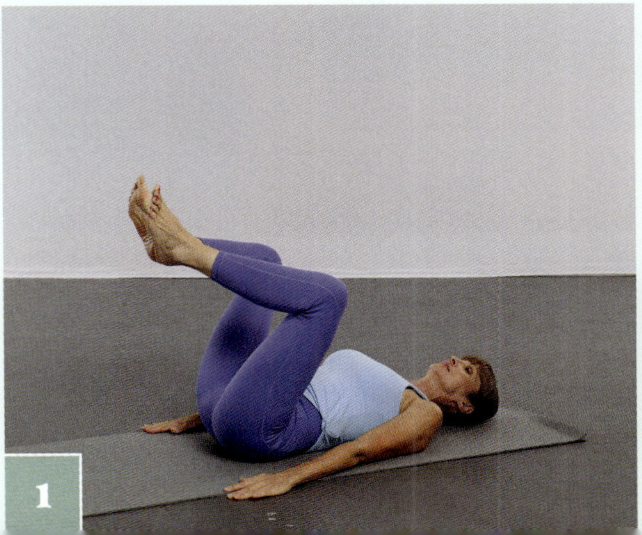
1

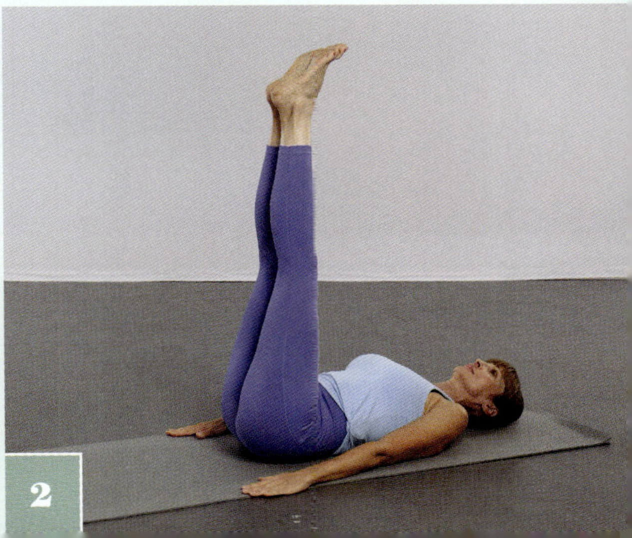
2

Beckenbodenöffner

1. Lege dich auf den Rücken. Platziere die Arme entspannt am Oberkörper entlang, die Handflächen zeigen nach unten. Hebe die Beine nacheinander in einem 90-Grad-Winkel an, sodass die Oberschenkel senkrecht und die Unterschenkel parallel zum Boden stehen. Atme zur Vorbereitung tief durch die Nase ein.
2. Senke das rechte Bein mit dem Ausatmen angewinkelt nach außen, während das linke Bein stabil in der Mitte bleibt. Spüre, wie der Beckenboden aktiv wird und die tiefe Bauchmuskulatur unterstützt, damit das Becken stabil bleiben kann. Führe das rechte Bein mit dem Einatmen wieder zurück in die Ausgangsposition.
3. Öffne das linke Bein mit dem Ausatmen nach außen, das rechte Bein bleibt in der Mitte. Führe es mit dem Einatmen wieder nach oben in die Mitte.

Hinweis: Führe die Bewegung ruhig und gleichmäßig im Wechsel mit dem rechten und dem linken Bein durch. Achte darauf, dass der untere Rücken stabil bleibt und der Bauch leicht nach innen gezogen ist, um den Beckenboden optimal zu aktivieren.

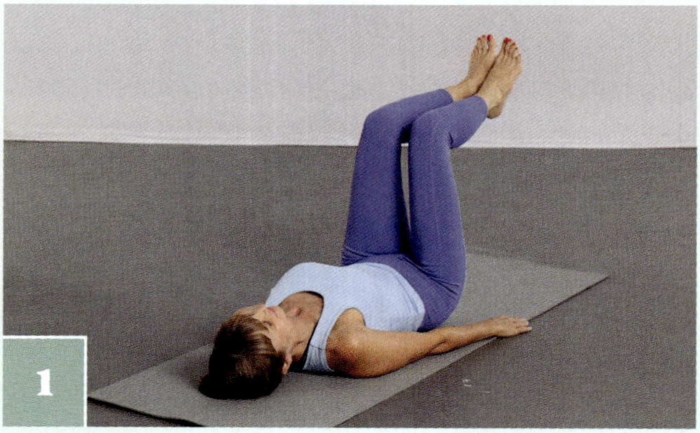

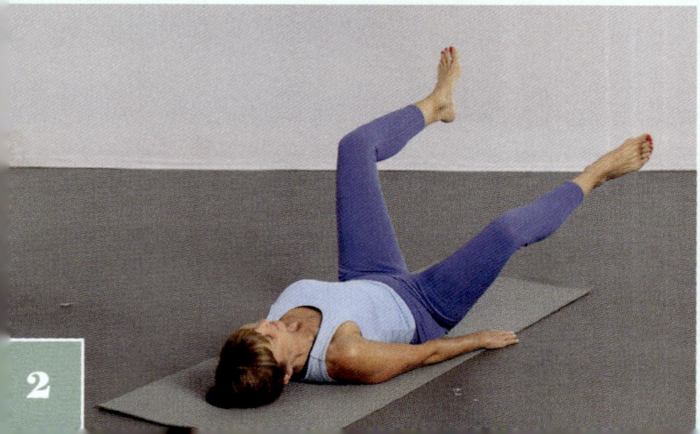

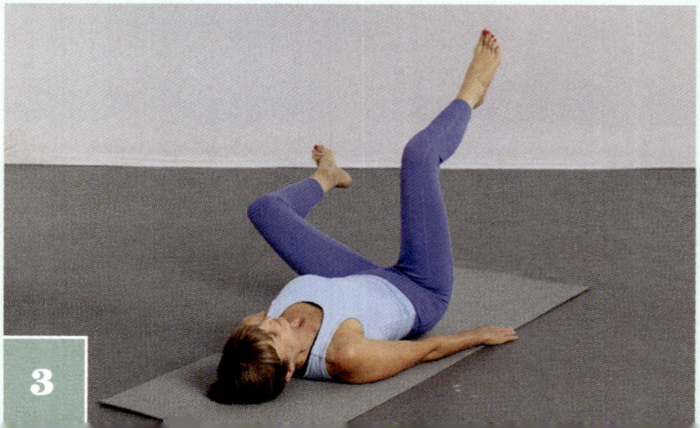

Kniestand mit Pilatesball

1. Knie dich auf die Matte, die Knie hüftbreit auseinander. Richte den Oberkörper auf, spanne den Bauch leicht nach innen an und strecke die Arme nach vorn. Halte einen Pilates-Ball in den Händen, strecke dabei die Finger lang aus. Richte den Blick nach vorn. Atme zur Vorbereitung ein.
2. Lehne den Oberkörper beim Ausatmen kontrolliert nach hinten, sodass er in einer Linie mit den Beinen bleibt. Lasse die Arme ausgestreckt, drücke mit den Händen leicht gegen den Ball, um die Ausatmung zu vertiefen – dies unterstützt besonders die Beckenbodenaktivierung. Kehre beim Einatmen langsam und kontrolliert in die Ausgangsposition zurück, richte den Oberkörper wieder auf. Die Arme bleiben weiterhin nach vorn ausgestreckt.

Hinweise:

- Halte den Bauch angespannt und den Rücken stabil, um ein Überstrecken zu vermeiden. Führe die Bewegung kontrolliert und fließend aus, ohne Schwung. Statt eines Pilates-Balls kannst du auch ein kleines Kissen nehmen.
- Einsteiger lehnen sich nur leicht nach hinten und führen die Bewegung damit in einem kleinen Bewegungsumfang aus.

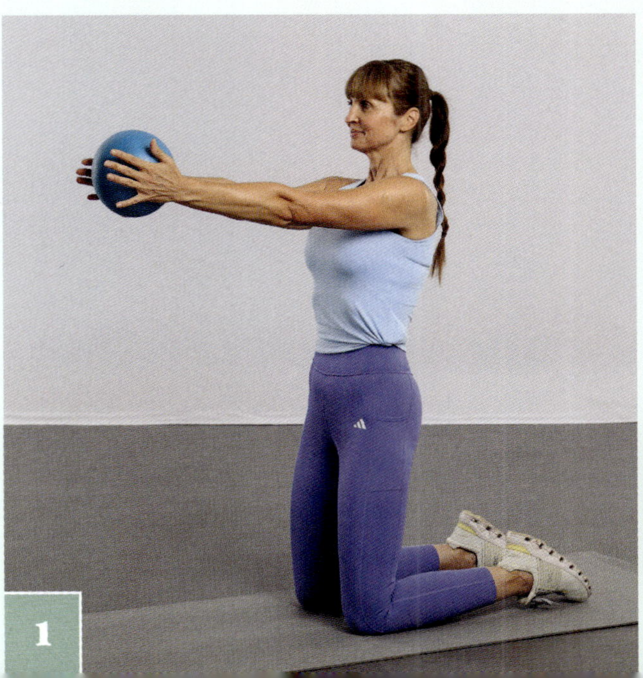
1

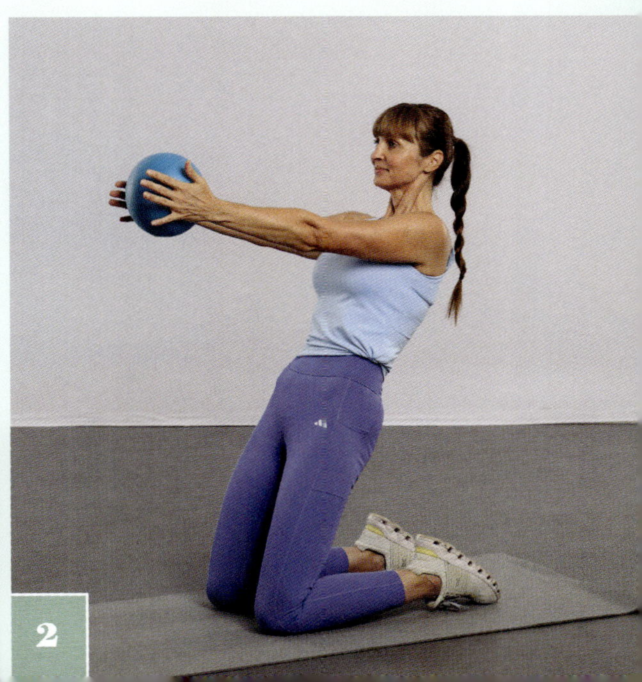
2

Glute Bridge

1. Lege dich auf den Rücken. Platziere die Arme entspannt seitlich am Körper, die Handflächen zeigen nach unten. Stelle die Füße hüftbreit auf, die Fersen nah am Gesäß. Atme zur Vorbereitung ein.
2. Hebe das Becken mit dem Ausatmen langsam nach oben, bis dein Körper von den Schultern bis zu den Knien eine gerade Linie bildet. Spüre, wie die Gesäßmuskeln und die Muskulatur an den Oberschenkelrückseiten aktiv werden. Ziehe den Bauch leicht nach innen, um den Beckenboden zu unterstützen. Senke das Becken mit dem Einatmen kontrolliert wieder ab, ohne die Spannung vollständig zu lösen. Der Rücken bleibt stabil, die Bewegung kommt aus Gesäß und Hüfte.
3. **Variante »Glute-Bridge-Marsch«:** Drücke dich in die Hüftbrücke und halte die Hüfte oben. Spanne Bauch, Gesäß und Beckenboden aktiv an, damit die Hüfte stabil bleibt. Hebe das rechte Bein nach oben und halte es dort für 1–2 Sekunden. Senke das Bein langsam wieder ab.
4. Hebe nun das linke Bein an. Bewege die Beine im Wechsel – wie beim Marschieren. Hebe ein Bein immer angewinkelt nach oben an, während das zweite Bein aufgestellt am Boden bleibt.

Hinweis: Wenn du gerade erst mit der Hüftbrücke beginnst, kannst du das Gesäß entweder vollständig ablegen und beim nächsten Ausatmen wieder anheben oder es nur kurz über dem Boden halten und dann wieder nach oben schieben.

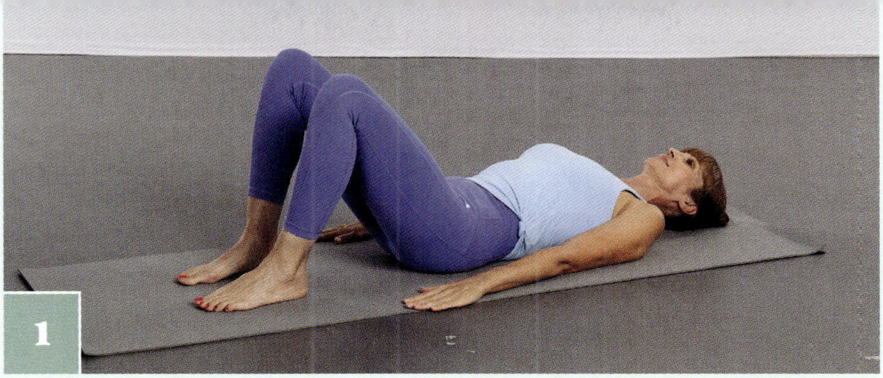
1

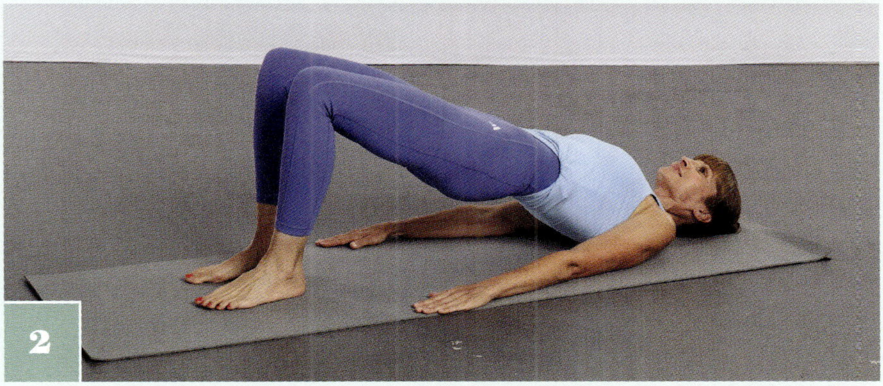
2

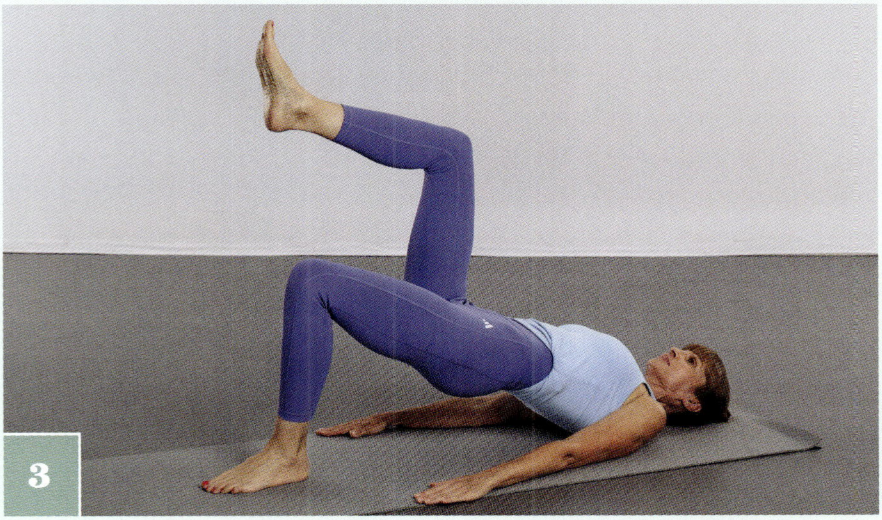
3

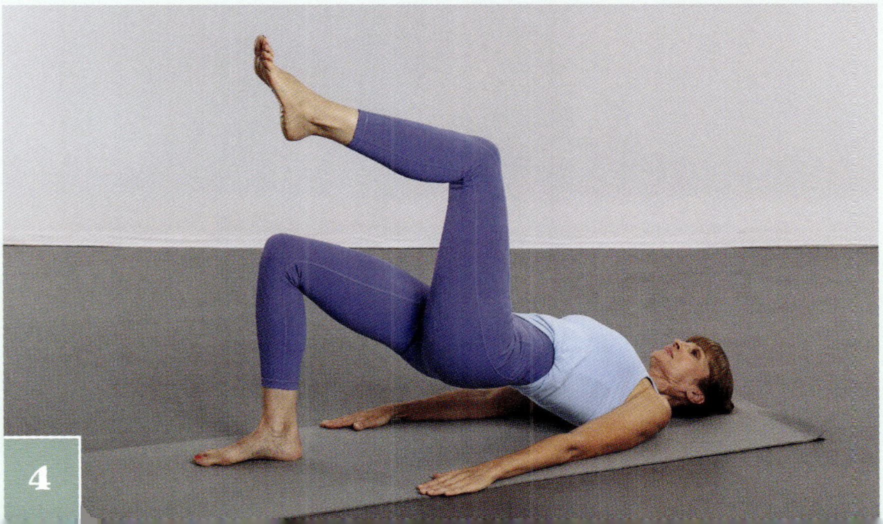
4

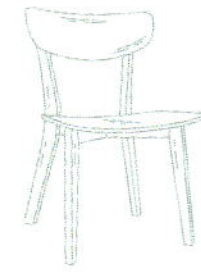

Glute Bridge mit Fersen auf Stuhl

1. Stelle einen Stuhl so vor dich, dass du die Fersen auf der Sitzfläche ablegen kannst. Lege dich auf den Rücken. Die Beine sind etwa im 90-Grad-Winkel gebeugt; Hüfte und Knie bilden jeweils einen rechten Winkel. Lege die Arme locker neben dem Körper ab, die Handflächen zeigen nach unten. Baue Spannung im Bauch auf, um den unteren Rücken zu stabilisieren. Atme zur Vorbereitung ein.
2. Drücke die Fersen beim Ausatmen aktiv in den Stuhl und hebe das Becken nach oben, bis dein Körper von den Schultern bis zu den Knien eine gerade Linie bildet. Halte die Spannung für 1 bis 2 Sekunden oben, spanne das Gesäß fest an. Senke das Becken beim Einatmen kontrolliert wieder ab, ohne es ganz abzulegen (je nach Trainingsziel).

Hinweise:

- Halte die Bewegung kontrolliert und vermeide Schwung. Das Gewicht liegt gleichmäßig auf beiden Fersen. Achte darauf, dass sich der untere Rücken nicht überstreckt – die Bewegung kommt aus dem Gesäß und den Oberschenkelrückseiten.
- Für mehr Intensität kannst du die Übung auf ein Bein gestützt ausführen. Strecke dafür ein Bein in Verlängerung des Körpers aus und schiebe dich aus dem anderen Bein mit dem Becken nach oben.

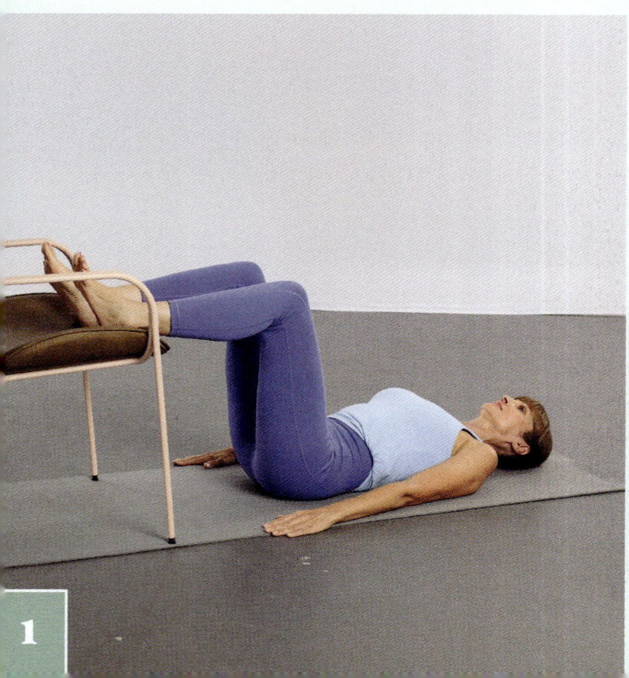
1

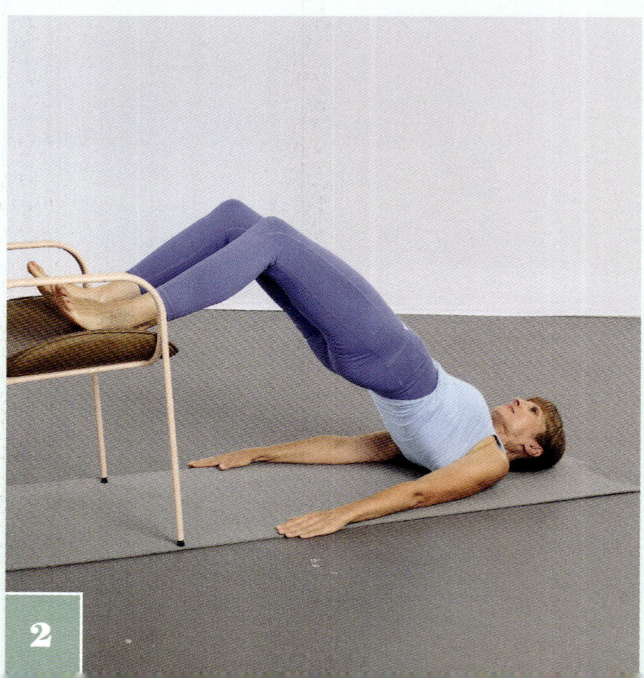
2

Beine und Gesäß

Wenn wir diese Bereiche trainieren, stärken wir nicht nur Muskeln, sondern auch Gelenke, Haltung und Gleichgewicht. Die Bein- und Gesäßmuskulatur macht mehr als 50 Prozent der gesamten Muskulatur des Körpers aus. Das zeigt, wie wichtig es ist, gerade diese großen Muskelgruppen regelmäßig zu kräftigen. Sie geben uns nicht nur Kraft für Bewegung, sondern sind auch entscheidend für einen aktiven Stoffwechsel, eine gute Körperhaltung und eine gesunde Gelenkfunktion.

Beim Training der Beine arbeiten viele Muskeln gleichzeitig: die Oberschenkelvorderseite, die Oberschenkelrückseite, die Waden und natürlich das Gesäß. Gemeinsam sorgen sie für Stabilität, Kraft und eine gesunde Körperhaltung. Besonders das Gesäß spielt dabei eine zentrale Rolle – es unterstützt den unteren Rücken, stabilisiert das Becken und wirkt wie ein Schutz für die Wirbelsäule.

Wenn du deine Beine oder dein Gesäß kräftigst, trainierst du nie nur eine Muskelgruppe allein. Immer sind auch Hüft-, Knie- und Fußgelenke mitbeteiligt – sie werden bewegt, stabilisiert und durchblutet. So entsteht eine ganzheitliche Kraft, die dich in allen Alltagssituationen unterstützt: beim Gehen, Treppensteigen, Aufstehen und beim Gleichgewicht-Halten. Wichtig ist dabei die Qualität der Bewegung: Achte auf die Ausrichtung der Beine, auf die Stellung der Knie und Füße und darauf, dass du die Kraft bewusst aus der Körpermitte und dem Gesäß aufbaust.

Wadenheben

1. Stelle dich aufrecht hin, die Füße hüftbreit auseinander, die Knie leicht gebeugt. Stütze die Hände locker auf die Hüften. Spanne den Bauch leicht an und halte den Rücken aufrecht. Atme ein, um dich vorzubereiten.
2. Drücke dich beim Ausatmen langsam über die Ballengelenke nach oben, sodass du auf den Zehenspitzen stehst. Halte kurz die Position und spanne die Wadenmuskulatur bewusst an. Senke die Fersen beim Einatmen kontrolliert ab, bis die Füße wieder vollständig auf dem Boden stehen.

Hinweise:
- Die Hände können zur Stabilisierung an einer Wand oder einem Stuhl gehalten werden. Die Bewegung sollte kontrolliert und ohne Schwung erfolgen.
- Führe die Übung für mehr Intensität einbeinig aus.
- Fortgeschrittene können Hanteln in den Händen halten oder auf eine (Treppen-) Stufe steigen, sodass die Fersen frei überhängen – damit kannst du den Bewegungsumfang vergrößern, indem die Fersen noch tiefer nach unten sinken können.

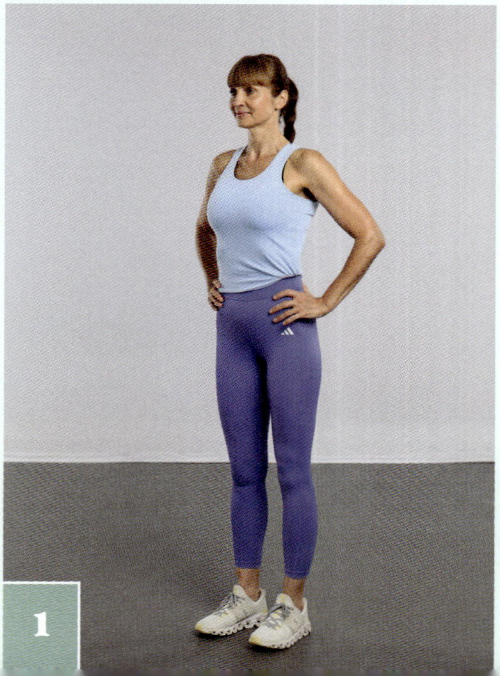
1

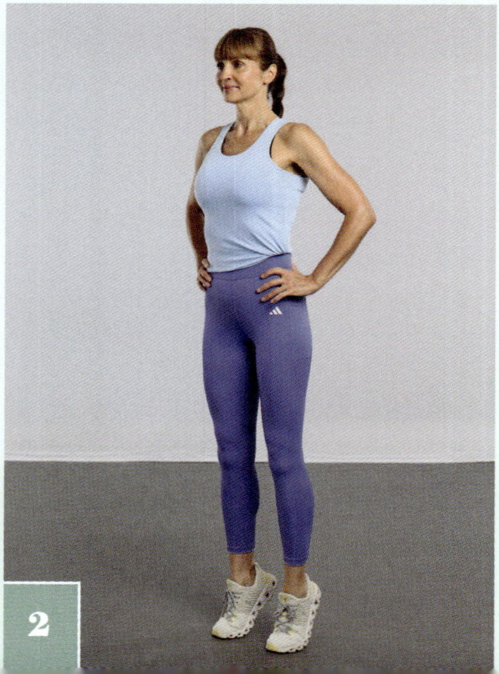
2

Wandsitz

Stelle dich mit dem Rücken vollständig an eine Wand. Platziere die Füße hüftbreit nebeneinander und etwa einen Schritt von der Wand entfernt. Beuge die Beine, bis Hüfte und Knie jeweils einen 90-Grad-Winkel bilden. Spanne den Bauch leicht nach innen an und schiebe den Rücken flach gegen die Wand. Verschränke die Hände vor dem Oberkörper, die Fingerspitzen berühren die Schultern, die Ellenbogen zeigen leicht nach außen. Halte die Position kontrolliert und stabil für die gewünschte Dauer. Atme gleichmäßig, während du die Spannung in Beinen, Gesäß und Bauch aufrechterhältst.

Hinweise:

- Die Knie bleiben direkt über den Füßen, sie kippen nicht nach innen oder außen. Halte den Rücken vollständig an der Wand, um die Belastung korrekt auf die Oberschenkel zu verteilen. Die Übung erfordert isometrische Muskelspannung, also keine dynamische Bewegung – konzentriere dich auf Stabilität und Haltung.
- Für mehr Intensität kannst du die Arme nach vorn strecken oder Hanteln in den Händen halten.
- Verkürze die Übungsdauer, wenn dir die Position zu intensiv wird, oder beuge die Knie nicht ganz so stark und halte die Hüfte etwas höher, um die Belastung zu verringern.

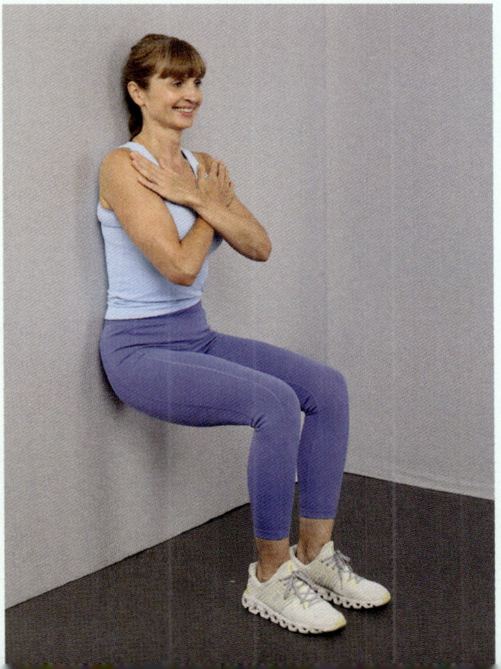

Romanian Deadlift

1. Stelle dich hüftbreit hin, die Füße zeigen nach vorn. Halte in jeder Hand eine Hantel mit den Handrücken nach vorn, lasse die Arme lang nach unten hängen. Verteile das Körpergewicht gleichmäßig auf beiden Füßen. Atme zur Vorbereitung ein.
2. Lehne den Oberkörper mit dem Ausatmen langsam nach vorn, die Bewegung kommt aus der Hüfte. Halte den Rücken gerade und hebe die Brust leicht an. Lasse die Arme gestreckt, die Hanteln führen entlang der Oberschenkel nach unten bis zu den Unterschenkeln. Spüre, wie die Muskulatur der Oberschenkelrückseiten, des Gesäßes und des unteren Rückens die Bewegung kontrolliert bremst. Richte dich mit dem Einatmen über das Gesäß und die Hüfte wieder auf.

Hinweis: Die Bewegung kommt aus der Hüfte! Achte darauf, dass der Rücken stabil bleibt und du die Spannung in der Körpermitte aktiv aufrechterhältst. Zur Entlastung des unteren Rückens wähle entweder leichtere Hanteln oder führe die Bewegung etwas kleiner aus, ohne dass die Arme bis zu den Unterschenkeln geführt werden.

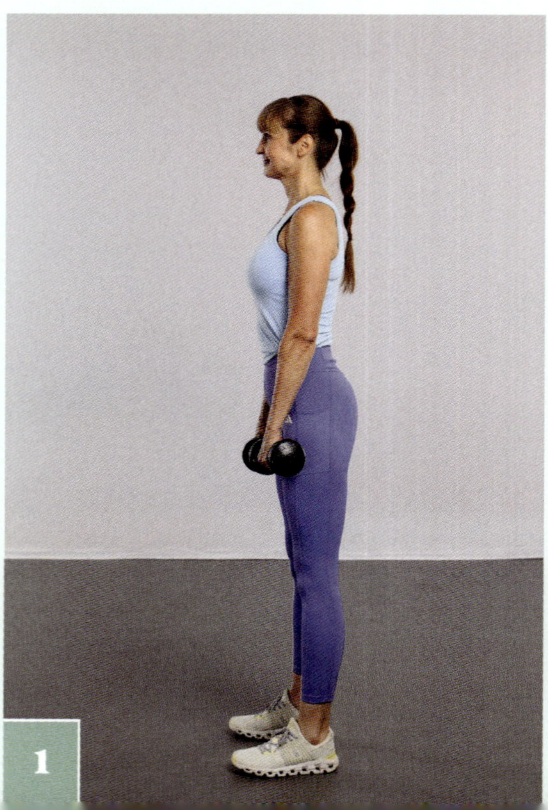

1

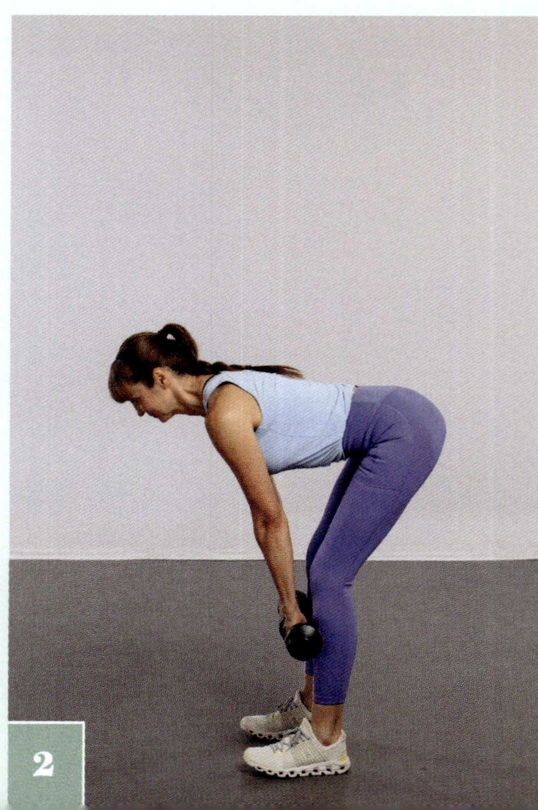

2

Kniebeuge mit Schulterdrücken

1. Stelle dich aufrecht hin, die Füße hüftbreit geöffnet. Halte in jeder Hand eine Hantel und platziere sie auf Schulterhöhe – die Handflächen zeigen dabei nach innen, die Ellbogen nach vorn. Baue Spannung im Rumpf auf und richte den Blick geradeaus.
2. Atme ein und beuge langsam die Knie, als würdest du dich auf einen Stuhl setzen. Das Gesäß sinkt nach hinten unten, der Rücken bleibt gerade.
3. Drücke dich beim Ausatmen über die Fersen kraftvoll nach oben und strecke gleichzeitig die Arme über den Kopf, bis sie fast gestreckt sind. Führe die Hanteln beim Einatmen wieder kontrolliert auf Schulterhöhe zurück und schließe direkt in die nächste Kniebeuge an.

Hinweise:

- Achte darauf, dass die Knie nicht über die Zehenspitzen hinausragen und in der Bewegung stabil bleiben. Der Rücken bleibt gerade, die Spannung im Bauch konstant. Führe die Bewegung gleichmäßig und kontrolliert aus – vermeide Schwung beim Schulterdrücken.
- Wenn dir die Übung zu intensiv ist, führe sie ohne Hanteln oder nur mit leichten Gewichten aus. Fortgeschrittene können schwerere Hanteln verwenden. Du kannst die Intensität auch erhöhen, indem du die Bewegung langsamer ausführst, um die Spannung zu erhöhen.

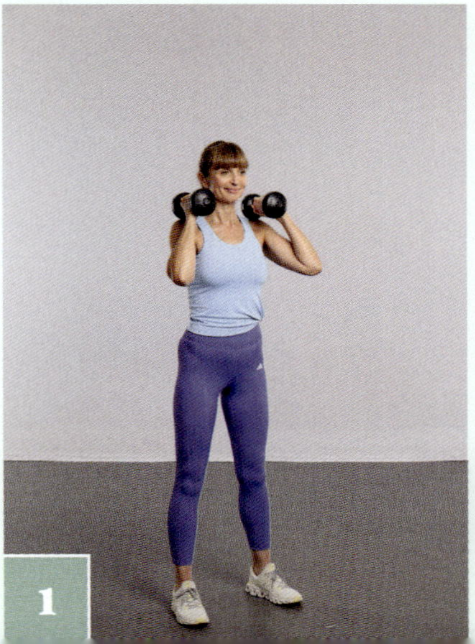
1

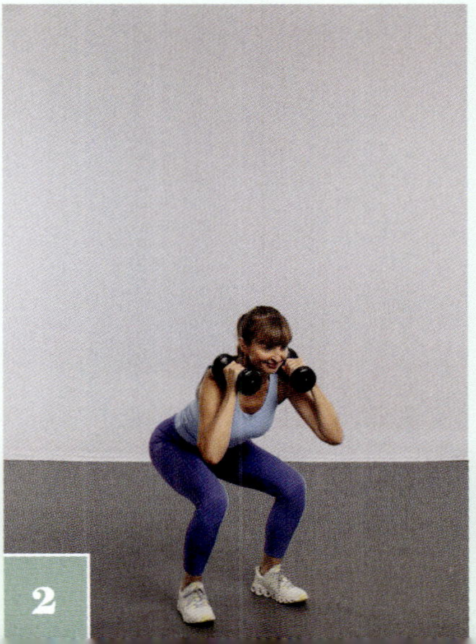
2

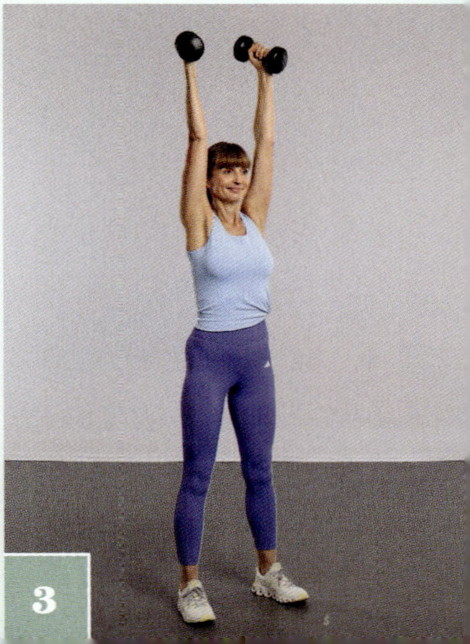
3

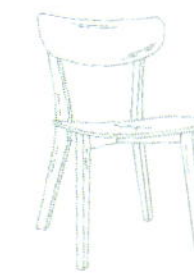

Kniebeuge mit Stuhl

1. Setze dich auf die vordere Kante eines stabilen Stuhls. Stelle die Füße hüftbreit fest auf den Boden, die Zehen zeigen leicht nach vorn. Die Knie sind über den Fußgelenken ausgerichtet. Kreuze die Arme vor der Brust, lege die Hände auf die Schultern. Halte den Rücken lang aufgerichtet und richte den Blick geradeaus. Atme zur Vorbereitung ein.
2. Atme aus, drücke die Füße fest in den Boden und richte dich kontrolliert nach oben in den Stand auf. Achte darauf, dass der Rücken gerade bleibt.
3. Atme ein, beuge langsam wieder die Knie und senke das Gesäß kontrolliert ab, bis es sich knapp über der Sitzfläche befindet, ohne dich vollständig hinzusetzen. Atme aus und drücke dich erneut kraftvoll und kontrolliert in den Stand.

Hinweise:

- Achte darauf, dass die Knie nicht nach innen fallen und nicht über die Zehenspitzen hinausragen. Halte den Rücken gerade und vermeide Schwung. Führe die Bewegung kontrolliert und bewusst aus.
- Für mehr Sicherheit kannst du dich zu Beginn leicht auf die Stuhlkante setzen und die Arme nach vorn gestreckt halten. Wenn du die Intensität steigern möchtest, setze dich nicht ab und/oder verlangsame die Bewegung, um die Muskelspannung zu erhöhen.

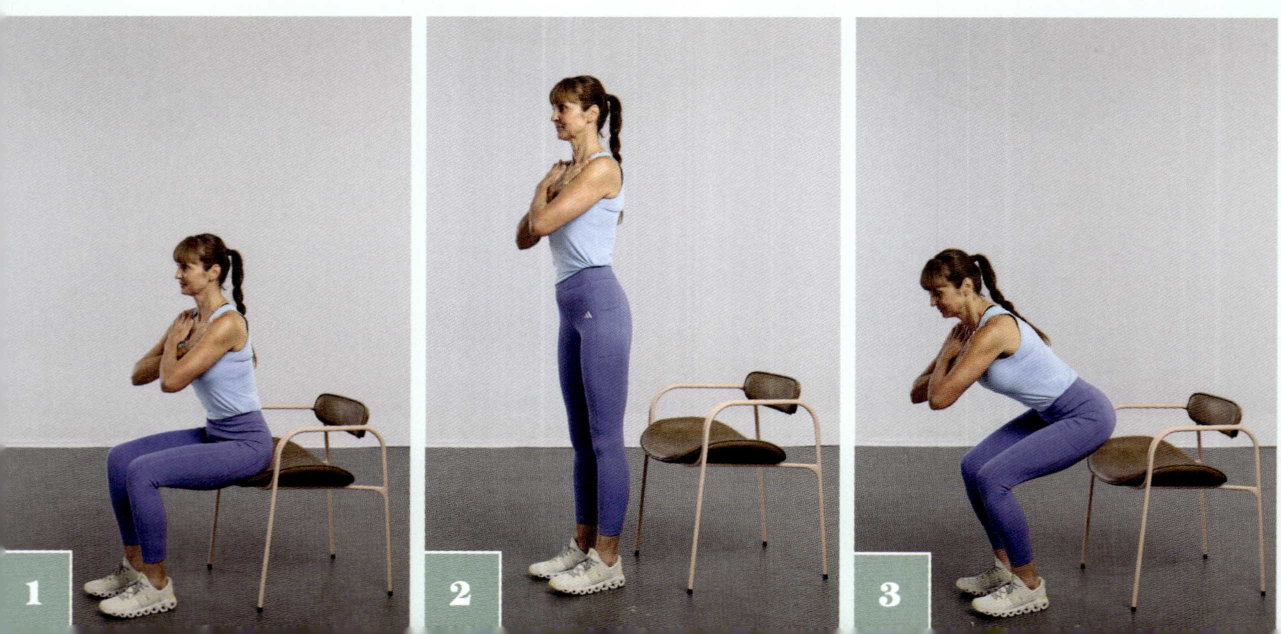

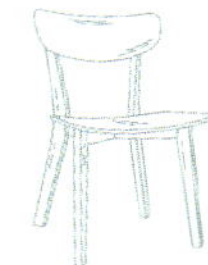

Einbeinige Kniebeuge mit Stuhl

1. Setze dich aufrecht auf die Vorderkante eines stabilen Stuhls. Strecke das linke Bein nach vorn aus und hebe die Fußspitze an, sodass nur die Ferse den Boden berührt. Beuge das rechte Bein in einem 90-Grad-Winkel, die rechte Fußsohle steht stabil auf dem Boden. Richte den Oberkörper auf, der Hals lang, der Blick geradeaus gerichtet. Strecke die Arme nach vorn aus, verschränke die Hände, sodass die Zeigefinger gerade nach vorn zeigen – wie bei einer imaginären Pistole. Atme zur Vorbereitung ein.
2. Drücke dich beim Ausatmen über das rechte Bein kraftvoll nach oben, bis du stehst. Lasse das linke Bein gestreckt, die Fußspitze weiterhin angehoben. Oben angekommen, beuge die Arme, führe die »Pistolenfinger« Richtung Lippen und atme aus, als würdest du den Rauch von der Pistole wegpusten. Das rechte Bein bleibt dabei leicht gebeugt, das Gewicht mittig über den Fuß verteilt. Senke dich beim Einatmen kontrolliert wieder nach unten, bis du die Stuhlkante berührst, und schließe die nächste Wiederholung an.

Hinweise:

- Achte darauf, dass das Knie des Standbeins stabil bleibt und nicht nach innen kippt. Halte den Oberkörper aufrecht und führe die Bewegung langsam und kontrolliert aus – vermeide es, dich auf den Stuhl fallen zu lassen.
- Verkleinere den Bewegungsumfang, wenn dir die Übung zu intensiv ist, hebe dich beispielsweise nur leicht vom Stuhl ab. Zur Intensivierung kannst du die Übung ohne Stuhl ausführen, oder du hältst in jeder Hand leichte Hanteln.

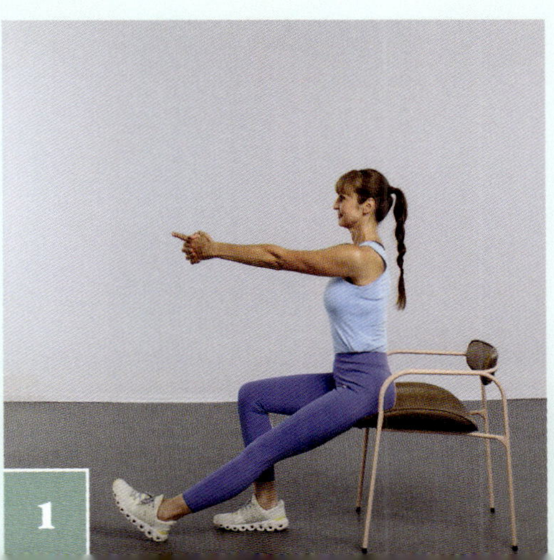

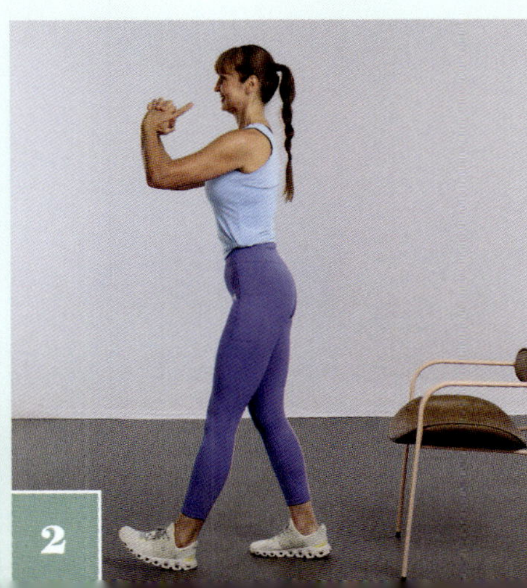

Reverse Lunge

1. Stelle dich aufrecht hin, lasse die Schultern locker und richte den Blick geradeaus. Stütze die Arme in die Hüfte. Baue Spannung im Rumpf auf, um den Rücken zu stabilisieren.
2. Atme ein und steige mit dem rechten Bein kontrolliert einen großen Schritt nach hinten. Setze den rechten Fußballen auf und senke das Knie Richtung Boden ab. Die rechte Ferse bleibt angehoben, während das rechte Knie knapp über dem Boden schwebt. Das linke Knie bleibt stabil und befindet sich über der linken Ferse oder dem Mittelfuß. Halte den Oberkörper aufrecht, der Blick geradeaus. Drücke dich mit dem Ausatmen über die linke Ferse kraftvoll wieder nach oben in die Ausgangsposition. Wechsle anschließend die Seite und steige mit dem linken Bein nach hinten.

Hinweise:

- Um das Gleichgewicht zu verbessern, stelle die Füße in der Schrittstellung etwas weiter auseinander. Das vordere Knie sollte zentriert bleiben und nicht nach innen kippen.
- Um die Übung zu intensivieren, kannst du in jeder Hand eine Kurzhantel seitlich neben dem Körper halten.
- Bei Gleichgewichtsschwierigkeiten kannst du dich leicht an einer Wand oder einem Stuhl abstützen.

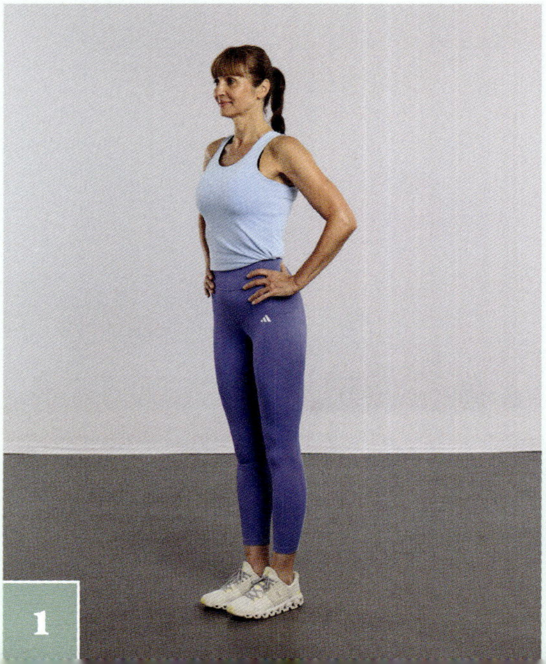

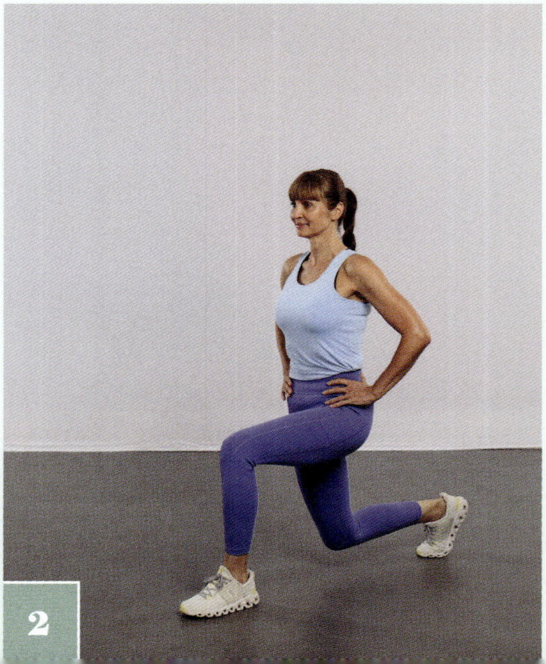

Seitlicher Ausfallschritt mit Rückführung

1. Platziere die Füße im aufrechten Stand hüftbreit nebeneinander, richte den Blick nach vorn. Verschränke die Hände vor dem Körper, spanne den Bauch leicht an und halte den Rücken lang.
2. Atme ein und steige mit dem rechten Bein kontrolliert zur Seite. Setze den Fuß mit der ganzen Fußsohle auf, verlagere das Gewicht auf das rechte Bein. Beuge dafür das rechte Knie, während das linke Bein gestreckt bleibt. Das Gesäß senkt sich dabei etwas nach hinten.
3. Drücke dich beim Ausatmen über die rechte Ferse kraftvoll wieder zur Mitte in die Ausgangsposition zurück.
4. Atme erneut ein und steige nun mit dem linken Bein nach außen, verlagere das Gewicht nach links und beuge dafür das linke Knie, das rechte Bein bleibt gestreckt. Kehre mit dem Ausatmen wieder in die Mitte zurück.

Hinweise:

- Diese Übung eignet sich hervorragend zur Mobilisation – bleibe dabei in einer angenehmen, nicht zu tiefen Bewegung. Die Knie zeigen in Bewegungsrichtung, nicht nach innen. Führe die Bewegung kontrolliert aus, ohne Schwung.
- Halte für mehr Intensität zwei Kurzhanteln vor der Brust. Alternativ kannst du die Übung langsamer ausführen, um die Bein- und Rumpfmuskulatur stärker zu aktivieren.

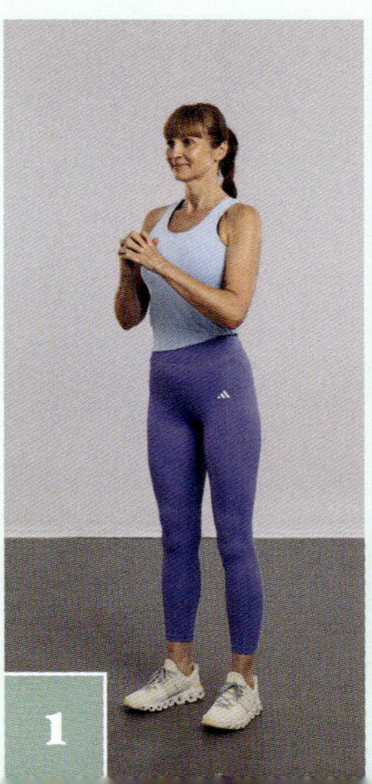

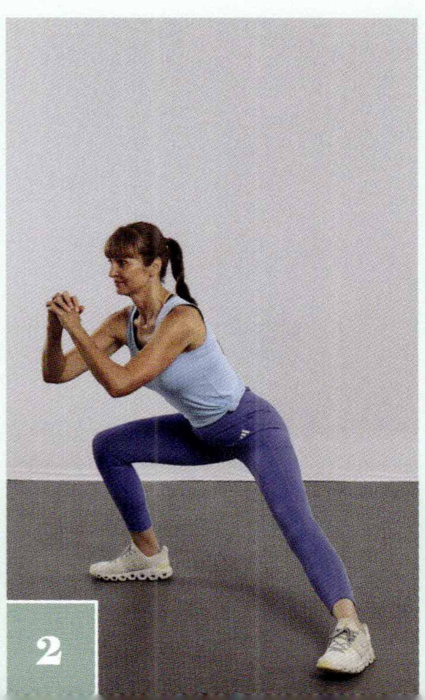

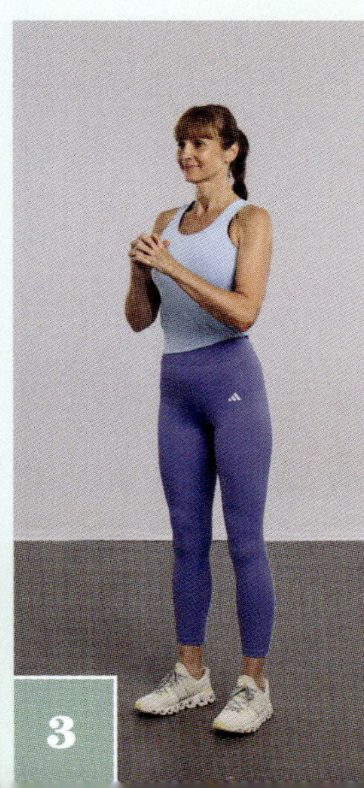

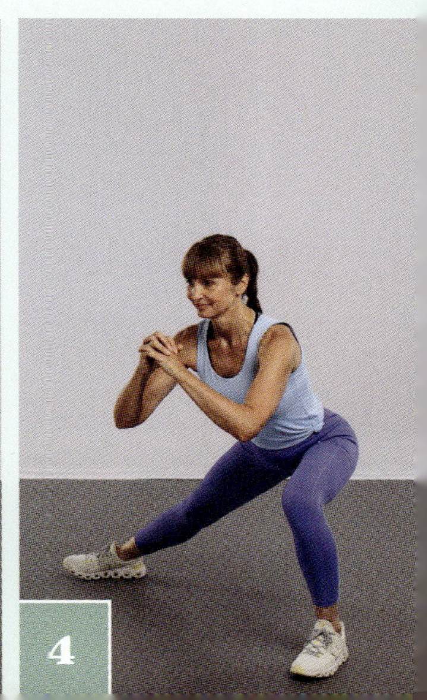

Kniestand zu Stand

1. Beginne im Kniestand auf beiden Knien, die Knie hüftbreit auseinander. Der Oberkörper ist aufrecht, der Bauch leicht angespannt, rolle die Schultern entspannt nach hinten. Stütze die Hände locker auf die Hüften oder verschränke die Arme vor der Brust.
2. Atme zur Vorbereitung ein und stelle den linken Fuß im 90-Grad-Winkel vor dir auf dem Boden auf.
3. Drücke dich beim Ausatmen über das linke Bein kraftvoll nach oben, sodass du zum Stehen kommst. Stelle das rechte Bein an das linke, bis beide Füße nebeneinander fest auf dem Boden stehen. Der Oberkörper bleibt während der Bewegung aufgerichtet, der Blick nach vorn gerichtet.
4. Senke dich beim Einatmen kontrolliert wieder zurück in den Kniestand, zuerst das linke Knie, dann das rechte. Wiederhole den Ablauf, indem du nun mit dem rechten Bein nach vorn steigst.

Hinweise:

- Achte darauf, dass das Standbein stabil ist und das Knie nicht nach innen kippt. Spanne den Bauch an, um den Rücken zu stabilisieren. Die Bewegung sollte ruhig und fließend sein, nicht ruckartig.
- Für mehr Intensität kannst du die Übung mit Hanteln in den Händen ausführen. Fortgeschrittene können die Bewegung langsamer ausführen, um die Rumpf- und Beinmuskulatur stärker zu beanspruchen.

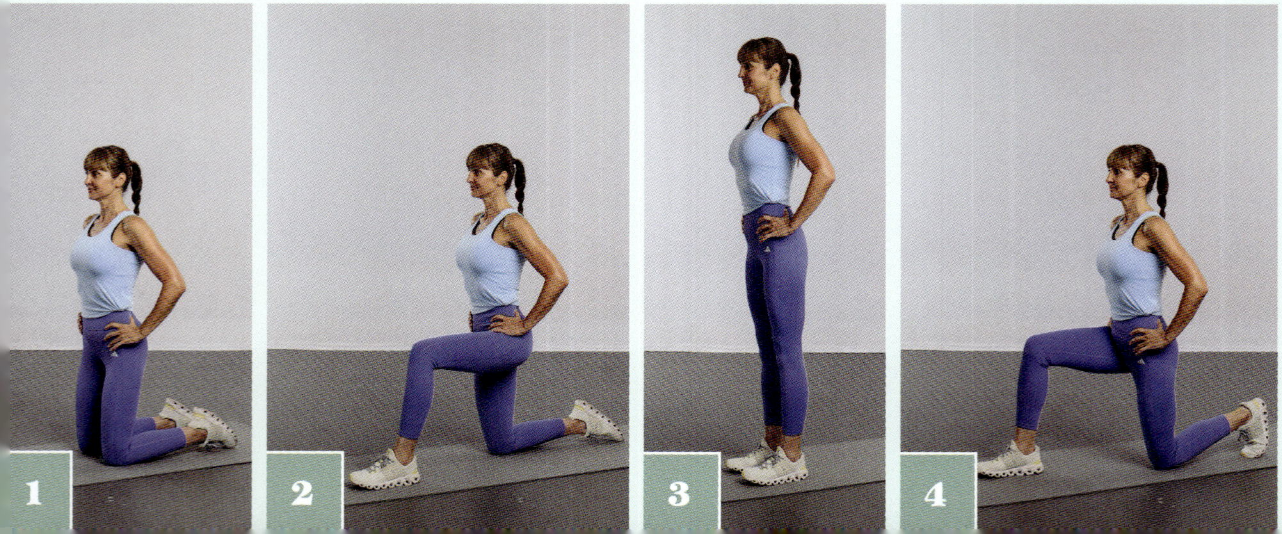

Beinheben in Seitenlage

1. Lege dich auf die rechte Seite. Strecke den rechten Arm lang aus und lege den Kopf entspannt auf dem Oberarm ab. Stütze dich mit der linken Hand vor dem Körper ab, damit du stabil auf der Seite liegst. Winkle das rechte Bein leicht an und liege entspannt auf der Matte. Strecke das linke Bein und lasse es auf Hüfthöhe über dem rechten Bein schweben. Atme zur Vorbereitung tief durch die Nase ein.
2. Hebe das gestreckte Bein mit dem Ausatmen langsam ohne Schwung nach oben. Spüre, wie die linke Hüfte und die seitliche Rumpfmuskulatur arbeiten. Senke das Bein mit dem Einatmen wieder kontrolliert bis auf Hüfthöhe ab, ohne es ganz abzulegen.

Hinweise:

- Halte das Bein während der gesamten Übung aktiv gestreckt. Der Kopf bleibt auf dem rechten Arm abgelegt, der Nacken entspannt.
- Wenn du die Intensität steigern möchtest, führe die Bewegung etwas langsamer aus oder halte das Bein am höchsten Punkt für ein bis zwei Atemzüge.

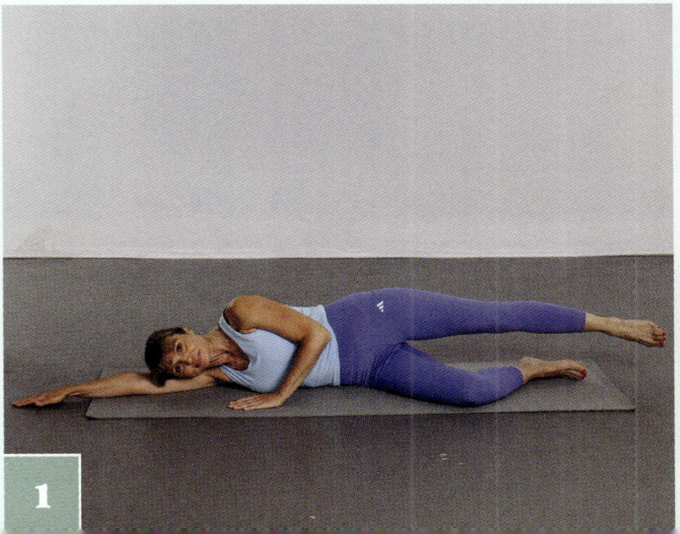

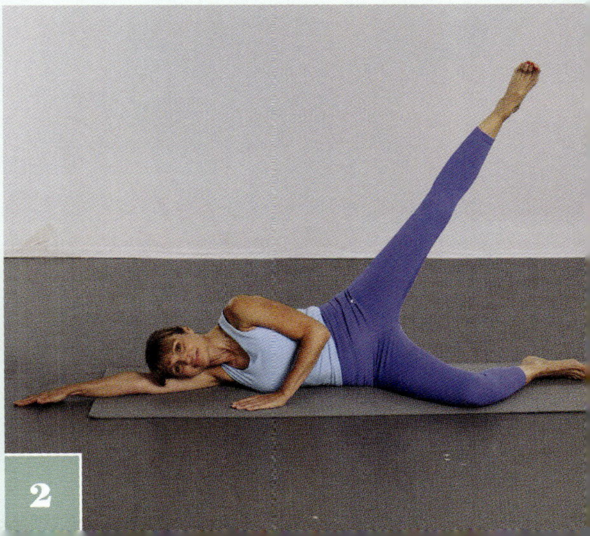

Muschel

1. Lege dich auf die rechte Seite. Stütze den Kopf mit der rechten Hand, lege die linke Hand locker vor dem Oberkörper auf die Matte, um dich abzustützen. Lege die Beine übereinander und winkle die Knie leicht an. Die Fersen bleiben auf einer Linie mit dem Becken. Der Oberkörper ist stabil, das Becken zeigt gerade nach vorn. Atme zur Vorbereitung tief durch die Nase ein.
2. Hebe mit dem Ausatmen das obere Knie nach oben, so weit, wie es möglich ist, ohne das Becken nach hinten zu kippen. Die Fersen bleiben dabei die ganze Zeit zusammen. Spüre, wie sich die seitliche Hüfte und der Beckenboden aktivieren. Senke das Knie mit dem Einatmen wieder langsam zurück, ohne die Spannung ganz zu lösen.

Hinweise:
- Führe die Bewegung ruhig und kontrolliert aus. Der Bauch bleibt sanft eingezogen, der Rücken stabil.
- Wenn du den Beckenboden intensiver aktivieren möchtest, lege ein kleines Fitnessband knapp um die Knie. Drücke beim Öffnen leicht gegen den Widerstand des Bands und halte die Spannung am höchsten Punkt für ein bis zwei Atemzüge.

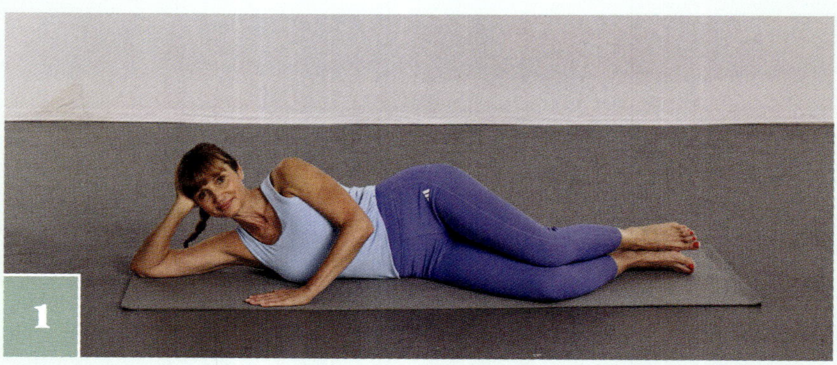
1

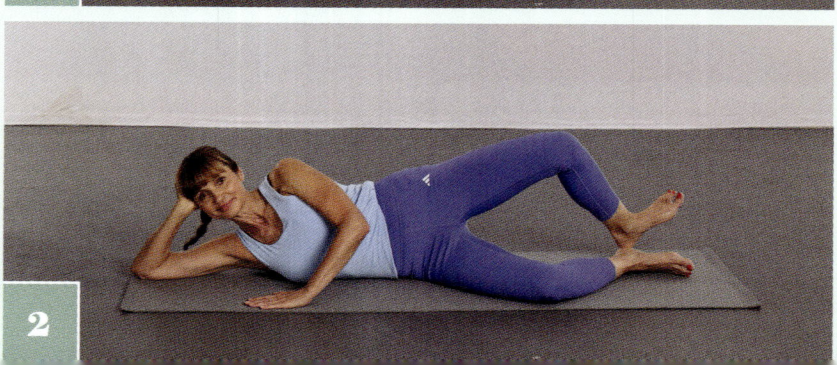
2

Übungen für Balance und Koordination

Bei allen Balance- und Koordinationsübungen geht es nicht darum, perfekt zu stehen oder jede Bewegung fehlerfrei auszuführen. Es geht darum, dass dein Körper lernt, auf kleine Veränderungen zu reagieren – dass Muskeln, Gelenke und dein Nervensystem miteinander arbeiten und sich immer besser aufeinander abstimmen.

Wenn du während einer Übung wackelst, darfst du dich darüber freuen. Dieses Wackeln ist kein Zeichen von Unsicherheit, sondern ein Zeichen dafür, dass dein Körper genau das tut, was er soll – er sucht nach Stabilität, er aktiviert neue Muskeln und baut neue Verbindungen zwischen Gehirn und Körper auf. Genau in diesen Momenten findet Entwicklung statt, da geschieht das eigentliche Training.

Achte bei den Übungen darauf, dich zu Beginn gut auszurichten. Spüre den Boden unter deinen Füßen, richte dich sanft in die Länge auf und aktiviere deine Körpermitte, als würdest du deinen Körper von innen her stabilisieren. Dein Blick darf auf einen festen Punkt vor dir gerichtet sein, das hilft dir, die Balance zu halten. Atme ruhig und gleichmäßig – die Atmung ist ein wichtiger Teil deiner Stabilität. Wenn du den Atem anhältst, verspannst du dich schneller.

Bewege dich lieber langsam und kontrolliert als zu schnell. Je bewusster du die Bewegung ausführst, desto mehr spürst du, was in deinem Körper geschieht. Wenn du dich am Anfang unsicher fühlst, darfst du dich gern leicht an einer Wand oder einem Stuhl festhalten. Mit der Zeit wirst du merken, dass du diese Hilfe immer weniger brauchst. Es ist völlig in Ordnung, sich heranzutasten – Balance wächst mit Vertrauen und Wiederholung. Und das Wichtigste: Sei geduldig mit dir. Balance entsteht durch beständiges Üben und Freude an der Bewegung.

Balancestand mit Armkreisen

1. Verlagere das Gewicht im aufrechten Stand auf das rechte Bein. Beuge das Standbein minimal, halte es insgesamt lang und stabil. Hebe das linke Bein zur Seite und spreize es von der Körpermitte weg, und zwar nur so hoch, dass du das Gleichgewicht gut halten kannst. Der Oberkörper bleibt aufrecht. Ziehe den Bauch leicht nach innen. Strecke die Arme zu beiden Seiten aus, lasse die Ellenbogen locker, die Daumen zeigen nach oben in Richtung Decke. Halte die Position stabil und atme ruhig und gleichmäßig ein und aus.
2. Beginne nun, die Arme kontrolliert zu kreisen – zuerst vorwärts, anschließend rückwärts. Führe die Kreise gleichmäßig aus, ohne Schwung, und spüre dabei die Aktivität in Schultern, Armen und Rumpf. Nach einer bestimmten Zeit oder Anzahl von Kreisen wechsle das Bein. Das heißt, verlagere das Gewicht auf das linke Bein und spreize das rechte Bein zur Seite. Wenn du das Gleichgewicht gut halten kannst, kreise auch hier wieder mit den Armen.
3. **Variante mit nach vorn gestrecktem Bein:** Statt das Bein seitlich anzuheben, kannst du auch nach vorn strecken, dabei das Knie leicht beugen und die Position stabil halten. Das trainiert zusätzlich die vordere Oberschenkel- und Hüftmuskulatur.

Hinweis: Wenn du dich noch mehr herausfordern willst, schließe die Augen oder stelle dich auf eine weiche Unterlage, um das Halten der Balance schwieriger zu gestalten.

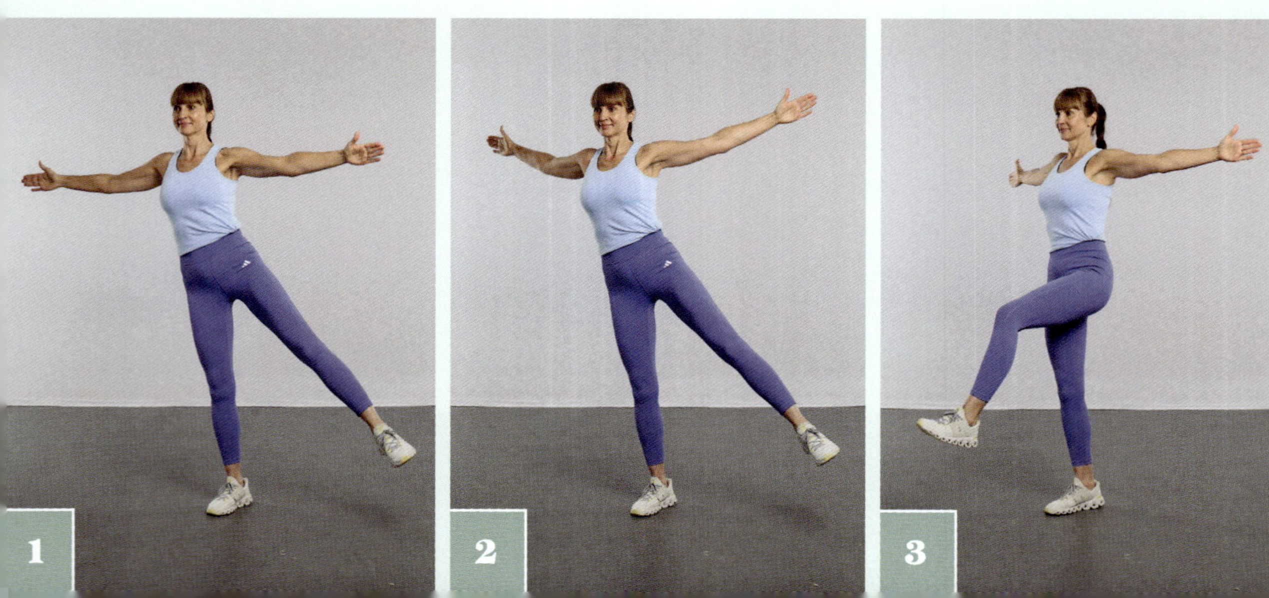

Seitliches Beinheben mit Armöffnung

1. Verlagere das Gewicht im aufrechten Stand auf das rechte Bein. Beuge das Knie minimal, das Bein bleibt stabil und lang. Hebe das linke Bein etwas zur Seite an, die Fußspitze zeigt nach vorn und bleibt knapp über dem Boden. Strecke die Arme auf Schulterhöhe nach vorn aus, wende die Handrücken zueinander und die Handflächen nach außen. Richte den Blick nach vorn und spanne den Bauch leicht nach innen an.
2. Hebe das linke Bein beim Einatmen seitlich höher an und öffne gleichzeitig die Arme zu beiden Seiten, bis die Daumen leicht nach hinten zeigen und sich der Brustkorb weitet. Halte kurz die Spannung und den aufrechten Oberkörper. Führe die Arme beim Ausatmen wieder nach vorn in die Ausgangsposition und senke das Bein kontrolliert zurück knapp über den Boden.

Hinweis: Halte das Standbein stabil und das Knie leicht gebeugt, damit du das Gleichgewicht besser halten kannst. Achte auf einen aufrechten Oberkörper und fließende, kontrollierte Bewegungen.

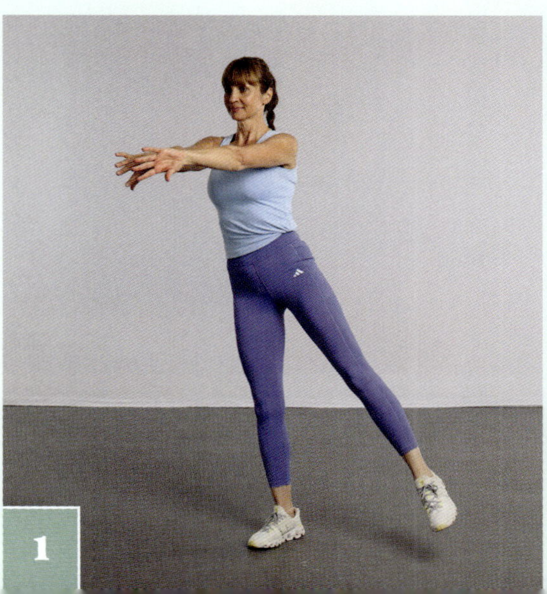
1

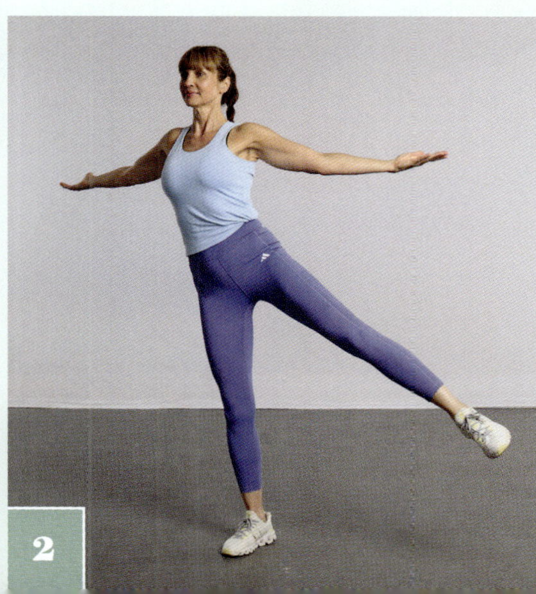
2

Standwaage

1. Verlagere das Gewicht im aufrechten Stand auf das rechte Bein, das Knie ist leicht gebeugt und das Bein stabil. Strecke das linke Bein lang nach hinten, die Fußspitze berührt den Boden. Strecke die Arme zu beiden Seiten, die Handflächen zeigen nach unten. Ziehe den Bauch leicht nach innen, halte den Oberkörper in einer Linie mit dem linken Bein, also leicht nach vorn geneigt. Richte den Blick nach vorn unten. Atme zur Vorbereitung ein.
2. Hebe das linke Bein beim Ausatmen langsam an und verlagere das Körpergewicht nach vorn.
3. Der Oberkörper und das linke Bein bewegen sich gleichzeitig und in einer Linie, bis sie parallel zum Boden ausgerichtet sind. Halte dabei den Rumpf stabil und den Bauch aktiv nach innen gezogen. Die Arme bleiben seitlich ausgebreitet mit den Handflächen nach unten.
4. Führe die Arme schließlich kontrolliert nach vorn, sodass sie in Verlängerung des Oberkörpers über den Kopf ziehen. Die Daumen zeigen nach oben zur Decke – dies ist die Endposition. Halte die Position ruhig und atme gleichmäßig weiter. Kehre mit einem Einatmen kontrolliert in die Ausgangsposition zurück, indem du das linke Bein langsam absenkst und den Oberkörper wieder aufrichtest.

Hinweise:

- Achte auf eine gerade Linie von Kopf bis Fuß. Das Standbein bleibt leicht gebeugt und stabil. Halte den Bauch aktiv angespannt, um das Gleichgewicht zu sichern. Führe die Bewegung langsam und bewusst aus – es zählt die Kontrolle, nicht, wie hoch du das Bein heben kannst.
- Beuge den Oberkörper für eine Einsteiger-Variante nur leicht nach vorn, um die Balance zu üben (Bild 2). Fortgeschrittene dürfen leichte Hanteln in den Händen halten oder die Position länger halten, um Kraft und Stabilität zu steigern.

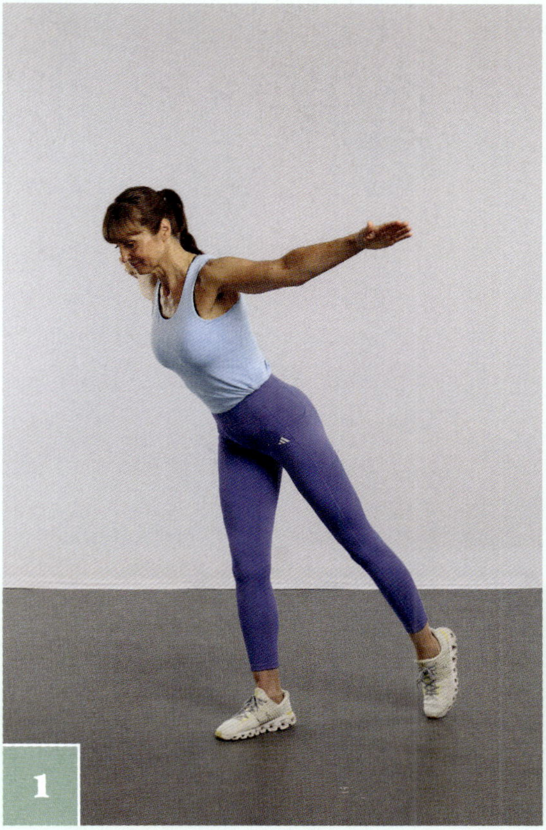
1

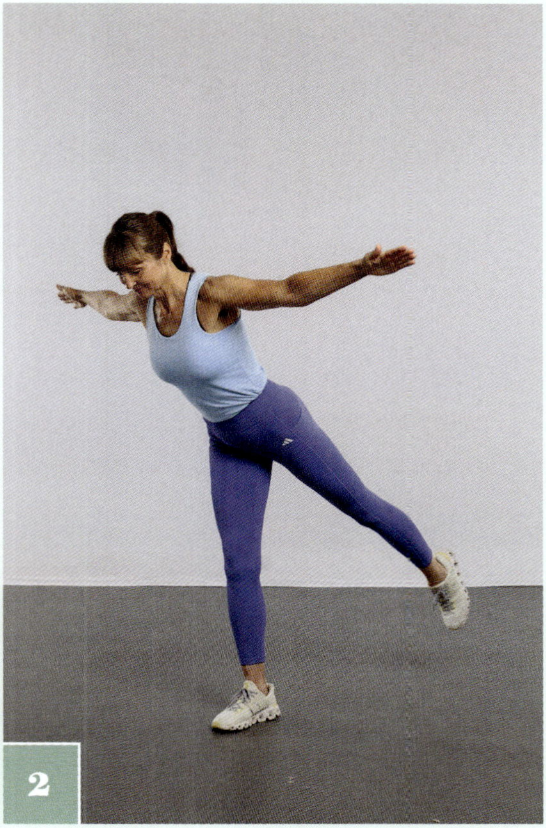
2

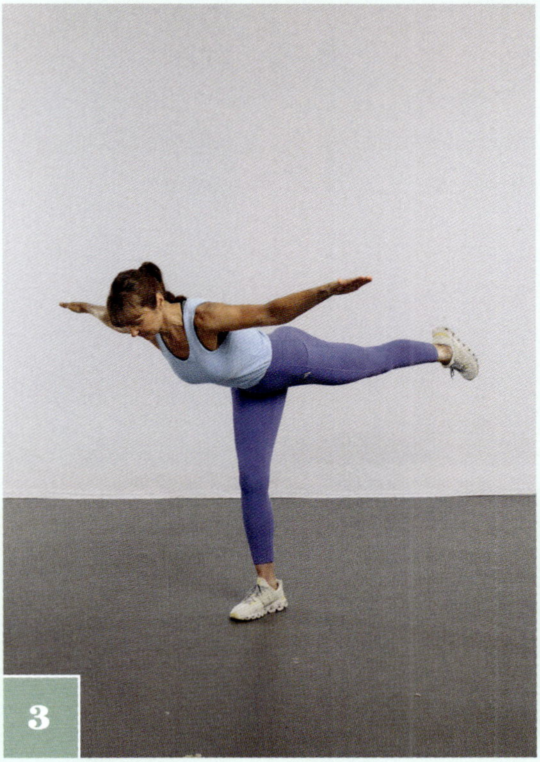
3

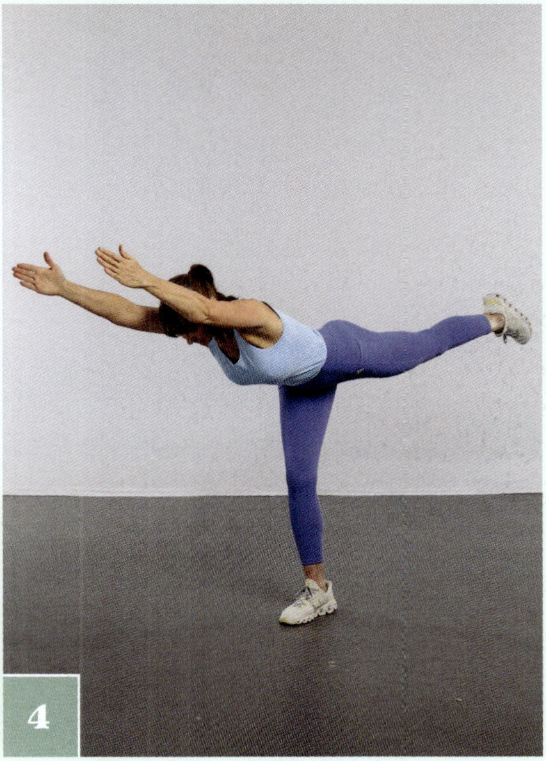
4

Fersenlift mit Armpressen

1. Stelle dich aufrecht mit hüftbreit geöffneten Füßen hin, die Knie leicht gebeugt. Neige den Oberkörper leicht nach vorn, der Rücken ist lang und der Nacken in Verlängerung der Wirbelsäule. Strecke die Arme nach vorn auf Schulterhöhe und parallel zum Boden aus, die Handflächen zeigen nach unten. Ziehe den Bauch leicht nach innen und richte den Blick zum Boden. Atme zur Vorbereitung ein.
2. Drücke dich beim Ausatmen über die Fußballen nach oben, hebe die Fersen vom Boden und strecke dich aktiv in die Länge. Gleichzeitig führe die gestreckten Arme nach hinten, die Handflächen zeigen dabei nach hinten oben. Drücke die Arme leicht nach hinten, um die Schulter- und Armmuskulatur zu aktivieren. Senke die Fersen beim Einatmen kontrolliert ab, führe die Arme wieder nach vorn auf Schulterhöhe und lehne den Oberkörper leicht nach vorn, sodass sich das Gesäß etwas nach hinten schiebt und du in der Ausgangsposition landest.

Hinweise:

- Achte darauf, dass der Rücken gerade bleibt und du den Bauch die ganze Zeit nach innen ziehst, um die Rumpfspannung zu halten. Führe die Bewegung langsam und kontrolliert aus – vermeide Schwung.
- Für eine intensivere Variante kannst du kleine Gewichte oder Wasserflaschen in den Händen halten, um die Schulter- und Armmuskulatur stärker zu aktivieren.

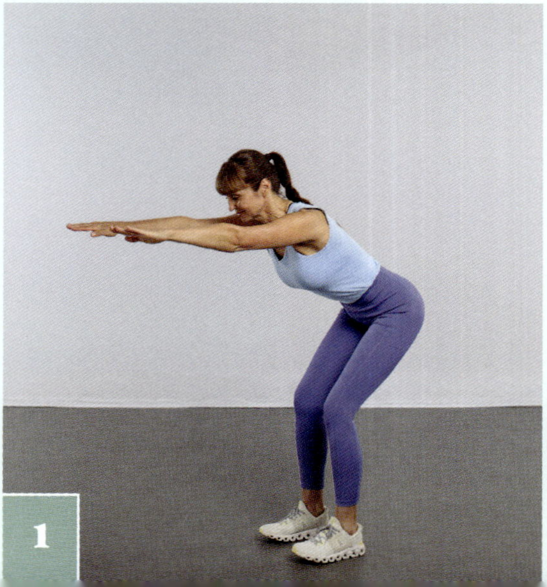
1

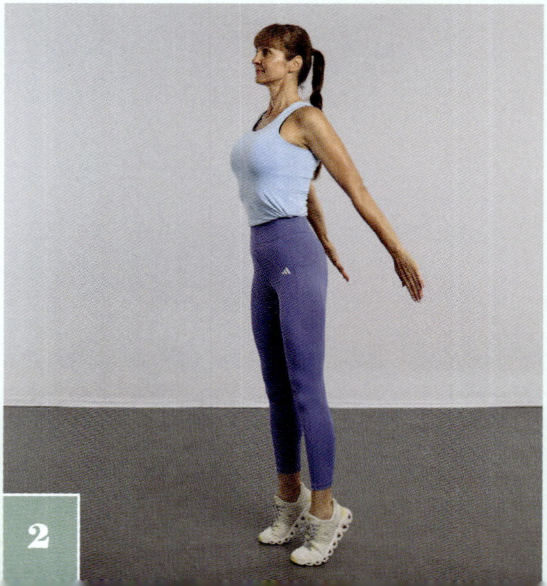
2

Kleine Kniebeuge mit Armkreisen und Beinheben

1. Platziere die Füße im Stehen hüftbreit fest am Boden, beuge die Knie leicht und neige den Oberkörper nach vorn, der Rücken bleibt lang. Ziehe den Bauch leicht nach innen. Lege die Hände locker auf die Knie, die Finger zeigen zueinander. Richte den Blick schräg nach vorn unten, der Hals bleibt lang. Atme zur Vorbereitung ein.
2. Richte dich beim Ausatmen langsam auf, hebe den Oberkörper und führe die Arme über die Seite in einem großen Kreis nach oben. Strecke dich aktiv nach oben und hebe gleichzeitig das linke Bein leicht vom Boden an. Halte kurz die Spannung in der aufgerichteten Position. Senke das Bein beim Einatmen kontrolliert ab und führe die Arme über die Seite wieder zurück nach unten. Setze die Hände erneut locker auf die Knie und kehre in die halbe Kniebeuge zurück. Wechsle anschließend die Seite, indem du beim nächsten Durchgang das rechte Bein anhebst.

Hinweise:

- Achte darauf, dass das Standbein leicht gebeugt bleibt, um die Gelenke zu entlasten. Halte die Bewegung fließend und kontrolliert, arbeite ohne Schwung. Der Bauch bleibt aktiv und der Rücken während der gesamten Bewegung stabil.
- Hebe das Bein für mehr Herausforderung höher an oder halte es kurz in der oberen Position, bevor du in die Kniebeuge zurückkehrst.

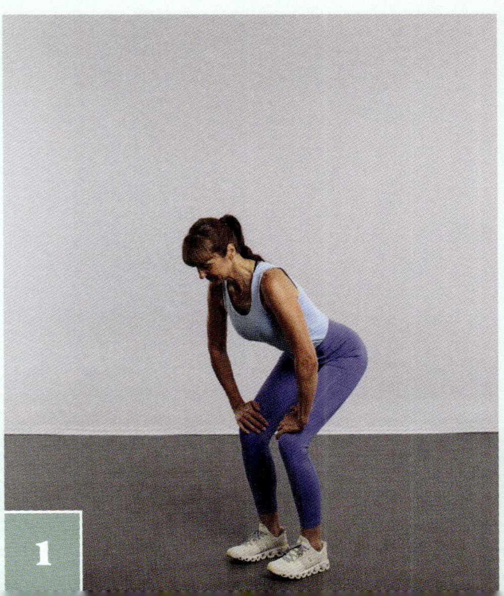

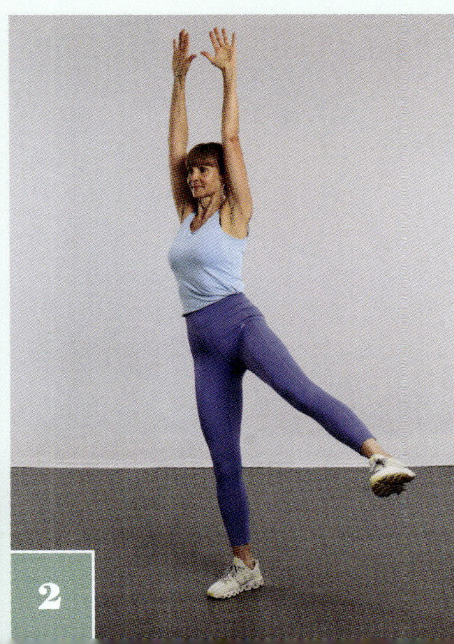

Diagonales Knieheben mit Armheben

1. Stelle dich aufrecht mit hüftbreit geöffneten Füßen hin. Lasse die Arme locker neben dem Körper hängen, ziehe den Bauch leicht nach innen. Der Rücken ist lang. Richte den Blick geradeaus. Atme zur Vorbereitung ein.
2. Hebe beim Ausatmen das linke Knie nach oben und führe gleichzeitig den rechten Arm nach oben. Der Oberkörper bleibt aufgerichtet, die Bewegung kommt aus der Rumpfmuskulatur. Halte kurz die Spannung in dieser diagonalen Position.
3. Dann folgt die andere Seite: Hebe das rechte Knie und strecke den linken Arm nach oben. Führe die Bewegung abwechselnd rechts und links sowie in einem ruhigen Rhythmus aus.

Hinweise:
- Halte die Bauchmuskulatur aktiv angespannt, um die Bewegung zu stabilisieren. Vermeide ein Hohlkreuz – der Rücken bleibt lang und aufrecht. Führe die Bewegung kontrolliert und fließend aus, ohne Schwung.
- Verwende für mehr Intensität leichte Hanteln oder Wasserflaschen, die du in den Händen hältst.

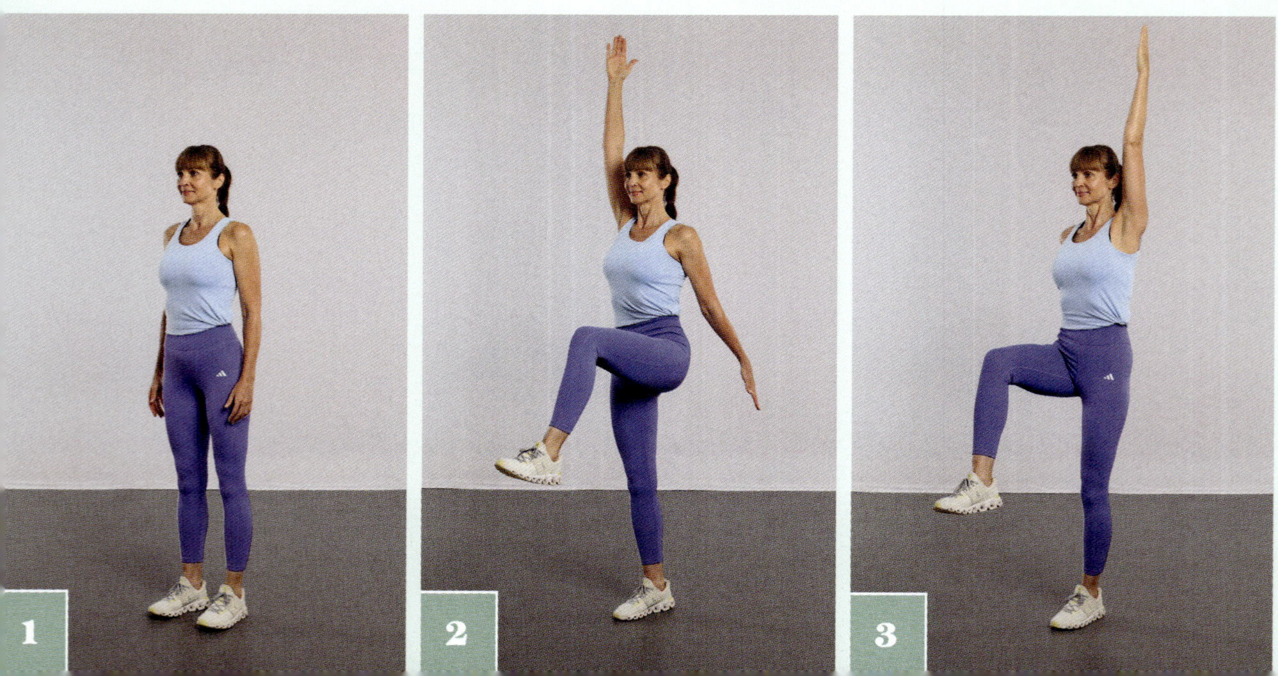

Beinpendel

1. Stelle dich aufrecht auf das rechte Bein, beuge das Knie leicht und halte es stabil. Lege die Hände locker auf die Hüften, ziehe den Bauch leicht nach innen und halte den Oberkörper aufrecht. Strecke das linke Bein lang aus und hebe es leicht vom Boden ab – die Fußspitze zeigt nach vorn. Führe das Bein beim Einatmen aus der Hüfte nach vorn, ohne den Oberkörper zu bewegen.
2. Pendle mit dem Bein beim Ausatmen zurück nach hinten, ebenfalls aus der Hüfte heraus. Der Oberkörper bleibt dabei aufgerichtet.

Hinweise:

- Halte die Bauchmuskulatur aktiv, um das Gleichgewicht zu stabilisieren.
- Die Bewegung kommt aus der Hüfte, nicht aus dem Knie. Das Standbein bleibt leicht gebeugt, um die Gelenke zu entlasten.
- Der Bewegungsausschlag kann je nach Beweglichkeit variieren – klein und kontrolliert ist völlig ausreichend.
- Um dein Gleichgewichtstraining zu intensivieren, kannst du die Hände zur Seite ausbreiten. Wenn die Mobilität dein Hauptanliegen ist, dann führe das Bein nach vorn und hinten noch etwas höher, ohne den Oberkörper zu beugen.

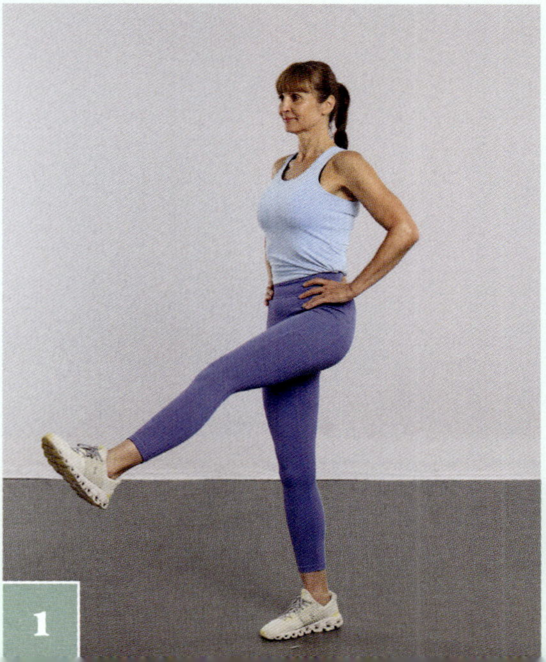

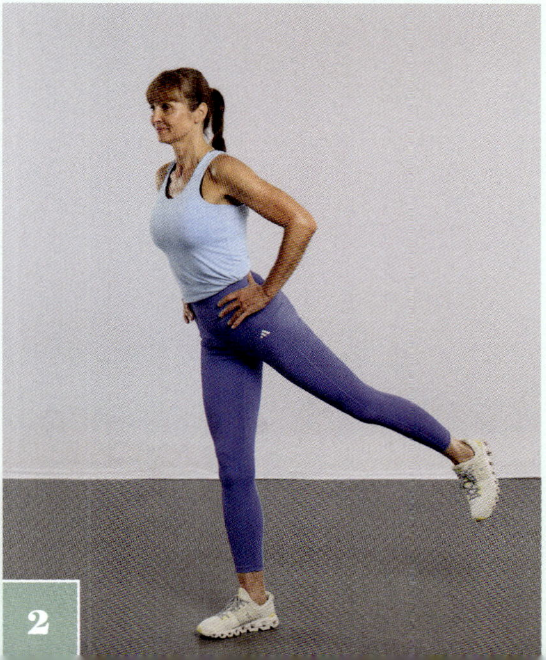

Dehnen für einen bewussten Abschluss und Entspannung

Dehnübungen bilden den sanften Ausklang deines Trainings und helfen deinem Körper, wieder zur Ruhe zu kommen. Während du dich dehnst, verlangsamen sich Atem und Puls, und der Körper bekommt das Signal: »Entspannen und loslassen«. Das fördert die Erholung, löst Spannungen und hält die Durchblutung aufrecht. Besonders in stressanfälligeren Phasen ist das Dehnen ein wertvoller Moment zum Durchatmen. Lass die Schwerkraft für dich arbeiten, atme ruhig und dehne immer mit Achtsamkeit – so gönnst du deinem Körper einen entspannenden Abschluss.

Entspannung für Nacken und Trapezmuskel

1. Stelle dich aufrecht mit hüftbreit geöffneten Füßen hin. Greife mit der linken Hand über den Kopf und lege sie sanft auf die rechte Seite des Kopfes, nahe dem Ohr. Ziehe den Kopf vorsichtig nach links, während du die rechte Schulter sanft nach unten drückst. Halte die Position etwa 20 bis 30 Sekunden, atme dabei ruhig und gleichmäßig weiter.
2. Löse die Spannung langsam und wiederhole die Übung auf der anderen Seite, indem du die rechte Hand auf die linke Kopfseite legst und den Kopf vorsichtig nach rechts ziehst.

Hinweis: Ziehe den Kopf sanft nur so weit, dass du ein angenehmes Dehngefühl spürst, es also nicht schmerzhaft ist.

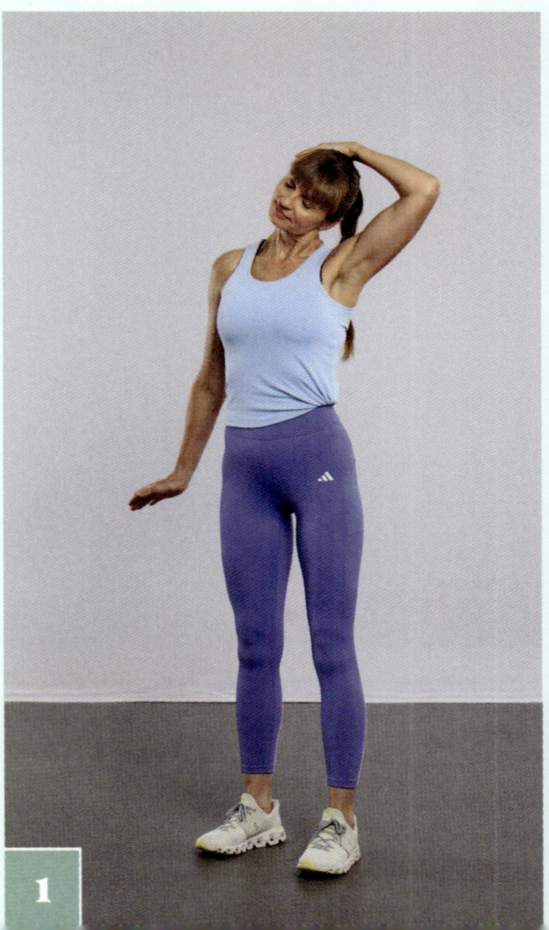
1

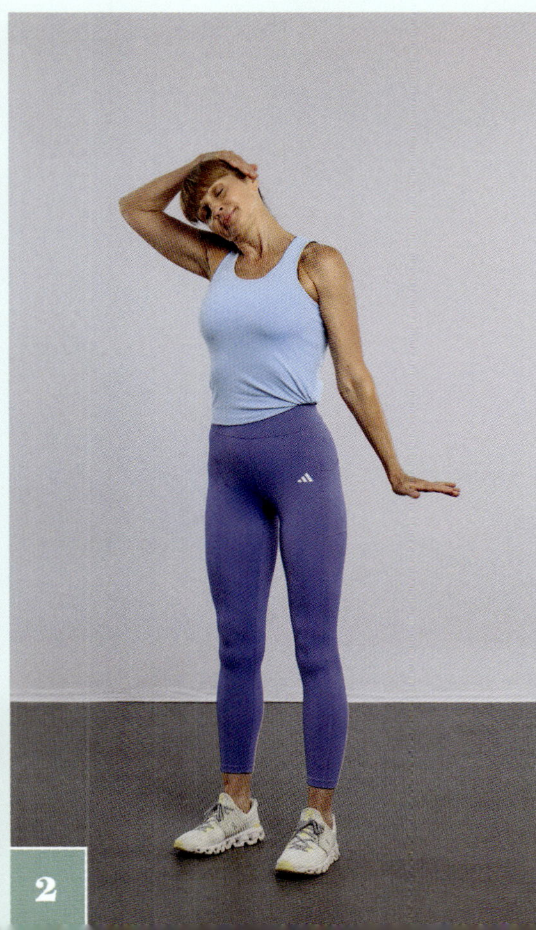
2

Dehnung der Schulterrückseite

Stelle dich aufrecht hin, die Füße hüftbreit, die Knie leicht gebeugt. Führe den rechten Arm gerade vor die Brust. Lege die linke Hand sanft auf den rechten Arm und ziehe ihn vorsichtig zur linken Seite, bis du eine angenehme Dehnung in der Schulterrückseite spürst. Halte die Position 20 bis 30 Sekunden und atme dabei ruhig und gleichmäßig weiter. Löse die Dehnung langsam und wiederhole die Übung mit dem anderen Arm.

Hinweis: Achte darauf, dass die Schulter tief bleibt und vom Ohr weggezogen ist, während du die Dehnung ausführst.

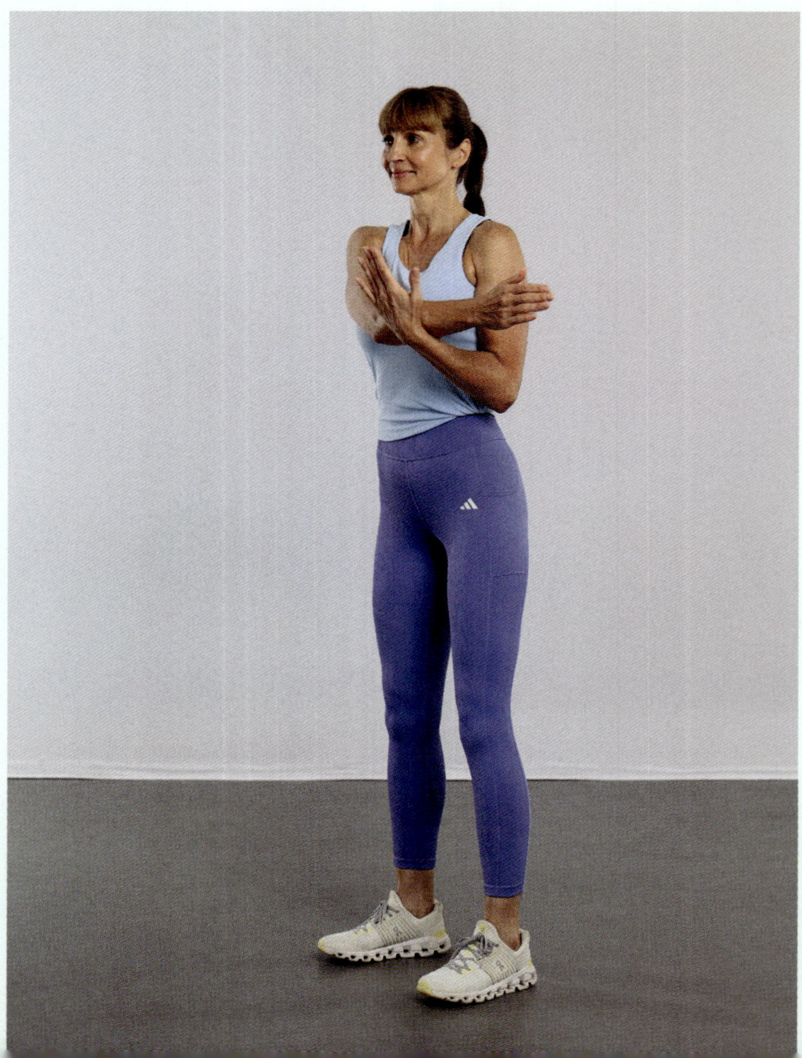

Brust- und Schulterdehnung an der Wand

Stelle dich seitlich zu einer Wand, die Beine in Schrittstellung, um stabil zu stehen. Lege den rechten Arm gestreckt waagerecht auf Schulterhöhe mit der Handfläche an die Wand. Drehe den Oberkörper beim Ausatmen langsam weg von der Wand, bis du eine angenehme Dehnung in der Brust- und Schultervorderseite spürst. Halte die Position 20 bis 30 Sekunden und atme dabei ruhig weiter. Löse den Arm langsam wieder von der Wand und wechsle die Seite.

Hinweis: Halte die Schulter tief und entspannt, ziehe sie weg vom Ohr.

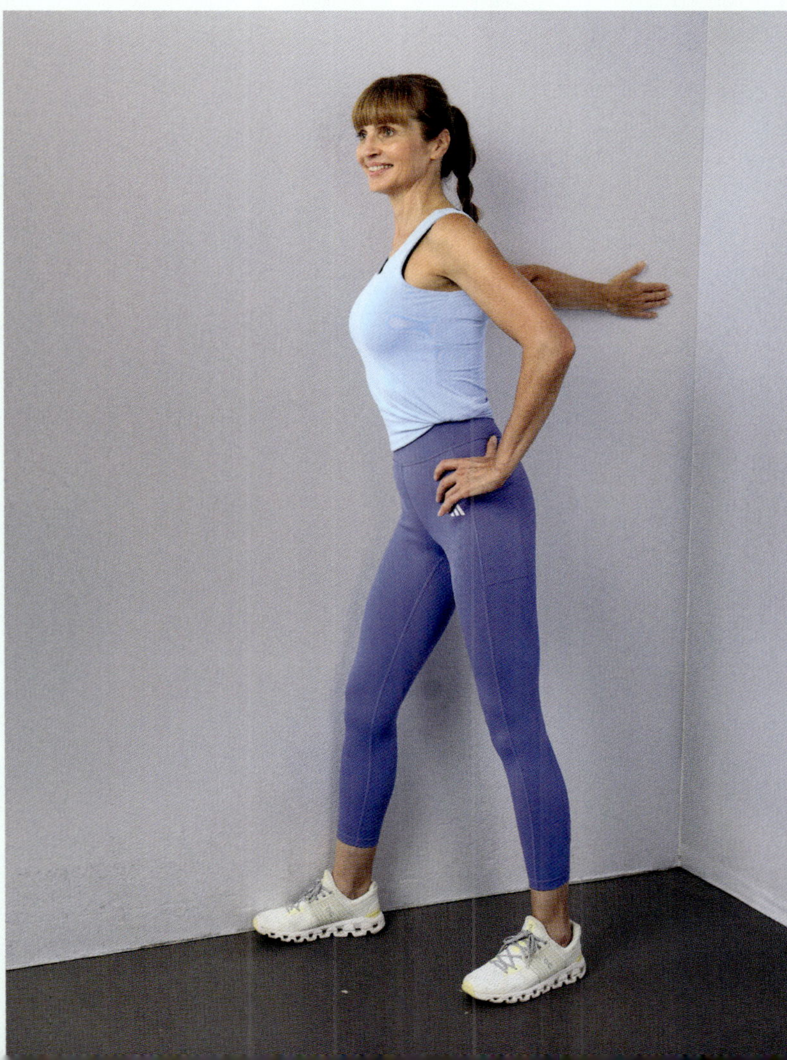

Schulter- und Rückendehnung

1. Stelle dich aufrecht hin, die Füße etwa hüftbreit geöffnet. Lass die Schultern locker nach unten sinken und richte die Wirbelsäule lang auf. Richte den Blick zunächst geradeaus.
2. Verschränke die Finger vor dem Körper und strecke die Arme nach vorn aus. Beuge dabei die Ellenbogen leicht, sodass die Arme leicht gerundet sind und sich die Schulterblätter aktiv voneinander entfernen. Lass den Kopf sanft nach vorn sinken, das Kinn bewegt sich Richtung Brustbein. Halte die Position für einige Atemzüge.

Hinweise:
- Schiebe die Hände beim Ausatmen bewusst etwas weiter nach vorn, ziehe den Bauch leicht nach innen und spüre, wie sich die Dehnung zwischen den Schulterblättern und im oberen Rücken verstärkt.
- Diese Dehnung kannst du auch gut im Sitzen durchführen.

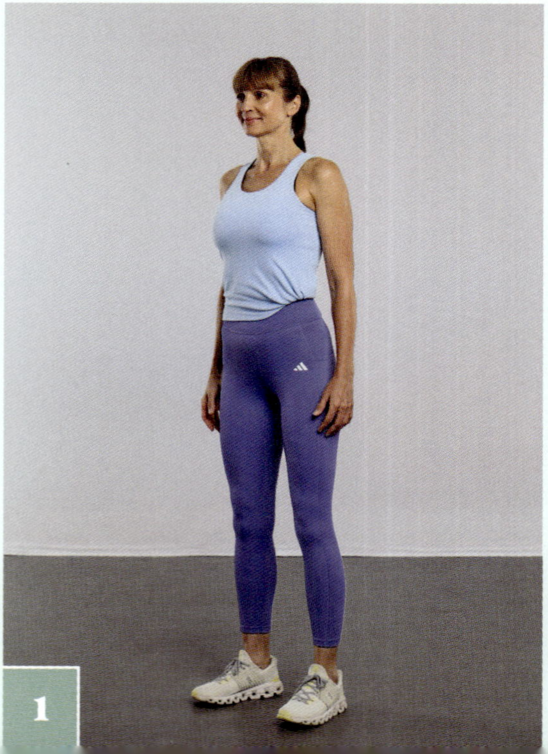

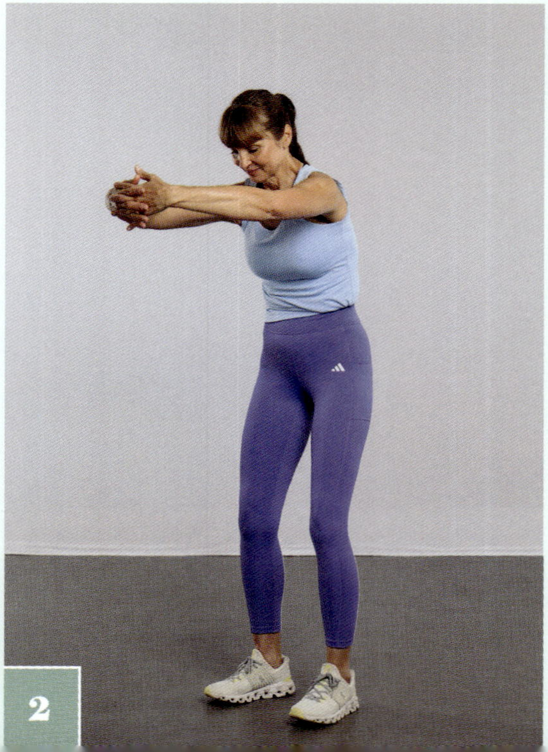

Trizepsdehnung

Stelle dich aufrecht hin, die Füße hüftbreit geöffnet. Hebe den rechten Arm nach oben und beuge den Ellenbogen, sodass die rechte Hand zwischen die Schulterblätter oder so weit wie angenehm am Rücken liegt. Führe die linke Hand nach oben und lege sie sanft auf den rechten Ellenbogen. Ziehe den rechten Ellenbogen beim Ausatmen mit der linken Hand sanft hinter dem Kopf nach links hinten und unten, bis du eine angenehme Dehnung an der Rückseite des rechten Oberarms spürst. Halte die Position für einige Atemzüge, atme ruhig weiter. Wechsle die Seite.

Hinweise:

- Vermeide es, die Schultern nach oben zu ziehen – halte sie locker und senke sie nach unten. Der Kopf bleibt in Verlängerung der Wirbelsäule. Ziehe den Bauch aktiv nach innen, um ein Hohlkreuz zu vermeiden.
- Für eine intensivere Dehnung neige dich leicht zur Gegenseite, wenn der rechte Ellenbogen oben ist, dann neige dich also nach links. Dadurch wird zusätzlich die seitliche Rumpfmuskulatur gedehnt und mobilisiert.

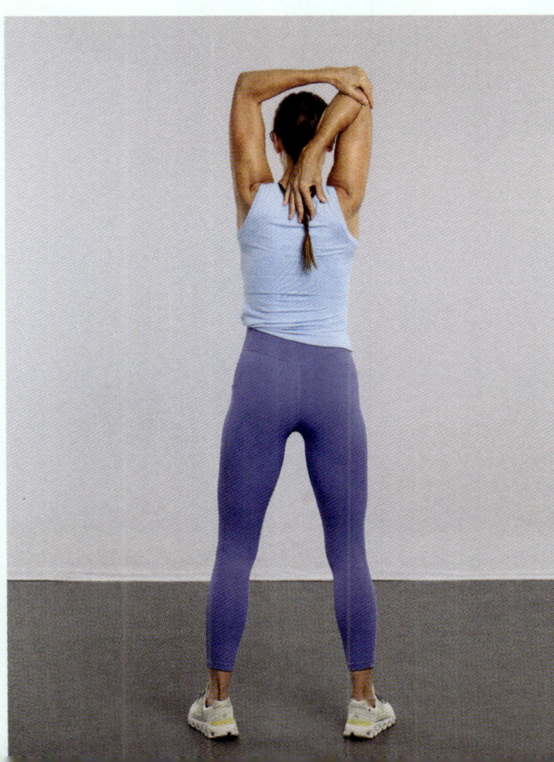

Bizepsdehnung

Stelle dich aufrecht hin, die Füße hüftbreit geöffnet. Richte die Wirbelsäule lang auf, das Brustbein hebt sich sanft, die Schultern sinken locker nach unten und hinten. Führe beide Arme hinter den Körper, die Ellenbogen bleiben gestreckt. Spreize die Arme dabei leicht seitlich vom Oberkörper nach hinten ab, etwa in einem 45-Grad-Winkel. Drehe nun die Daumen langsam nach außen und weiter nach hinten, bis du eine angenehme Dehnung an der Vorderseite der Oberarme und im Schulterbereich spürst. Halte die Position für einige Atemzüge, bleibe dabei aufrecht und gelöst.

Hinweis: Achte darauf, die Rippen »weich« zu halten und die Dehnung aus den Schultern entstehen zu lassen – nicht aus einem Hohlkreuz oder einem nach vorn geschobenen Brustkorb.

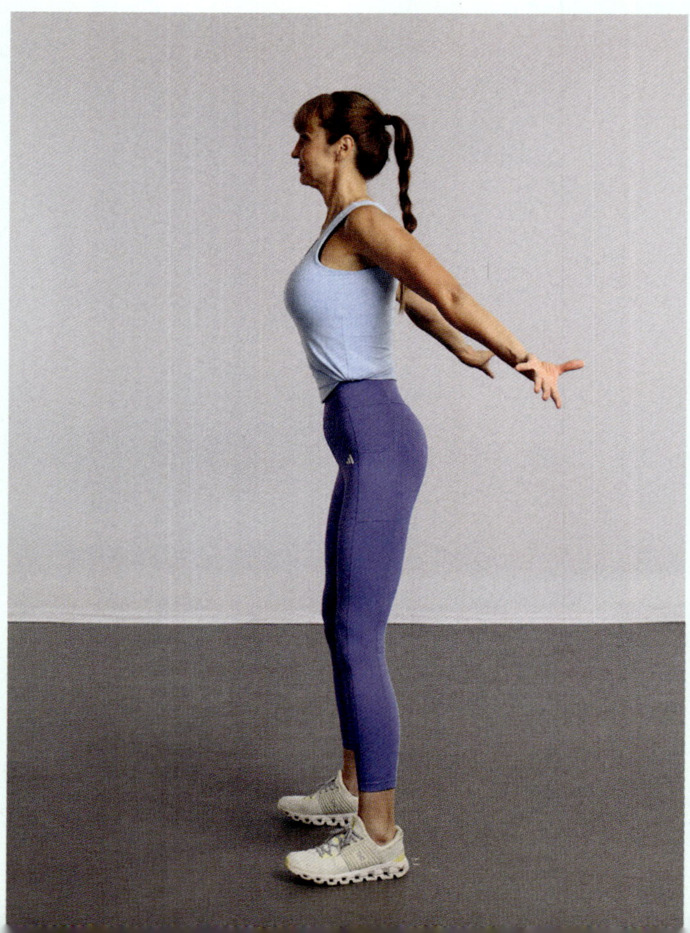

Flankendehnung im Stehen

Stelle dich aufrecht hin, kreuze das linke Bein hinter das rechte, sodass die Fußspitzen nebeneinanderstehen und das Gewicht gleichmäßig auf beide Füße verteilt bleibt. Hebe den linken Arm über die Seite nach oben und führe ihn über den Kopf zur rechten Seite, bis du eine angenehme Dehnung in der linken Flanke spürst. Stütze die rechte Hand locker auf die Hüfte und stabilisiere so die Seitneigung. Der Oberkörper bildet eine sanfte Bogenform –in Form einer Banane –, die Dehnung zieht von der Hüfte über die Taille bis in den Arm hinein. Löse die Position und wiederhole die Übung auf der anderen Seite.

Hinweis: Für eine intensivere Dehnung kannst du mit der rechten Hand das linke Handgelenk greifen und den Arm noch etwas weiter sanft zur rechten Seite ziehen.

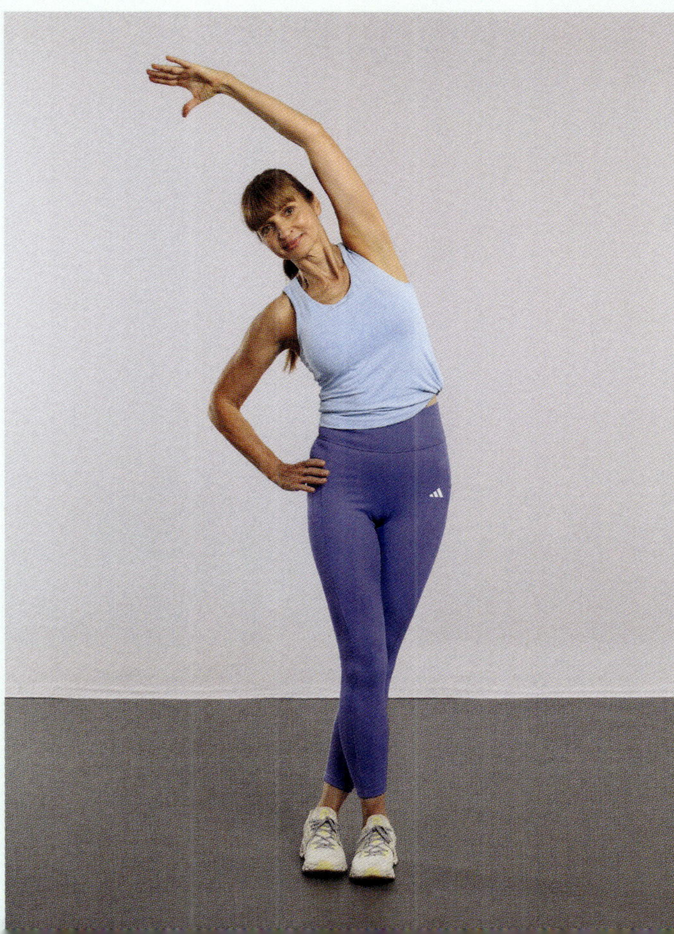

Flankendehnung im Sitzen

Setze dich auf die Matte. Winkle beide Beine an, ziehe das rechte Bein nach rechts hinten, sodass der rechte Fuß nach hinten zeigt und das Bein entspannt auf der Matte liegt. Lege auch das linke Bein auf die Matte, sodass das linke Knie nach links beziehungsweise vorn und der Unterschenkel und Fuß nach rechts zeigen. Der linke Fuß liegt vor dem rechten Knie. Richte den Oberkörper auf, lasse die Schultern locker. Lege die rechte Hand locker an den rechten Knöchel oder auf die Matte neben dir, um dich leicht abzustützen. Hebe den linken Arm über die Seite nach oben und führe ihn über den Kopf. Neige dich so weit zur rechten Seite, bis du eine angenehme Dehnung in der linken Flanke spürst. Richte den Blick nach unten in Richtung des rechten Beins oder zur Matte – so bleibt der Nacken entspannt. Komme mit einer Einatmung langsam zurück in die Mitte, richte dich auf und wiederhole die Übung zur anderen Seite.

Hinweis: Der linke Sitzbeinhöcker bleibt möglichst in Kontakt mit der Matte, dann dehnt sich die gesamte linke Körperseite effektiv.

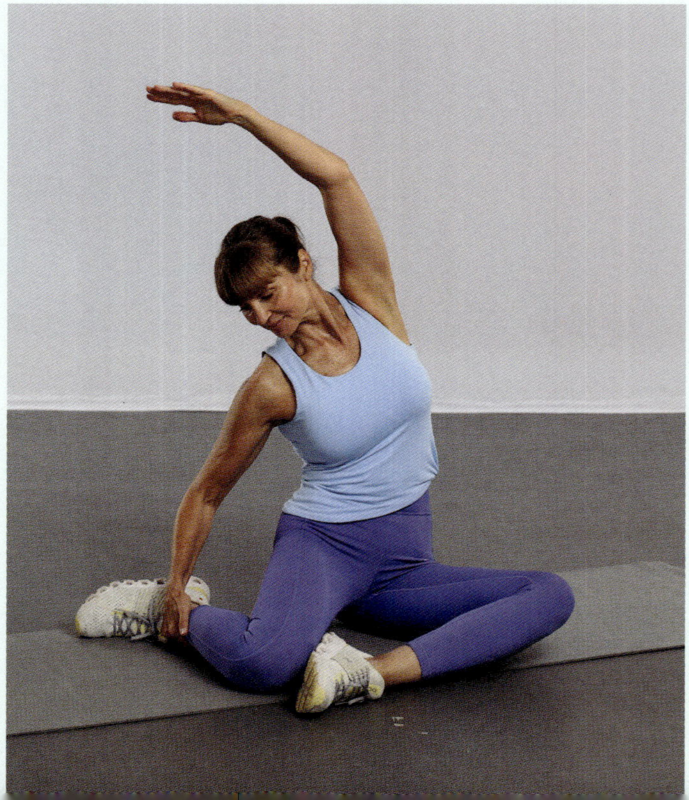

Rumpfrotation im Liegen

1. Lege dich auf den Rücken und stelle die Beine auf. Breite die Arme seitlich auf Schulterhöhe aus, die Handflächen zeigen nach unten und geben Stabilität. Atme zur Vorbereitung ein.
2. Lasse mit dem Ausatmen beide Knie langsam nach rechts sinken, bis sie bequem auf der Matte ruhen oder knapp über der Matte schweben. Drehe den Kopf in die entgegengesetzte Richtung, nach links, sodass eine sanfte Rotation durch die gesamte Wirbelsäule entsteht. Halte beide Schulterblätter so weit wie möglich auf der Matte, um die Dehnung in der Rücken- und Rumpfmuskulatur zu intensivieren. Bleibe 30 Sekunden in dieser Position. Stelle die Beine wieder auf und richte den Kopf wieder mittig aus. Wiederhole die Bewegung zur anderen Seite.

Hinweis:

- Für eine noch intensivere Kräftigung der Bauch- und Rumpfmuskulatur bewege die aufgestellten Beine abwechselnd nach rechts und links. In diesem Fall arbeitet die schräge Bauchmuskulatur intensiv, die die Beine immer wieder aus der seitlichen Position in die Mitte zurückzieht.
- Wenn du die Dehnung intensivieren möchtest, kannst du das obere Bein leicht mit der rechten Hand etwas näher Richtung Boden ziehen, während du das untere Bein ausstreckst.

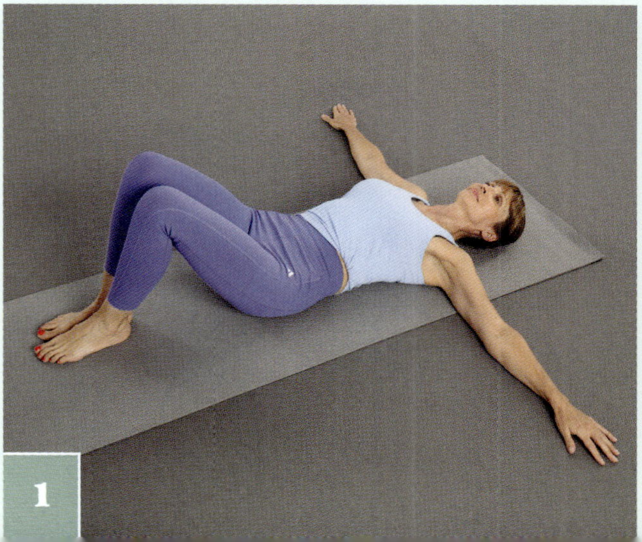

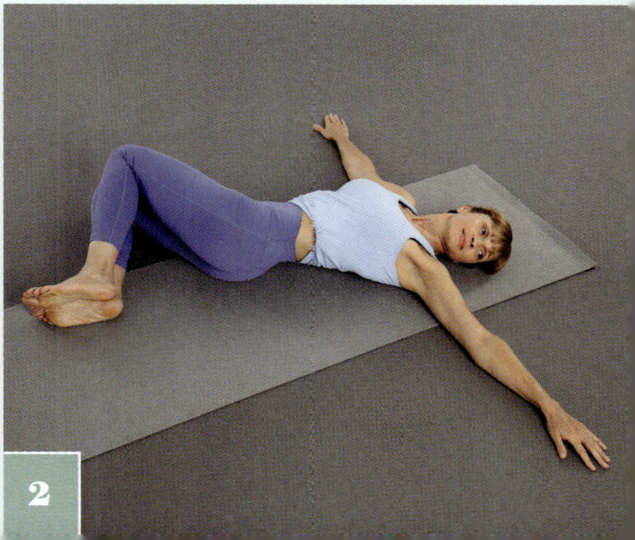

Körpervorderseitendehnung in der Bauchlage

1. Lege dich auf einer Matte auf den Bauch. Strecke die Beine lang und parallel aus, die Fußrücken liegen entspannt auf dem Boden. Stütze dich auf die Unterarme, die Ellenbogen befinden sich unter den Schultern. Ziehe die Schultern sanft weg von den Ohren, der Nacken bleibt lang. Hebe den Oberkörper sanft an, die Brust dehnt sich dabei nach vorn. Richte den Blick leicht nach vorn, ohne den Nacken zu überstrecken. Spüre die sanfte Streckung entlang der Wirbelsäule und die Öffnung der Brust- und Bauchmuskulatur. Halte die Position für einige Atemzüge, atme ruhig und gleichmäßig.
2. **Variante »Kobra«:** Drücke die Handflächen sanft in den Boden und strecke die Arme, bis der Oberkörper sich hebt. Richte den Blick auch hier nach vorn, das Brustbein zieht nach oben, während die Schultern tief und die Schulterblätter leicht nach hinten unten sinken. Lasse die Beine lang und entspannt mit den abgelegten Fußrücken auf der Matte liegen.

Hinweis: Spanne die Rückenmuskulatur an und hebe den Rücken aus dieser Spannung, damit du dich nicht ausschließlich durch den Druck der Hände nach oben schiebst. Halte das Becken und die Hüftknochen in Kontakt mit der Matte, um den unteren Rücken zu entlasten.

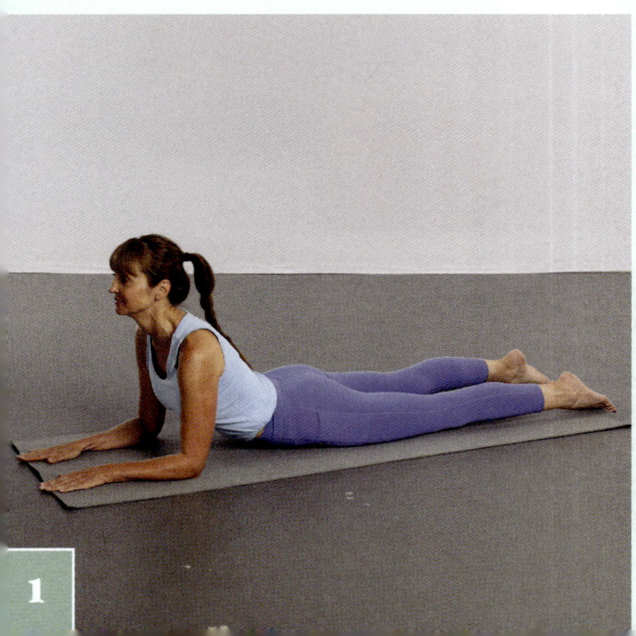

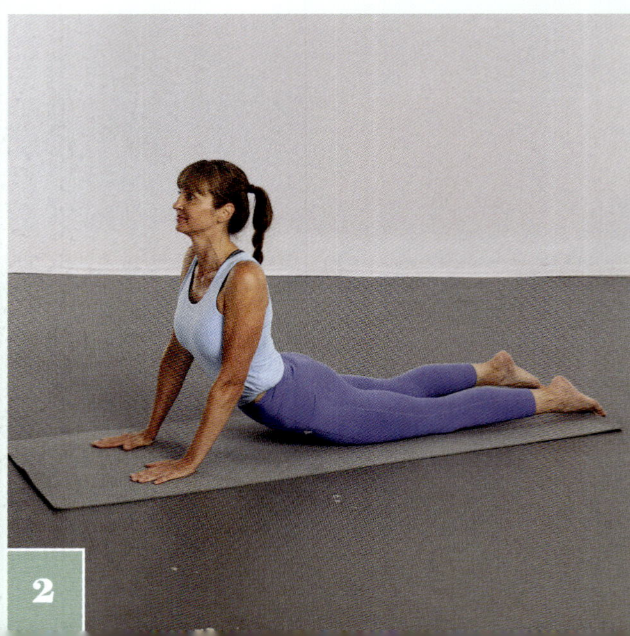

Drehsitz

Setze dich aufrecht auf die Matte. Strecke das rechte Bein lang nach vorn aus. Winkle das linke Bein an und stelle es über das rechte Bein hinweg, sodass die linke Fußsohle neben dem rechten Knie auf dem Boden steht. Richte die Wirbelsäule ganz lang auf – der Scheitel zieht nach oben, die Schultern bleiben entspannt. Lege die rechte Hand an die Außenseite des linken Knies und beginne, den Oberkörper sanft nach links zu drehen. Setze die linke Hand hinter dem Gesäß auf und nutze sie als leichten Stützpunkt, um dich aufzurichten (nicht, um dich weiter in die Rotation zu ziehen). Blicke über die linke Schulter nach hinten. Bleibe für ein paar Atemzüge in dieser Haltung. Löse sie langsam auf, drehe dich wieder zur Mitte und wechsle die Seite.

Hinweis: Finde mit jeder Einatmung Länge in der Wirbelsäule, drehe den Oberkörper mit jeder Ausatmung sanft etwas weiter, ohne Druck auszuüben.

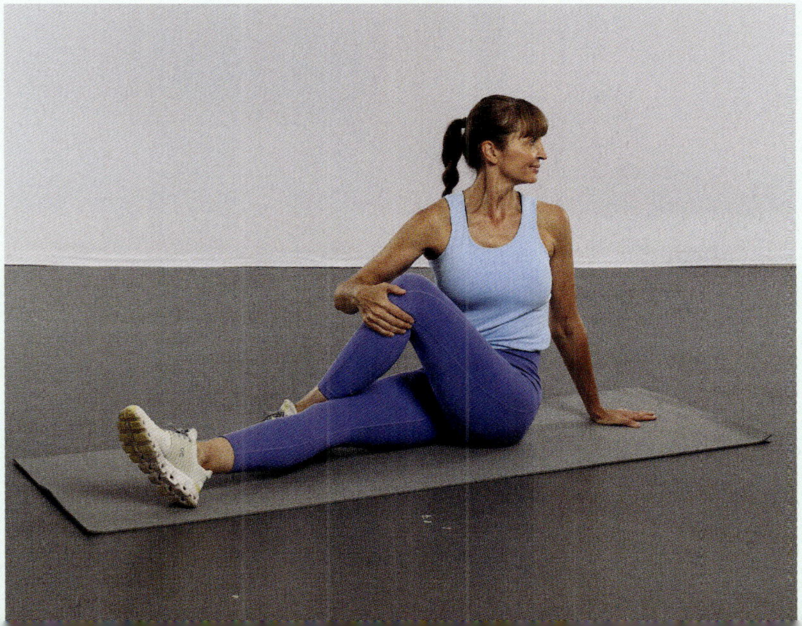

Hüftbeugerdehnung im Stehen

Stelle in der Schrittstellung das rechte Bein nach vorn, das linke Bein nach hinten. Beuge beide Knie, hebe die linke Ferse an. Lege die Hände auf die Hüften und richte den Blick nach vorn. Das Becken bleibt gerade ausgerichtet, schiebe die linke Hüfte sanft nach vorn, um die Dehnung in der vorderen Hüftpartie der linken Seite zu spüren. Halte den Oberkörper aufrecht und die Wirbelsäule lang. Verweile für einige Atemzüge in der Dehnung, dann löse langsam und wechsle die Seite.

Hinweis: Achte darauf, den Rücken lang zu lassen und nicht ins Hohlkreuz zu fallen. Ziehe das Steißbein leicht nach unten und halte eine sanfte Spannung im Bauch.

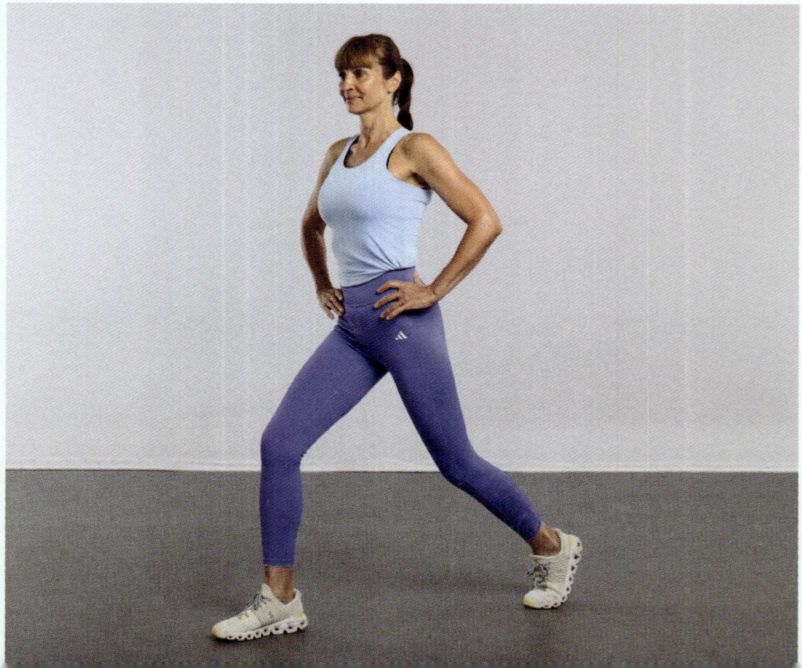

Hüftbeugerdehnung im halben Kniestand

1. Komme in einen großen Ausfallschritt mit dem linken Bein nach hinten und lege das linke Knie am Boden ab. Das rechte Bein steht vorn, der Fuß ist vollständig aufgesetzt. Lege die Hände locker auf den rechten Oberschenkel und richte den Oberkörper auf. Blicke geradeaus und halte den Oberkörper aufrecht. Schiebe das rechte Knie so weit nach vorn, bis du eine angenehme Dehnung in der vorderen Hüftpartie der linken Seite spürst. Halte dabei das Becken gerade und vermeide ein Hohlkreuz. Die Wirbelsäule bleibt lang, die Schultern entspannt. Halte die Position 20 bis 30 Sekunden und löse die Dehnung langsam. Wechsle dann die Seite.
2. Für eine intensivere Variante löse nun das linke Knie vom Boden und drücke die Zehen des linken Fußes in den Boden. Strecke das hintere Bein, sodass die Dehnung in der vorderen Hüftpartie intensiver wird.

Hinweise:

- Achte darauf, dass das vordere Knie über dem Sprunggelenk bleibt und nicht über die Fußspitze hinausgeht.
- Achte darauf, dass der Oberkörper aufrecht bleibt und das Becken weiterhin gerade ausgerichtet ist.

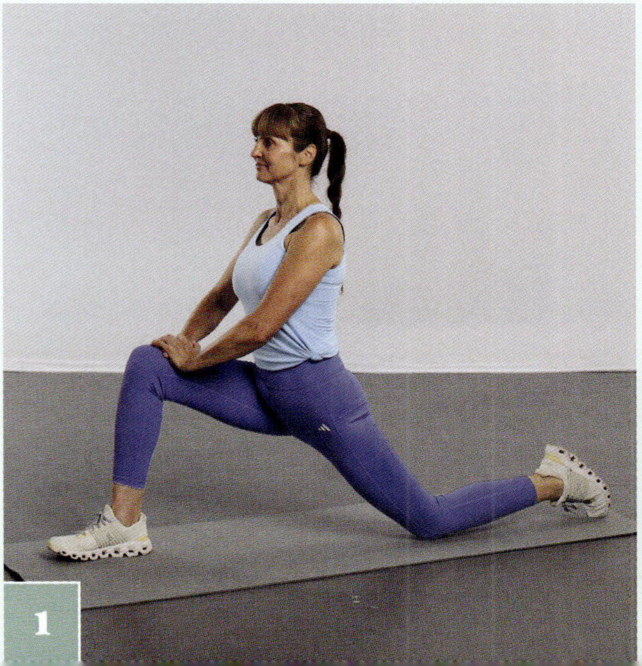
1

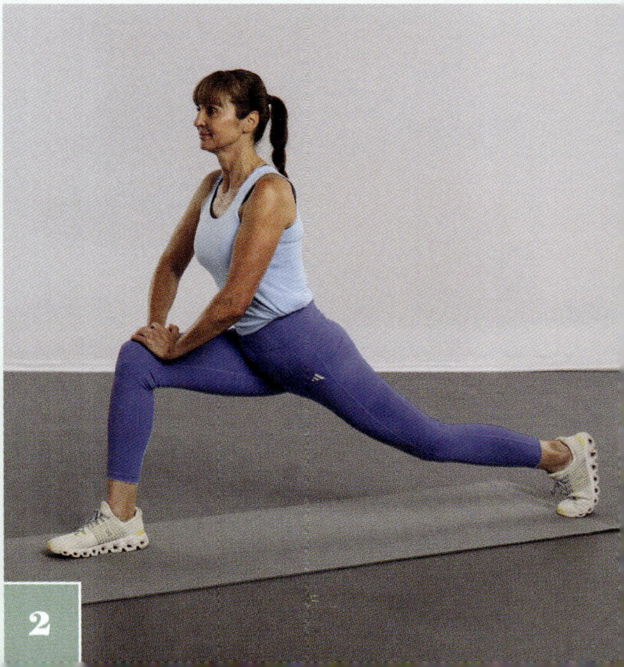
2

Knie zur Brust

Lege dich auf den Rücken, beuge beim Ausatmen beide Knie und ziehe sie sanft zur Brust. Umschließe die Schienbeine mit den Armen, halte das Becken leicht aufgerichtet und den Rücken lang. Der Kopf liegt bequem auf der Matte, der Nacken ist entspannt. Spüre, wie der untere Rücken sich dehnt und gleichzeitig loslassen darf. Bleibe einige Atemzüge in dieser Haltung, strecke die Beine dann langsam wieder aus.

Hinweis: Ziehe die Knie nur so weit heran, dass der untere Rücken weich in den Boden sinken kann, ohne den Atem anzuhalten oder Druck nach unten aufzubauen.

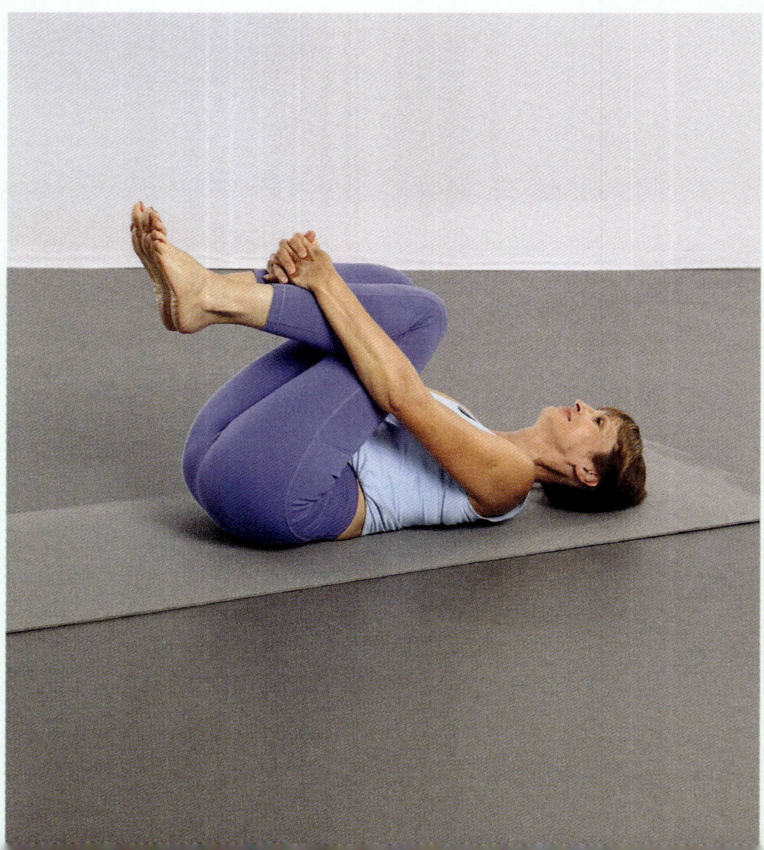

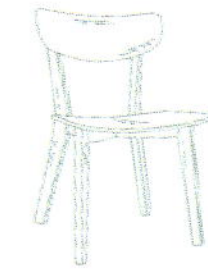

Gesäßdehnung im Sitzen

Setze dich auf die vordere Kante des Stuhls, die Füße fest auf dem Boden. Hebe das rechte Bein an und lege den rechten Fußknöchel auf den linken Oberschenkel. Lasse das Knie seitlich nach außen unten sinken. Lege die Hände auf den rechten Unterschenkel. Richte den Oberkörper bewusst lang nach oben auf – der Scheitel zieht Richtung Decke, die Schultern bleiben entspannt. Spüre mit einer Einatmung die Länge in der Wirbelsäule, mit der Ausatmung beginne, den Oberkörper sanft nach vorn über das rechte Bein zu neigen. Bleibe einige Atemzüge in dieser Haltung und spüre die entspannende Wirkung in Gesäß, Hüfte und unterem Rücken. Um die Übung zu lösen, richte den Oberkörper langsam wieder auf, löse das Bein und wiederhole die Übung auf der anderen Seite.

Hinweis: Achte darauf, dass der Rücken lang bleibt. Je weiter du dich nach vorn beugst, desto mehr spürst du die Dehnung in der seitlichen Gesäßmuskulatur und in der Hüfte.

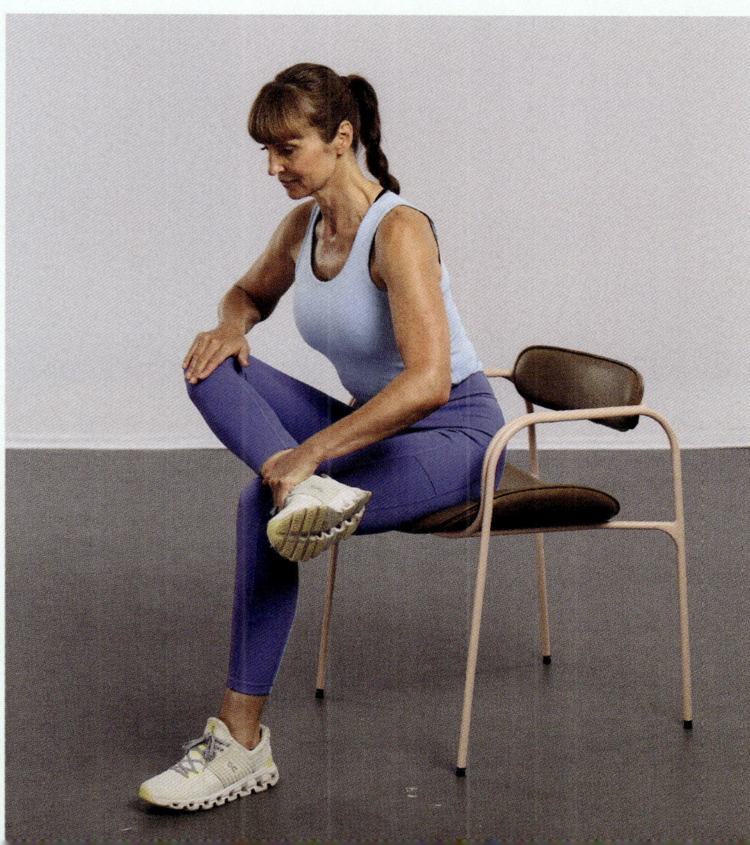

Gesäßdehnung im Liegen

Lege dich auf den Rücken, stelle die Füße hüftbreit auf den Boden. Lege das linke Fußgelenk über das rechte Knie. Greife mit beiden Händen durch die Beine zum rechten Oberschenkel und ziehe das rechte Bein sanft zum Oberkörper heran. Das linke Knie zeigt dabei leicht nach außen, die Wirbelsäule bleibt lang, der Rücken flach auf der Matte. Lasse die Schultern in die Matte sinken, der Nacken bleibt entspannt. Mit jeder Einatmung verlängere die Wirbelsäule, mit jeder Ausatmung darfst du das rechte Bein sanft noch etwas näher zu dir ziehen – ohne Druck, nur soweit es angenehm ist. Um die Übung zu lösen, lasse das Bein langsam los, setze die Füße wieder auf, und wiederhole die Dehnung auf der anderen Seite.

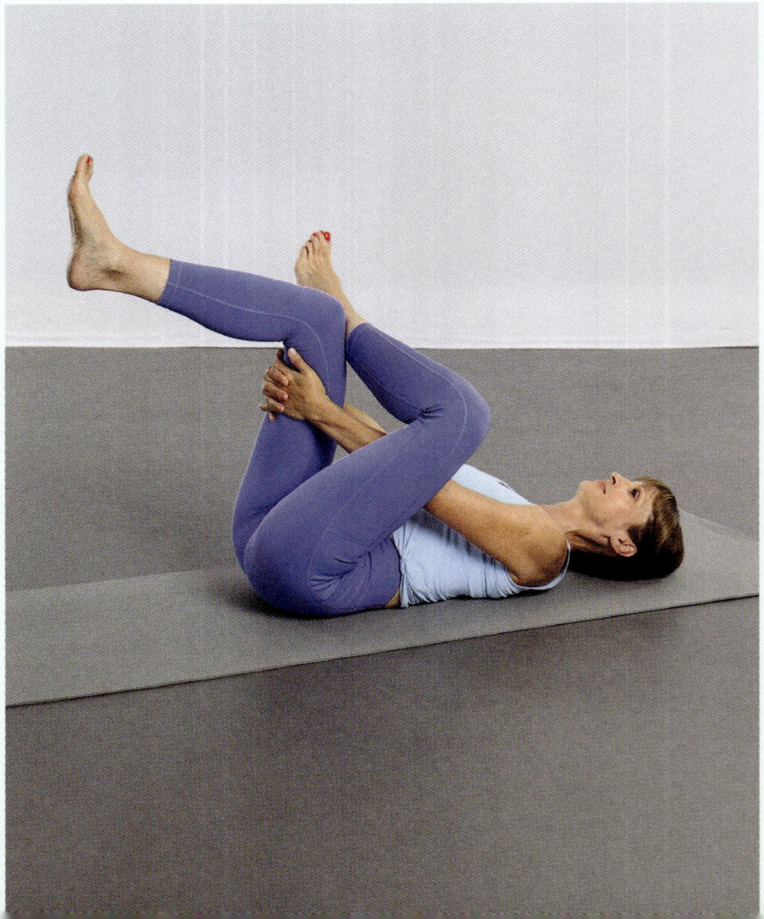

Dehnung der Oberschenkelvorderseite im Stehen

Stelle dich aufrecht hin, die Füße hüftbreit auf dem Boden. Beuge das linke Bein und greife mit der linken Hand den Fuß. Ziehe die Ferse sanft Richtung Gesäß. Richte die Hüfte leicht nach vorn aus, sodass du die Dehnung an der Vorderseite des Oberschenkels und der Hüfte spürst. Das linke Knie bleibt auf Höhe des rechten Knies oder leicht nach hinten versetzt, sodass die Dehnung intensiv ist. Halte die Balance. Löse die Position langsam, stelle den Fuß wieder auf den Boden und wiederhole die Dehnung mit dem anderen Bein.

Hinweis: Falls es dir schwerfällt, das Gleichgewicht zu halten, kannst du die rechte Hand zur Unterstützung auf einen Stuhl oder an die Wand legen.

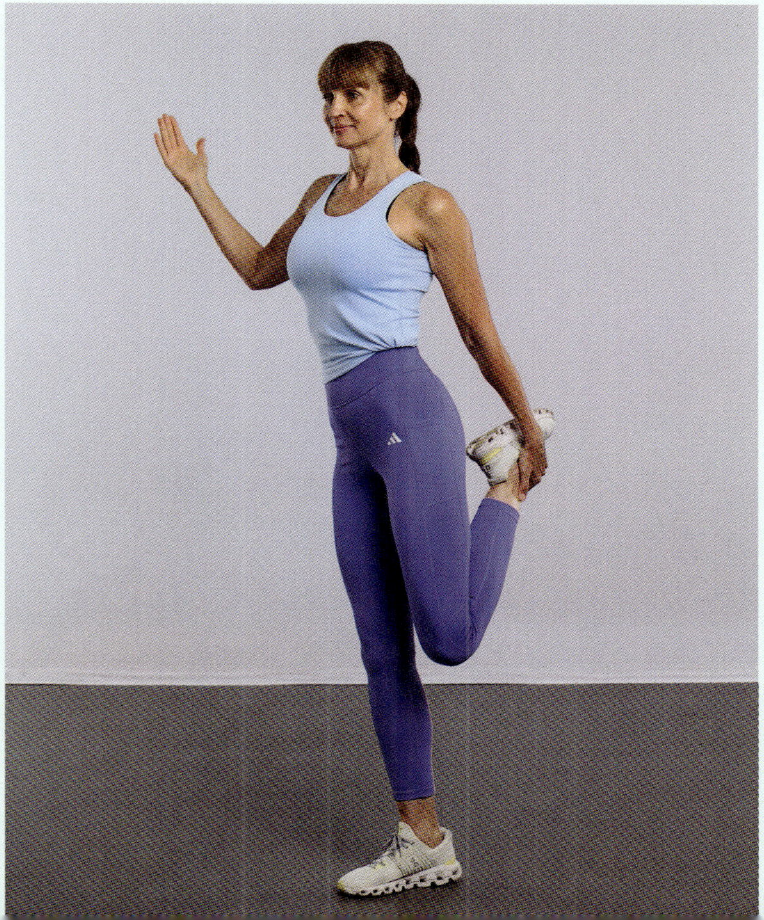

Dehnung der Oberschenkelvorderseite im Liegen

Lege dich auf den Bauch. Strecke die Beine entspannt aus, winkle den rechten Arm an und lege die Stirn auf den Handrücken der rechten Hand, lasse die Schultern weich und entspannt. Beuge das linke Bein und greife mit der linken Hand den Fuß. Ziehe die Ferse sanft Richtung Gesäß. Spüre die Dehnung in der Vorderseite des Oberschenkels und im Hüftbeuger. Bleibe einige Atemzüge in der Haltung und genieße die sanfte Dehnung. Löse die Position langsam, strecke das Bein wieder aus, und wiederhole die Übung auf der anderen Seite.

Hinweis: Achte darauf, dass das Becken möglichst neutral bleibt, sodass die Dehnung im vorderen Oberschenkel spürbar ist, ohne dass das Becken zu sehr kippt.

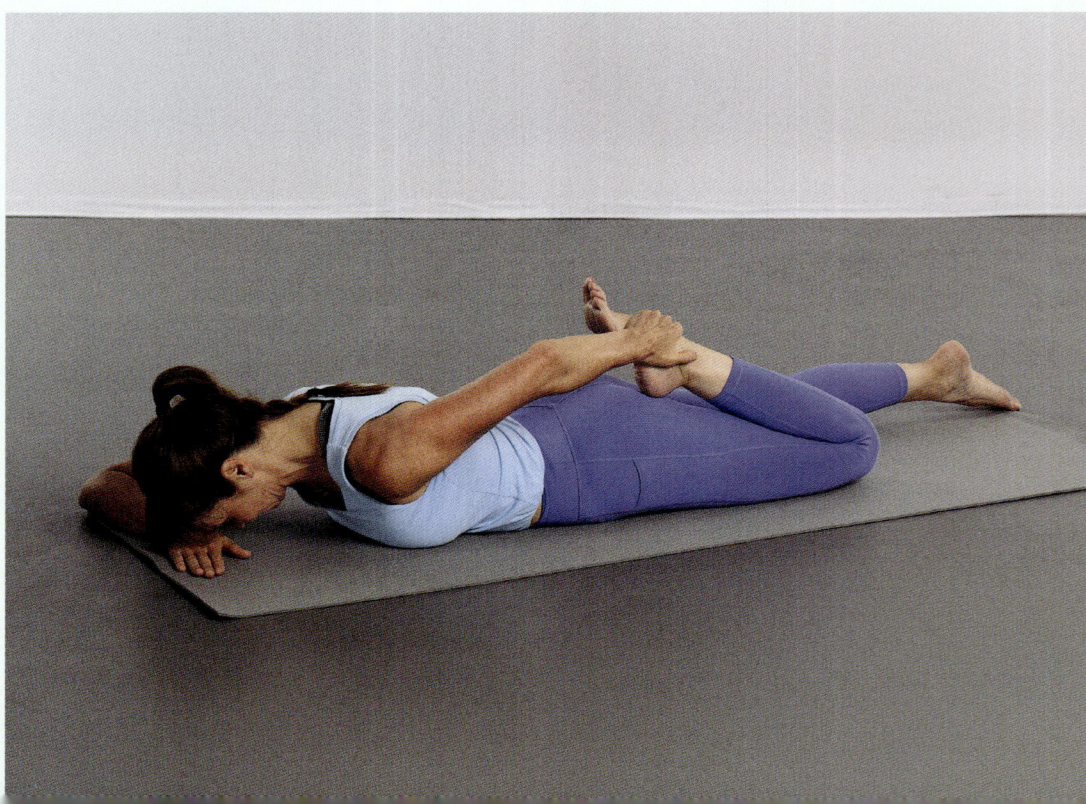

Dehnung der Oberschenkelrückseite im Stehen

Stelle dich aufrecht hin, die Füße etwa hüftbreit auseinander. Setze die rechte Ferse ein Stück weiter vorn auf, ziehe die Zehen Richtung Schienbein, sodass sie nach oben zeigen. Beuge gleichzeitig das linke Bein. Verteile das Gewicht gleichmäßig auf beiden Beinen. Lege beide Hände locker auf das linke Knie und richte den Oberkörper gerade aus. Der Rücken bleibt lang, der Kopf in Verlängerung der Wirbelsäule. Ziehe die rechte Fußspitze sanft zum Oberkörper heran, sodass du die Dehnung entlang der Rückseite des rechten Beins spürst – von der Wade bis in den Oberschenkel. Halte die Position für einige Atemzüge und bleibe präsent in der Haltung. Zum Lösen richte den Oberkörper langsam wieder auf, stelle den rechten Fuß neben den linken und spüre kurz nach. Dann wechsle die Seite.

Hinweis: Achte darauf, dass der Rücken gerade bleibt – vermeide vor allem ein Rundwerden im unteren Rücken. Schiebe das Gesäß leicht nach hinten, um die Dehnung zu intensivieren, ohne Druck aufzubauen.

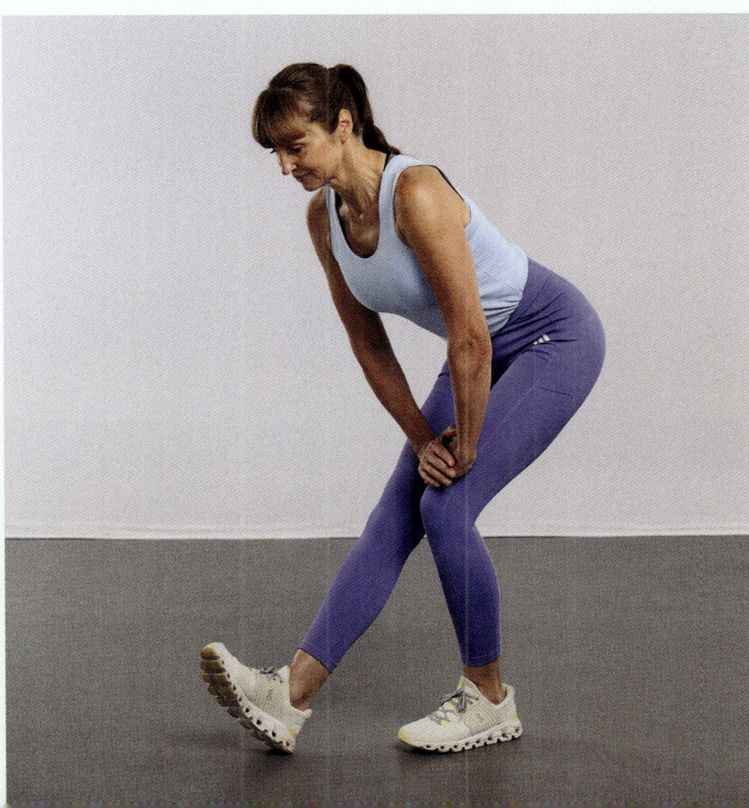

Dehnung der Oberschenkelrückseite im Liegen

Lege dich auf den Rücken. Stelle das linke Bein auf, der Fuß steht flach auf dem Boden. Strecke das rechte Bein langsam nach oben aus. Fasse den rechten Unterschenkel mit beiden Händen und ziehe das gestreckte Bein sanft Richtung Oberkörper – nur so weit, wie es sich gut anfühlt. Spüre die Dehnung entlang der Rückseite des Beins – von der Ferse über die Kniekehle bis in den Oberschenkel. Bleibe hier für einige Atemzüge, bevor du die Seite wechselst.

Hinweise:

- Achte darauf, dass Schultern und Nacken entspannt bleiben. Der Kopf liegt ruhig auf der Matte, die Wirbelsäule lang. Halte das Bein möglichst gestreckt.
- Um die Dehnung in der Beinrückseite zu intensivieren, ziehe die Zehen mehr Richtung Schienbein.
- Falls es für dich angenehmer oder leichter ist, kannst du das Bein auch am Oberschenkel umfassen statt am Unterschenkel. Achte dabei darauf, dass das Bein möglichst gestreckt bleibt, sodass du die Dehnung weiterhin deutlich an der Rückseite des Oberschenkels spürst.

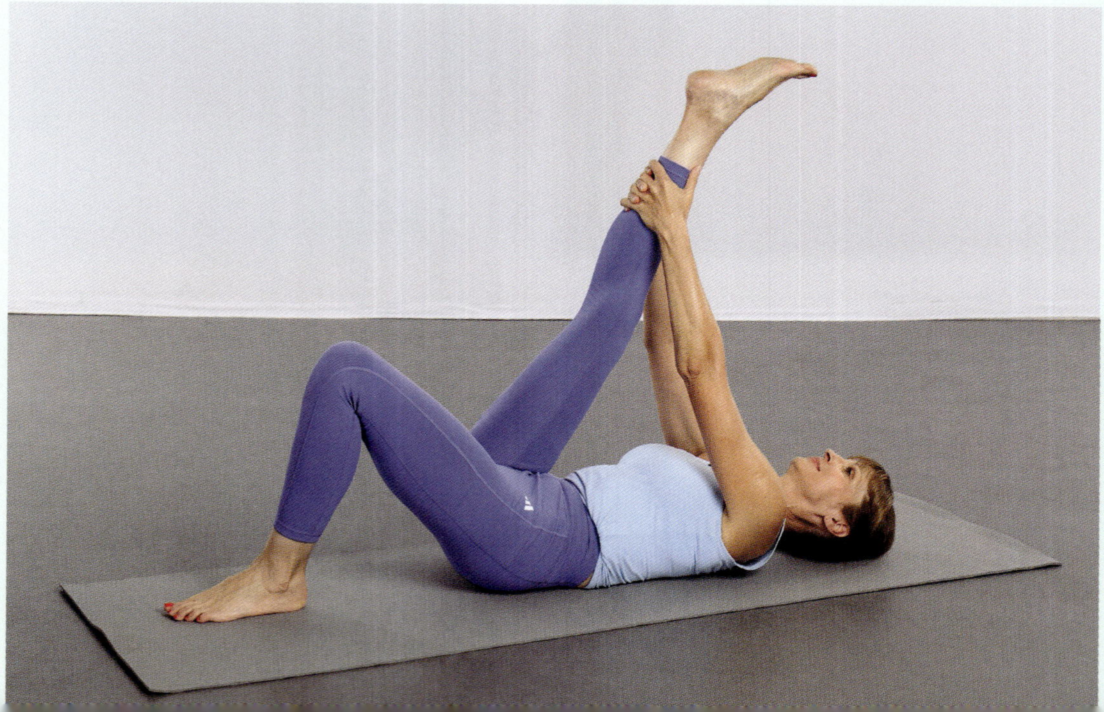

Dehnung der Oberschenkelinnenseiten im Sitzen

1. Setze dich aufrecht auf die Matte. Öffne die Beine in eine Grätsche, sodass sie in einem angenehmen V vor dir liegen. Die Fersen liegen am Boden auf, die Zehen zeigen leicht nach oben. Richte die Wirbelsäule lang auf und entspanne die Schultern. Verschränke die Finger ineinander und strecke die Arme nach vorn aus. Richte dich mit einer Einatmung noch einmal ganz lang auf, der Scheitel zieht sanft nach oben.
2. Neige den Oberkörper mit der Ausatmung langsam nach vorn – nur so weit, wie es angenehm ist. Runde den Rücken, der Nacken bleibt in Verlängerung der Wirbelsäule. Spüre die sanfte Öffnung in den Hüften und die Dehnung in den Beininnenseiten. Bleibe für ein paar ruhige Atemzüge hier und genieße die Weite im Beckenbereich.

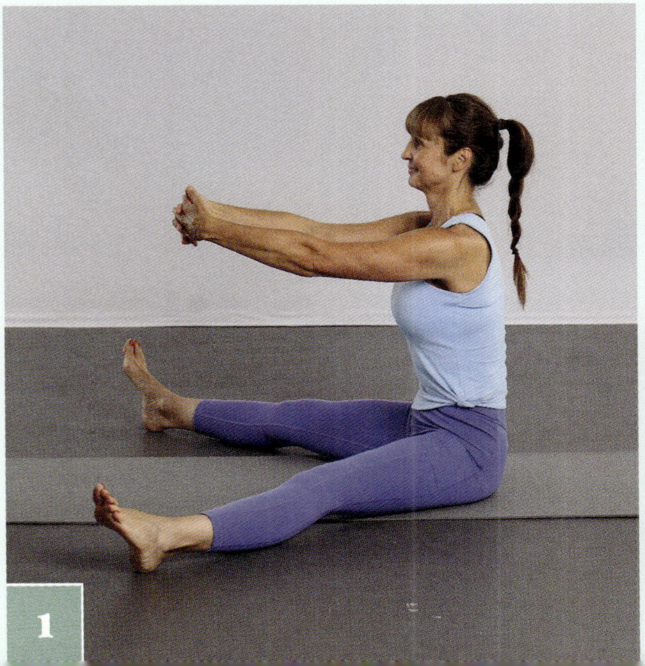
1

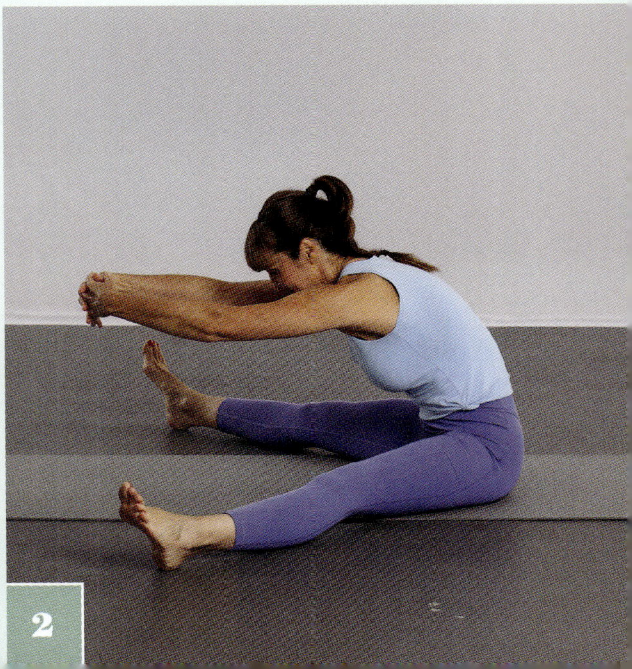
2

Liegender Schmetterling

Lege dich auf den Rücken. Lass den Körper in die Matte sinken, entspanne die Schultern und halte den Nacken lang. Winkle die Beine an, lege die Fußsohlen aneinander und lass die Knie langsam nach außen sinken. Die Beine öffnen sich wie die Flügel eines Schmetterlings. Spüre, wie sich die Hüften sanft öffnen und die Innenseiten der Oberschenkel gedehnt werden. Lasse die Arme locker neben dem Körper liegen, die Handflächen können nach oben oder nach unten zeigen, ganz so, wie es sich für dich angenehm anfühlt. Erlaube dir, mit jeder Ausatmung noch etwas weicher zu werden und die Dehnung geschehen zu lassen, ohne etwas zu erzwingen.

Hinweis: Schließe, wenn du magst, die Augen und richte deine Aufmerksamkeit auf deine Atmung.

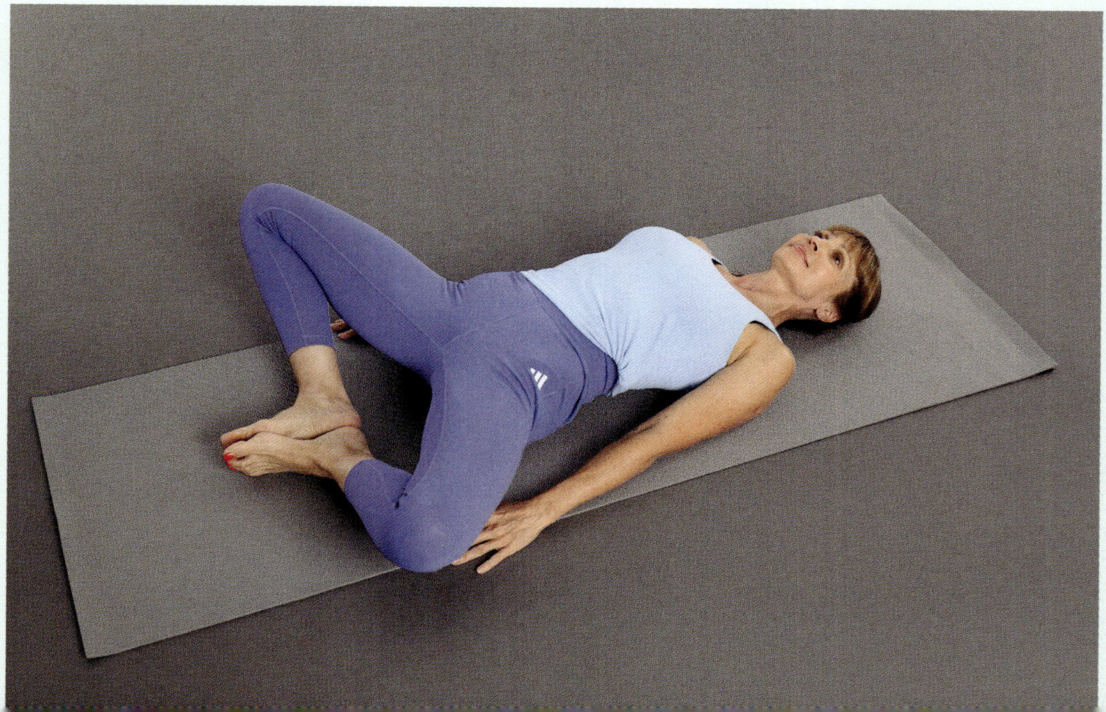

Kindhaltung

Knie dich auf die Matte und setze dich auf die Fersen. Lass die Knie dabei etwas weiter auseinander, sodass zwischen ihnen Raum entsteht, in den dein Oberkörper sich hineinlegen kann. Die großen Zehen können sich leicht berühren oder locker nebeneinanderliegen – wähle, was sich für dich angenehm anfühlt. Atme tief ein, richte dich noch einmal auf und lasse den Oberkörper mit der Ausatmung langsam nach vorn zwischen die Oberschenkel sinken. Lege die Stirn sanft auf der Matte ab und entspanne den Nacken vollständig. Strecke die Arme nach vorn aus, die Handflächen liegen auf der Matte. Bleibe hier für einige Atemzüge – so lange, wie es dir guttut. Um die Haltung zu lösen, bringe langsam die Hände zurück neben die Knie, richte dich mit einer Einatmung Wirbel für Wirbel auf und komme wieder in den Fersensitz.

Hinweise:

- Spüre, wie sich mit jeder Einatmung der Rücken sanft hebt und mit jeder Ausatmung wieder entspannt und loslässt. Spüre die Ruhe und Geborgenheit dieser Position.
- Alternativ kannst du die Arme auch neben dem Körper ablegen, wenn du die Schultern noch mehr entspannen möchtest.

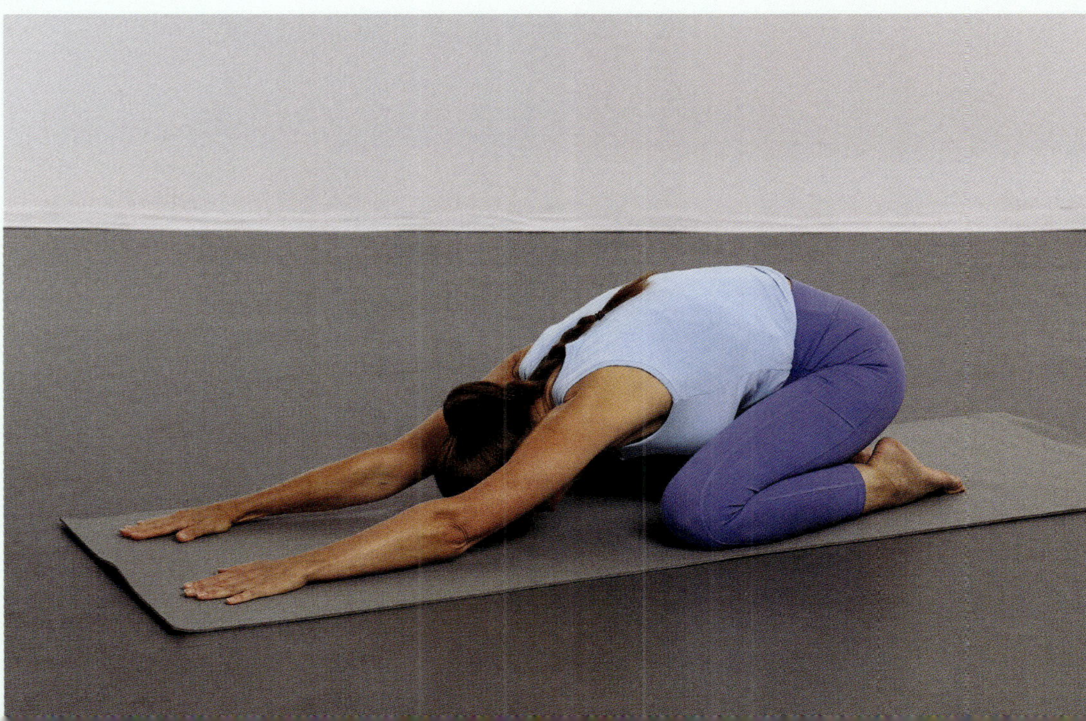

Wadendehnung

Stelle dich mit dem Gesicht zur Wand und stütze deine Hände auf Schulterhöhe an der Wand ab. Gehe mit den Füßen ein Stück zurück, bis dein Körper leicht nach vorne geneigt ist. Die Arme bleiben gestreckt. Achte darauf, dass beide Füße parallel stehen und die Fußspitzen nach vorne zeigen. Strecke die Beine durch und drücke beide Fersen bewusst in den Boden. Die Fersen sollten möglichst Bodenkontakt behalten. Halte die Dehnung für 30 Sekunden. Du solltest eine deutliche Spannung in den Waden spüren. Atme dabei ruhig und gleichmäßig.

Hinweise:

- Achte besonders darauf, dass deine Fersen während der gesamten Dehnung am Boden bleiben.
- Alternativ kannst du einen größeren Ausfallschritt nach hinten machen. Beuge das vordere Bein leicht, während das hintere Bein gestreckt bleibt. Die Fußspitzen zeigen nach vorne, die hintere Ferse bleibt fest am Boden. So verstärkst du die Dehnung in der Wade des hinteren Beins.

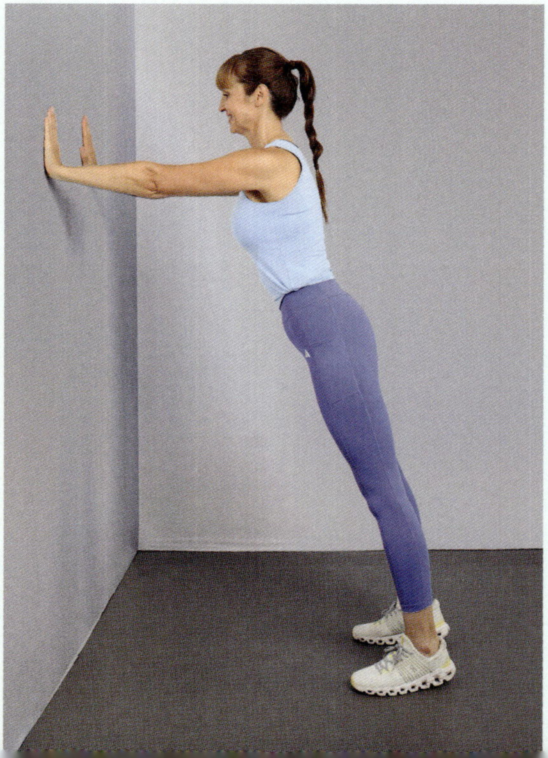

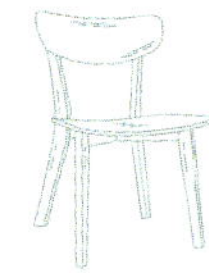

Atemübung in der tiefen Brücke

Lege dir eine Matte bereit und stelle einen Stuhl an eines der schmalen Enden der Matte. Lege dich mit dem Rücken auf die Matte und lege die Unterschenkel bequem auf die Sitzfläche des Stuhls. Die Kniekehlen liegen dabei an der Stuhlkante. Entspanne die Beine, deren Gewicht darf vollständig von der Unterlage getragen werden. Platziere die Arme locker neben dem Oberkörper, die Handflächen können nach oben oder nach unten zeigen, ganz so, wie es dir angenehm ist. Lass das Kinn leicht Richtung Brust sinken, sodass der Hinterkopf sanft auf der Matte ruht und der Nacken lang wird. Schließe die Augen, wenn du magst. Spüre, wie dein Körper von der Matte und vom Stuhl getragen wird. Richte deine Aufmerksamkeit auf den Atem. Atme ruhig und gleichmäßig durch die Nase ein und aus. Spüre, wie sich mit jeder Einatmung der Bauch sanft hebt und mit jeder Ausatmung wieder senkt. Bleibe hier für einige Minuten – so lange, wie es dir guttut. Wenn du die Übung beenden möchtest, vertiefe langsam den Atem. Bewege sanft Hände und Füße, nimm den Körper wieder wahr. Dann löse behutsam die Beine vom Stuhl, stelle die Füße auf die Matte und bleibe noch einen Moment liegen, bevor du dich langsam aufrichtest.

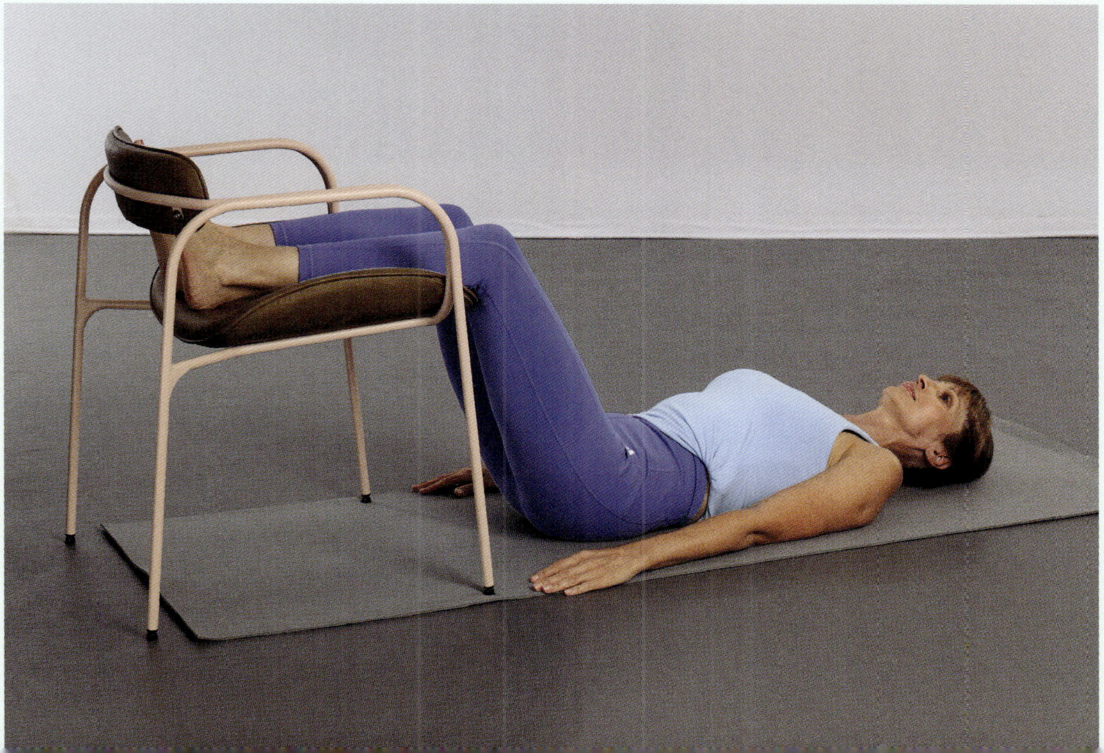

5

12-Wochen-Plan und weitere Workouts

Auf den folgenden Seiten findest du verschiedene Trainingspläne, die dich behutsam begleiten – vom sanft aufgebauten 12-Wochen-Programm bis hin zu einem kurzen Mini-Workout für Arme, Bauch oder Beckenboden. Diese Pläne sind perfekt für Einsteigerinnen – egal, ob du zum ersten Mal mit einem Training beginnst oder ob du schon länger nicht mehr aktiv warst. Sie helfen deinem Körper, sich wieder daran zu erinnern, wie sich Bewegung anfühlt.

DEIN 12-WOCHEN-PLAN FÜR MEHR ENERGIE UND KRAFT

Schön, dass du hier bist! Ich möchte dich ganz herzlich willkommen heißen in deinem Trainingsprogramm, das ich mit viel Sorgfalt und Erfahrung speziell für Frauen in den Wechseljahren nach der Menopause entwickelt habe. Dieses Kapitel ist der perfekte Startpunkt für deine neue Bewegungsroutine. Es begleitet dich behutsam dabei, deinen Körper zu stärken, deine Haltung zu verbessern und dich rundum wohler zu fühlen. Du beginnst sanft, aber wirkungsvoll – genau in deinem Tempo.

Der 12-Wochen-Plan ist in drei Phasen gegliedert: die Wochen 1 bis 4, die Wochen 5 bis 8 und die Wochen 9 bis 12. So hat dein Körper genügend Zeit, sich schrittweise an neue Bewegungsmuster zu gewöhnen, Kraft aufzubauen und sich sicher und stabil zu fühlen. Der Trainingsplan wiederholt sich also für jeweils vier Wochen. Wenn du möchtest, kannst du die Intensität nach etwa zwei Wochen sanft erhöhen – zum Beispiel indem du eine der Übungsvariationen ausprobierst, die in den Beschreibungen angegeben sind.

Du trainierst an fünf Tagen pro Woche, von Montag bis Freitag. Am Montag, Mittwoch und Freitag erwarten dich feste Trainingseinheiten mit gezielten Übungen, die genau aufeinander aufbauen. Jede Einheit hat ihren eigenen Schwerpunkt, damit dein Körper ganzheitlich gestärkt wird. Am Dienstag und Donnerstag bist du etwas freier und suchst dir nach Belieben eine Ausdauer-Trainingseinheit aus.

- **Montag – Unterkörper und Mobilität:** Zu Beginn der Woche liegt der Fokus auf den Beinen, Hüften und dem Becken. Der Unterkörper ist die stärkste Muskelgruppe des Körpers – kräftige Beine unterstützen dich im Alltag, fördern die Stabilität und beugen Gelenkbeschwerden vor. Sanfte Mobilitätsübungen sorgen dafür, dass du dich wieder geschmeidiger und freier bewegen kannst. Ziel ist die Aktivierung großer Muskelgruppen, Verbesserung der Beweglichkeit und Durchblutung.
- **Mittwoch – Core und Rücken:** Zur Wochenmitte kümmern wir uns um die Körpermitte, also Bauch, Taille, Rücken und Beckenboden. Ein starker Core ist das Fundament

für eine gute Haltung und schützt die Wirbelsäule. Gerade in der Postmenopause ist ein stabiler Rumpf besonders wichtig, um Rückenschmerzen vorzubeugen und das Gleichgewicht zu fördern. Ziel ist die Kräftigung der Rumpfmuskulatur, Verbesserung der Körperhaltung und mehr Stabilität.

- **Freitag – Oberkörper und Haltung:** Zum Abschluss der Trainingswoche steht der Oberkörper im Mittelpunkt: Schultern, Arme und Brust. Mit gezielten Übungen stärkst du die Muskulatur, die dich aufrichtet und für eine offene, selbstbewusste Körperhaltung sorgt. Hier darfst du gerne mit kleinen Hanteln oder einem Fitnessband arbeiten, um den Muskeln einen zusätzlichen Trainingsreiz zu geben. Ziel ist die Kräftigung des Oberkörpers, Verbesserung der Haltung, Förderung der Muskelspannung.
- An den Tagen **Dienstag und Donnerstag** darfst du selbst entscheiden, wie du aktiv sein möchtest: Vielleicht machst du einen flotten Spaziergang oder walkst für deine Ausdauer. Oder du legst eine sanfte Stretching-Einheit ein, wenn du spürst, dass deine Muskeln etwas Erholung brauchen.

Diese fünf Bewegungstage sind entscheidend – sie halten dich im Rhythmus und helfen dir, dranzubleiben. Jede Einheit ist so konzipiert, dass du sie in etwa 30 Minuten absolvieren kannst. Diese Zeit ist dein Geschenk an dich selbst – deine Zeit, um etwas für dich, deine Gesundheit und dein Wohlbefinden zu tun. Ganz gleich, wann du trainierst – morgens, in der Mittagspause oder abends: Wichtig ist, dass du dranbleibst.

Mit jeder weiteren Phase wirst du spüren, wie deine Kraft zunimmt. Durch kleine Anpassungen – etwas mehr Gewicht, neue Übungsvarianten oder eine noch bewusster ausgeführte Bewegung – entwickelst du dich ganz natürlich weiter. Die Kombination aus Kraft, Beweglichkeit, Balance und Stabilität ist genau das, was dein Körper jetzt braucht. Schon bald wirst du feststellen, dass sich dein Körper kräftiger, aufrechter und lebendiger anfühlt – und du dich einfach wohler in deiner Haut fühlst.

Es ist ein sanfter, liebevoller Weg – einer, der dir zeigt, dass Bewegung Freude machen darf und dass du alles hast, was du brauchst, um dich stark und lebendig zu fühlen. Los geht's – auf dich und deine neue Stärke!

Woche 1 bis Woche 4 (ab Seite 214)

Heute startet deine Reise zu mehr Energie und Wohlbefinden. Halte gern das Datum fest – dieser Moment ist der Anfang deiner neuen Routine.

In den ersten vier Wochen geht es darum, sanft anzukommen, deinen Körper bewusster zu spüren und liebevoll in Bewegung zu bringen. Die Übungen sind leicht, stärken dich, fördern deine Mobilität und verbessern deine Haltung – alles in deinem Tempo.

Wenn du magst, dokumentiere deinen Start (Foto, Maße), nicht zur Kontrolle, sondern als Erinnerung. Schon bald wirst du merken, wie Bewegung dir guttut und dein Körpergefühl wächst. Perfektion zählt nicht, sondern das Dranbleiben und die Freude an kleinen Fortschritten. Mit jeder Einheit stärkst du Muskeln und Selbstvertrauen.

Mach dich bereit, atme tief durch und starte in dein neues Kapitel. Heute fängt alles an.

Woche 5 bis Woche 8 (ab Seite 216)

Glückwunsch – die ersten vier Wochen liegen hinter dir! Vielleicht merkst du schon jetzt, dass dir die Übungen leichter fallen, dass du dich stabiler fühlst oder einfach mehr Energie im Alltag hast.

Jetzt erhöhe sanft die Intensität – nach deinem eigenen Gefühl und Tempo. Spiele mit Variationen, füge Wiederholungen hinzu oder gönn dir Pausen, wenn nötig. Es gibt kein Richtig oder Falsch, sondern nur deinen persönlichen Weg. Wichtig ist, jede Bewegung bewusst auszuführen und dabei Spaß zu haben. Du wirst spüren, wie deine Kraft und Ausstrahlung wachsen.

Woche 9 bis Woche 12 (ab Seite 218)

Fast geschafft! Acht Wochen konsequente Bewegung liegen hinter dir. Acht Wochen, in denen du dich bewegt, geübt, gelacht und vielleicht auch mal überwunden hast. Jetzt wächst du in dein neues Ich hinein: Bewegung gehört zu deinem Alltag, du hast eine feste Routine gefunden. Du hast deinem Körper Zeit gegeben, stärker zu werden, und deinem Geist gezeigt, wie viel du wirklich kannst.

Schau zurück auf das, was du geschafft hast: Vielleicht siehst du schon Veränderungen im Spiegel, vielleicht spürst du sie körperlich – in deiner Haltung, in deiner Kraft, in deiner Ausstrahlung. Feiere jede kleine Veränderung, egal, ob es ein Moment von Leichtigkeit ist, eine Bewegung, die heute besser gelingt als früher, oder das Gefühl, dich wohler in deinem Körper zu fühlen – alles zählt.

Und vergiss dabei nicht, dankbar zu sein – für dich selbst, für deinen Körper, für das, was er alles möglich macht. Du hast so viel geschafft und das ist kein Zufall. Das ist deine Disziplin, deine Liebe zu dir selbst und deine innere Stärke. Vielleicht bist du selbst überrascht, wie viel du kannst. Aber glaub mir: Da steckt noch so viel mehr in dir.

Jetzt ist die Zeit, deine neue Energie zu leben – in jeder Bewegung, jedem Atemzug und jeder bewussten Entscheidung für dich selbst. Du bist auf dem besten Weg zu deinem neuen Ich.

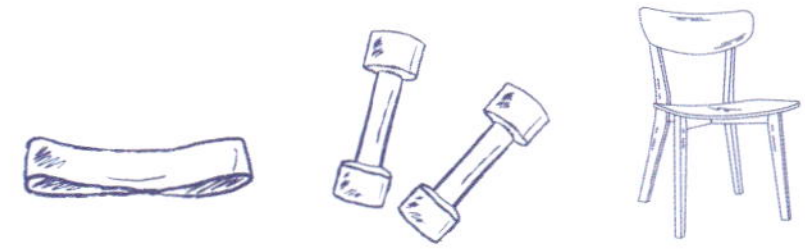

Woche 1 bis Woche 4: Sanfter Einstieg in die Bewegung

		Übung	Sets	Wiederholungen	Seite
MONTAG	Mobilisation	Beckenkreisen		10 Wdh. je Richtung	113
		Beinkreisen im Stehen		6 Wdh. je Richtung	112
		Diagonales Knieheben mit Armheben		15 Wdh. je Richtung	180
	Kraftübung	Kniebeuge mit Stuhl	3	12 Wdh.	166
		Reverse Lunge	3	8 Wdh. je Richtung	168
		Glute Bridge	3	12 Wdh.	158
		Wadenheben	3	20 Wdh.	162
		Beinpendel	2	10 Wdh. je Richtung	181
	Stretching	Dehnung der Oberschenkelvorderseite im Stehen		30 Sek. je Seite	199
		Dehnung der Oberschenkelrückseite im Stehen		30 Sek. je Seite	201
		Hüftbeugerdehnung im Stehen		30 Sek. je Seite	194
		Wadendehnung		30 Sek. je Seite	206
DIENSTAG	Ausdauer moderat	Zügiges Gehen, leichtes Radfahren oder Nordic Walking		30–40 Minuten Zielpuls: 60–70% der maximalen Herzfrequenz	

		Übung	Sets	Wiederholungen	Seite
MITTWOCH	Mobilisation	Beckenwippe im Sitzen		10 Wdh. je Seite	118
		Flankendehnung im Sitzen (dynamisch)		8 Wdh. je Seite	190
		Katze-Kuh im Vierfüßlerstand		8 Wdh.	111
	Kraftübung	Bird Dog	3	10 Wdh. je Seite	135
		Einbeiniges Senken	3	10 Wdh. je Seite	148
		Side Plank auf Knien	3	10 Wdh. je Seite	144
		Superwoman	3	10 Wdh. je Seite	140
	Stretching	Knie zur Brust		30 Sek.	196
		Körpervorderseitendehnung in der Bauchlage		30 Sek.	192
		Flankendehnung im Sitzen		30 Sek. je Seite	190
		Drehsitz		30 Sek. je Seite	193
DONNERSTAG	Ausdauer sanft, regenerativ	Leichte Bewegung, zum Beispiel ein Spaziergang mit Fokus auf tiefe Bauchatmung		25–30 Minuten	
FREITAG	Mobilisation	Nackenhalbkreis		4 Wdh.	106
		Schulterkreisen		10 Wdh. je Richtung	105
		Brustöffner		10 Wdh.	107
		Abrollen im Stehen		5 Wdh.	114
	Kraftübung	Überkopfdrücken	3	12 Wdh.	122
		Rudern mit Fitnessband im Sitzen	3	12 Wdh.	129
		Bizeps-Curl mit Rotation	3	15 Wdh.	126
		Trizeps-Kickback	3	12 Wdh. je Seite	127
		Schulterkreisen	2	10 Wdh. je Richtung	105
	Stretching	Brust- und Schulterdehnung an der Wand		30 Sek. je Seite	185
		Dehnung der Schulterrückseite		30 Sek.	184
		Trizepsdehnung		30 Sek. je Seite	187
		Entspannung für Nacken und Trapezmuskel		30 Sek. je Seite	183

Woche 5 bis Woche 8: Mehr Power

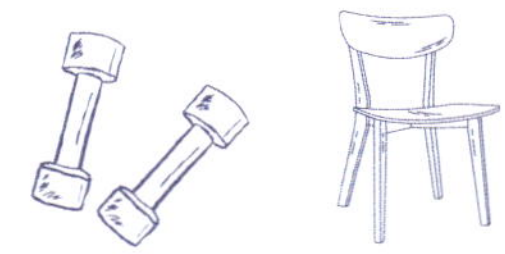

		Übung	Sets	Wiederholungen	Seite
MONTAG	Mobilisation	Katze–Kuh im Stehen		8 Wdh.	110
		Beckenkreisen		10 Wdh. je Richtung	113
		Beinkreisen im Stehen		6 Wdh. je Richtung	112
		Kleine Kniebeuge mit Armkreisen und Beinheben		6 Wdh. je Seite	179
	Kraftübung	Einbeinige Kniebeuge mit Stuhl	3	8 Wdh. je Seite	167
		Seitlicher Ausfallschritt mit Rückführung	3	10 Wdh. je Seite	169
		Glute-Bridge-Marsch	3	8 Wdh. je Seite	158
		Beinheben in Seitenlage	3	12 Wdh. je Seite	171
		Balancestand mit Armkreisen	2	30–45 Sek. je Seite	174
	Stretching	Schulter- und Rückendehnung		30 Sek.	186
		Dehnung der Oberschenkelvorderseite im Stehen		30 Sek. je Seite	199
		Dehnung der Oberschenkelrückseite im Stehen		30 Sek. je Seite	201
		Hüftbeugerdehnung im Stehen		30 Sek. je Seite	194
		Gesäßdehnung im Sitzen		30 Sek. je Seite	197
DIENSTAG	Ausdauer moderat	Intervall-Walk (z. B. draußen oder auf dem Laufband): 2 Minuten zügiges Gehen, dann 1 Minute sehr flottes Gehen oder leichtes Joggen, im Wechsel 7-mal wiederholen. Im Anschluss 5–10 Minuten langsames Gehen		ca. 25–30 Min.	
	Stretching	Flankendehnung im Stehen		30 Sek. je Seite	189
		Dehnung der Oberschenkelvorderseite im Stehen		30 Sek. je Seite	199
		Wadendehnung		30 Sek. je Seite	206

		Übung	Sets	Wiederholungen	Seite
MITTWOCH	Mobilisation	Schulterkreisen		10–15 Wdh. je Richtung	105
		Pendeldrehung		8 Wdh. je Seite	109
		Beckenkreisen		10 Wdh. je Richtung	113
		Abrollen in die Plank		3 Wdh.	114
	Kraftübung	Bird Dog Crunch	3	8 Wdh. je Seite	135
		Plank auf Knien oder mit gestreckten Beinen	3	30–60 Sek.	146
		Dead Bug	3	8 Wdh. je Seite	149
		Kniependel in Rückenlage	3	8 Wdh. je Seite	150
		Einseitiger Diagonal-Crunch mit Beinstrecken	3	8 Wdh. je Seite	152
	Stretching	Körpervorderseitendehnung in der Bauchlage		30 Sek.	192
		Rumpfrotation im Liegen		30 Sek. je Seite	191
		Knie zur Brust		30 Sek.	196
		Flankendehnung im Sitzen		30 Sek. je Seite	190
DONNERSTAG	Ausdauer sanft, regenerativ	Leichte Bewegung nach Wahl mit Fokus auf Atmung und Mobilität: zum Beispiel lockeres Radeln oder achtsames Gehen		20–30 Minuten	
FREITAG	Mobilisation	Schulterkreisen		10–15 Wdh. je Richtung	105
		Brustöffner		10 Wdh.	107
		Katze-Kuh im Stehen		8 Wdh.	110
		Arme schwingen in der Vorbeuge		30–60 Sek.	108
	Kraftübung	Wandliegestütz	3	12 Wdh.	130
		Frontheben mit einarmigem Rudern	3	10 Wdh.	123
		Seitheben	3	12 Wdh.	124
		Rudern mit Hanteln in Vorbeuge	3	12 Wdh.	131
		Wall Angel	3	10 Wdh.	136
	Stretching	Brust- und Schulterdehnung an der Wand		30 Sek. je Seite	185
		Schulter- und Rückendehnung		30 Sek.	186
		Entspannung für Nacken und Trapezmuskel		30 Sek. je Seite	183

Woche 9 bis Woche 12: Voller Energie zu deinem neuen Ich

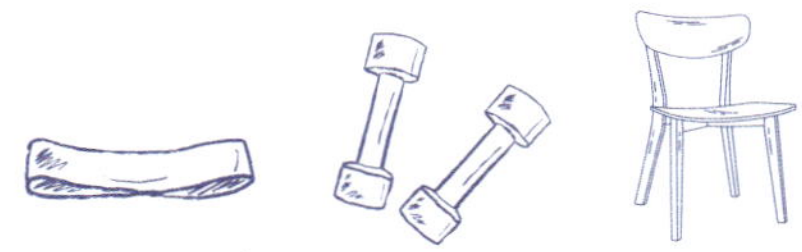

		Übung	Sets	Wiederholungen	Seite
MONTAG	Mobilisation	Schulterkreisen		10–15 Wdh. je Richtung	105
		Beckenkreisen		10 Wdh. je Richtung	113
		Diagonales Knieheben mit Armheben		15 Wdh. je Seite	180
		Beinpendel		10 Wdh. je Seite	181
	Kraftübung	Kniebeuge mit Schulterdrücken	3	12 Wdh.	165
		Seitliches Beinheben mit Armöffnung	3	10 Wdh. je Seite	175
		Kniestand zu Stand	3	5 Wdh. je Seite	170
		Glute Bridge mit Fersen auf dem Stuhl	3	12 Wdh.	160
		Hüftmobilisation im Vierfüßlerstand		6 Whd. je Seite und Richtung	116
	Stretching	Dehnung der Oberschenkelrückseite im Liegen		30 Sek. je Seite	202
		Gesäßdehnung im Liegen		30 Sek. je Seite	198
		Dehnung der Oberschenkelvorderseite im Liegen		30 Sek. je Seite	200
		Hüftbeugerdehnung im halben Kniestand		30 Sek. je Seite	195
		Wadendehnung		30 Sek. je Seite	206
DIENSTAG	Ausdauer mobilisierend und belebend	Bewegungsflow-Cardio, zum Beispiel lockeres Walk-Workout mit Musik		20–30 Min.	
MITTWOCH	Mobilisation	Brustöffner		10 Wdh.	107
		Katze-Kuh im Stehen		8 Wdh.	110
		Pendeldrehung		8 Wdh. je Richtung	109
		Beckenkreisen		10 Wdh. je Richtung	113

		Übung	Sets	Wiederholungen	Seite
MITTWOCH	Kraftübung	Mountain Climber am Stuhl	3	10 Wdh. je Seite	153
		Beinstreckung mit Froschposition	3	12 Wdh.	155
		Russian Twist	3	10 Wdh. je Seite	142
		Reverse Plank	3	20–30 Sek.	151
		Superwoman mit angehobenen Beinen und Armen	3	10 Wdh.	140
	Stretching	Knie zur Brust		30 Sek.	196
		Katze-Kuh im Vierfüßlerstand		8 Wdh.	111
		Flankendehnung im Sitzen		30 Sek. je Seite	190
		Drehsitz		30 Sek. je Seite	193
		Kindhaltung		30 Sek.	205
DONNERSTAG	Ausdauer sanft, regenerativ	Lockeres Gehen, Schwimmen oder achtsames Bewegen		20–30 Min.	
FREITAG	Mobilisation	Nackenhalbkreis		6 Wdh.	106
		Schulterkreisen		10–12 Wdh. je Richtung	105
		Brustöffner		10 Wdh.	107
		Katze-Kuh im Stehen		8 Wdh.	110
		Arme schwingen in der Vorbeuge		10 Wdh. je Seite	108
	Kraftübung	Reverse Fly	3	10 Wdh.	132
		Stabilitätsmarsch	3	30–60 Sek.	138
		Trizeps-Dip am Stuhl	3	12 Wdh.	128
		Schulter-Arm-Öffner mit Fitnessband	3	10 Wdh.	121
		Brustpresse im Liegen	3	12 Wdh.	133
	Stretching	Trizepsdehnung		30 Sek. je Seite	187
		Brust- und Schulterdehnung an der Wand		30 Sek. je Seite	185
		Schulter- und Rückendehnung		30 Sek.	186
		Entspannung für Nacken und Trapezmuskel		30 Sek. je Seite	183

Du hast es geschafft – und das ist erst der Anfang

Herzlichen Glückwunsch! Zwölf Wochen liegen hinter dir – zwölf Wochen voller Bewegung, Bewusstsein, Kraft und Entwicklung. Vielleicht war nicht jeder Tag leicht, aber du bist drangeblieben. Du hast dich bewegt, du hast auf dich gehört, du hast deinen Körper wieder gespürt. Und genau das ist es, was zählt.

Du darfst jetzt stolz auf dich sein – wirklich stolz. Denn du hast nicht nur ein Trainingsprogramm abgeschlossen, sondern etwas viel Größeres begonnen: eine neue Beziehung zu dir selbst. Du hast gelernt, deinem Körper zuzuhören, ihm Kraft zu schenken und ihm die Aufmerksamkeit zu geben, die er verdient. Du hast erlebt, dass Veränderung möglich ist – sanft und wirkungsvoll. Und du hast gespürt, wie gut es tut, dich selbst in den Mittelpunkt zu stellen.

Schaue in den Spiegel. Vielleicht siehst du nicht nur mehr Muskelkraft, sondern auch eine größere innere Stärke. Mehr Ruhe oder mehr Lebensfreude. Das bist du – in deiner besten Version.

Doch das ist nicht das Ende – es ist der Anfang. Du hast in den letzten Wochen die Grundlage für alles, was jetzt kommt, geschaffen. Dein Körper, Geist und Herz – sie alle wissen jetzt, wie gut Bewegung tut. Halte dieses Gefühl fest. Trage es mit dir, in deinen Alltag und in dein Leben. Denn du bist stark und kraftvoll. Und du bist auf deinem ganz eigenen Weg – voller Energie, Leichtigkeit und Liebe zu dir selbst.

ALLTAGSTAUGLICHE WORKOUTS FÜR ZWISCHENDURCH

Manchmal muss es schnell gehen. Die Tage sind durchgeplant und voller Termine, die To-do-Liste lang – und plötzlich scheint keine Zeit mehr für Bewegung zu bleiben. Doch gerade dann ist es wichtig, dass du dir kleine Momente für dich selbst schenkst. Denn Bewegung muss nicht immer lange dauern, um wirksam zu sein. Schon wenige Minuten können deinen Kreislauf aktivieren, deine Muskeln stärken oder dir helfen, wieder tief durchzuatmen.

Die folgenden kurzen Trainingseinheiten sind wie kleine Energieinseln im Alltag – sie holen dich zurück in deinen Körper, schenken dir Kraft, Beweglichkeit und Ruhe. Ich habe für dich vier Bereiche zusammengestellt, die du ganz flexibel nutzen kannst – je nachdem, was du gerade brauchst:

- Kraft und Stabilität, wenn du dich stark und aufgerichtet fühlen möchtest.
- Mobilität und Beweglichkeit, wenn du Lockerheit und Leichtigkeit suchst.
- Cardio und Kreislauf, wenn du deinen Puls spüren und neue Energie tanken willst.
- Dehnen und Entspannung, wenn du deinem Körper Ruhe und Erholung schenken möchtest.

Suche dir den Bereich aus, der heute zu dir passt. Vielleicht hast du nur fünf Minuten Zeit – wunderbar. Diese fünf Minuten sind für dich. Und genau darin liegt die Magie: kleine, liebevolle Routinen, die dein Wohlbefinden dauerhaft stärken.

Kraft und Stabilität

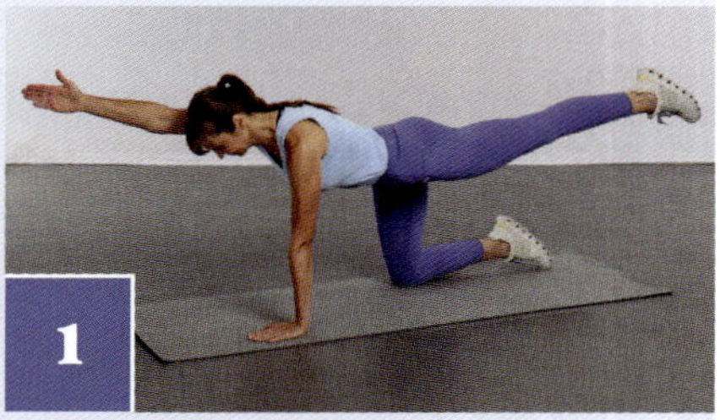

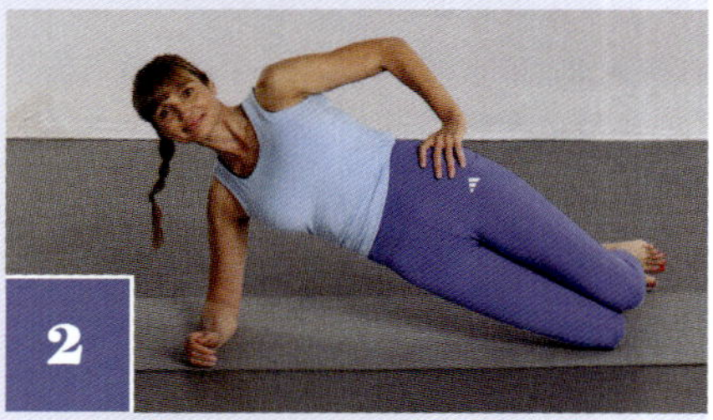

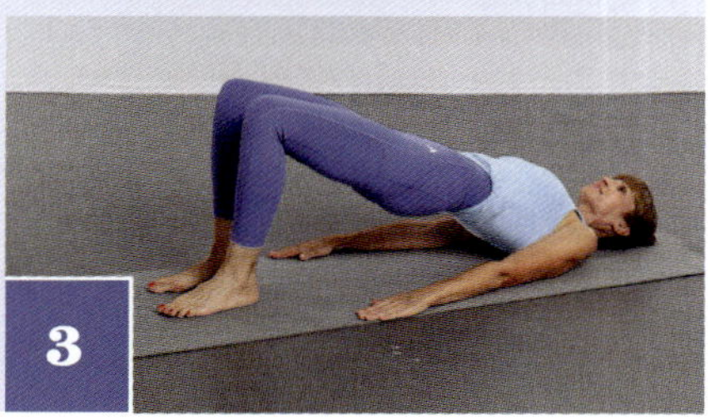

3 Runden, circa 10 bis 12 Minuten, mache zwischen den Runden 30 bis 60 Sekunden Pause.

1. **Bird Dog**
   8 Wiederholungen je Seite, S. 135

2. **Side Plank auf Knien oder mit gestreckten Beinen**
   10 Wiederholungen je Seite, S. 144

3. **Glute Bridge**
   12 Wiederholungen, S. 158

Beweglichkeit

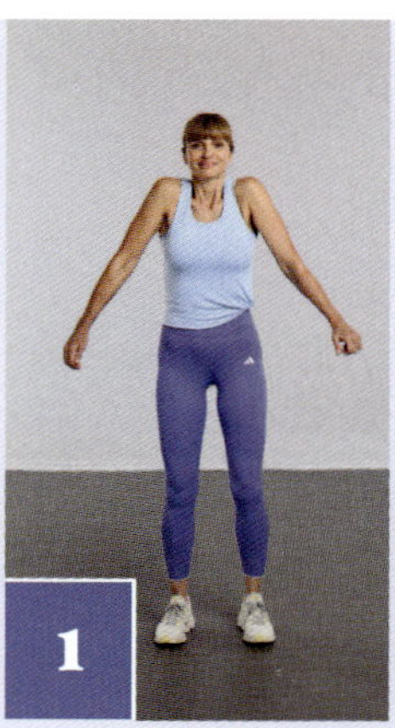

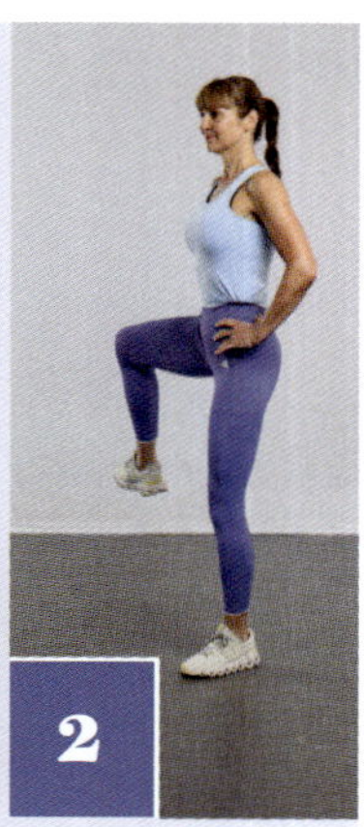

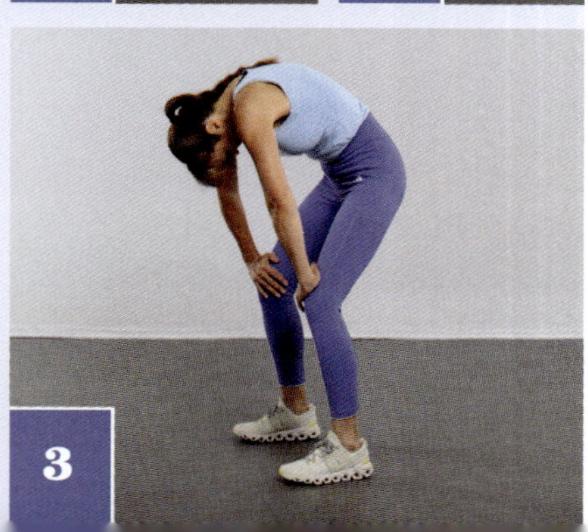

Dauer: circa 4 Minuten

1. **Schulterkreisen**
   10 Wiederholungen je Richtung, S. 105

2. **Beinkreisen im Stehen**
   6-mal je Seite/Richtung, S. 112

3. **Katze-Kuh im Stehen**
   10 Wiederholungen, S. 110

Cardio-Einheit

2 Runden, circa 10 bis 12 Minuten, mache zwischen den Runden 30 bis 60 Sekunden Pause.

1. **Diagonales Knieheben mit Armheben**
   90–120 Sekunden, S. 180

2. **Fersenlift mit Armpressen**
   90–120 Sekunden, S. 178

3. **Kleine Kniebeuge mit Armkreisen und Beinheben**
   90–120 Sekunden, S. 179

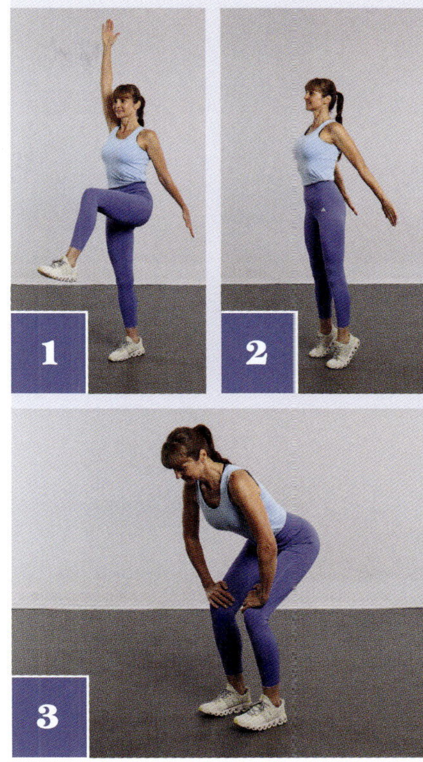

Dehnen und Entspannen

Dauer: 10 bis 12 Minuten

1. **Fußmassage mit Tennisball**
   2–3-mal 1 Minute je Seite, S. 119

2. **Flankendehnung im Stehen**
   30 Sekunden je Seite, S. 189

3. **Atemübung in der tiefen Brücke**
   circa 5 Minuten (gerne auch länger), S. 206

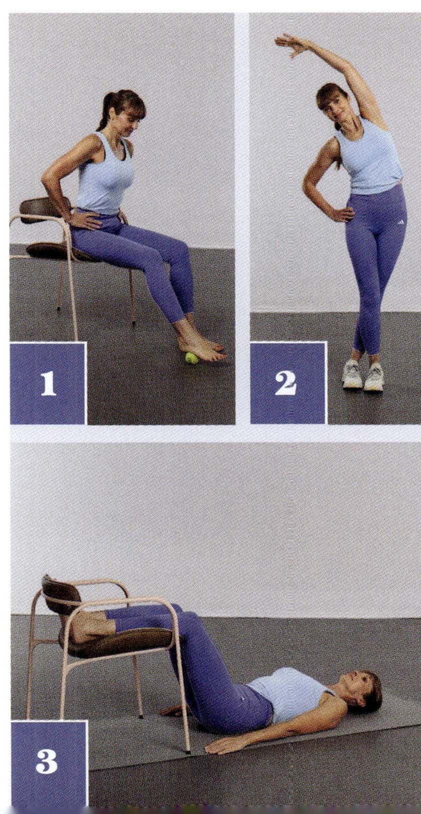

WORKOUT FÜR STARKE ARME UND EINEN DEFINIERTEN RÜCKEN

Dauer: circa 30 Minuten

Dieses Kapitel ist mehr als nur ein Training für schöne, definierte Arme – es ist eine Einladung, deine Haltung, deine Kraft und dein Selbstbewusstsein neu zu entdecken.

Arme und Rücken sind jeden Tag im Einsatz, bei allem, was wir tun, spielen sie eine zentrale Rolle: Sie helfen uns zu tragen, zu heben, zu umarmen und aufrecht durchs Leben zu gehen. Doch gerade dieser Bereich wird oft vernachlässigt, obwohl er eine so wichtige Rolle für die Körperhaltung, für das Gleichgewicht und für die tägliche Leistungsfähigkeit spielt.

Mit gezieltem Krafttraining für den Oberkörper stärkst du nicht nur deine Muskeln, sondern auch deine innere Haltung. Ein kräftiger Rücken sorgt für Stabilität und Leichtigkeit im Alltag – er hält dich aufrecht, schützt deine Wirbelsäule und lässt dich frei atmen. Und starke Arme schenken dir Selbstvertrauen und Unabhängigkeit – du wirst spüren, wie viel mehr du bewältigst, wenn du dich auf deine Kraft verlassen kannst.

Gestalte dieses Training ganz flexibel: Ob mit Kurzhanteln, Fitnessband oder deinem eigenen Körpergewicht – es gibt viele Wege, wie du die Muskulatur effektiv forderst. Wichtig ist, dass du dich bei den Übungen wohlfühlst, sie bewusst ausführst und mit deinem Atem verbindest.

Mach dir bewusst, dass es hier nicht um sogenannte Problemzonen geht. Es geht darum, dich stark zu fühlen – von innen heraus. Und den Oberkörper wieder so zu kräftigen, dass er dich durchs Leben trägt – aufrecht, stolz und mit einem Lächeln.

	Übung	Sets	Wiederholungen	Seite
Mobilisation	Nackenhalbkreis		4 Wdh.	106
	Schulterkreisen		10 Wdh. je Richtung	105
	Pendeldrehung		8 Wdh. je Seite	109
	Abrollen in die Plank		3 Wdh.	114
Kraftübung	Seitheben	3	12 Wdh.	124
	Rudern mit Hanteln in Vorbeuge	3	12 Wdh.	131
	Frontheben mit einarmigem Rudern	3	12 Wdh.	123
	Trizeps-Kickback	3	12 Wdh.	127
	Butterfly mit Schulterdrücken	3	12 Wdh.	125
	Reverse Fly	3	12 Wdh.	132
Stretching	Schulter- und Rückendehnung		30 Sek.	186
	Bizepsdehnung		30 Sek.	188
	Trizepsdehnung		30 Sek. je Seite	187
	Brust- und Schulterdehnung an der Wand		30 Sek. je Seite	185
	Entspannung für Nacken und Trapezmuskel		30 Sek. je Seite	183

Hinweis: Achte bei jeder Übung besonders auf deine Haltung – zieh die Schultern sanft zurück, öffne den Brustkorb und halte den Nacken lang. So trainierst du nicht nur die Muskulatur, sondern auch die Eleganz, mit der du dich durchs Leben bewegst.

WORKOUT FÜR EINEN STARKEN BECKENBODEN

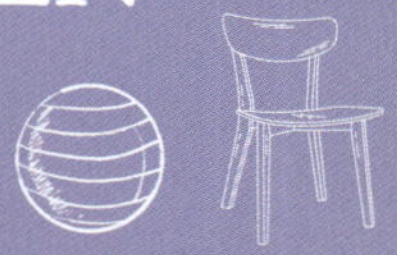

Dauer: circa 30 Minuten

Der Beckenboden bekommt oft erst dann Aufmerksamkeit, wenn er Probleme bereitet – sei es durch Blasenschwäche, leichte Inkontinenz, eine beginnende Organsenkung oder Rückenschmerzen. Dabei spielt er in unserem Körper eine zentrale Rolle: Er stützt die inneren Organe, stabilisiert den Rumpf und wirkt eng mit Bauch- und Rückenmuskulatur zusammen.

Vorweg ein wichtiges Detail: Arbeite mit nur circa 30 bis 50 Prozent deiner maximalen Kraft – sanft, kontrolliert und bewusst. Warum ich das betone? Im Gegensatz zu vielen anderen Muskeln ist der Beckenboden ein besonders sensibler Muskel, kein Powermuskel. Er braucht Aufmerksamkeit, Feingefühl – und vor allem das richtige Gleichgewicht zwischen Anspannung und Entspannung. Denn nur ein entspannter Beckenboden kann auch ein starker Beckenboden sein.

Du musst den Beckenboden übrigens nicht ständig anspannen, um ihn zu stärken – das Gegenteil ist der Fall. Ein übermäßig gespannter Beckenboden (hypertoner Beckenboden) kann nämlich ähnliche Beschwerden verursachen wie ein zu schwacher. Darum ist es so wichtig, ihm regelmäßig Momente der Entspannung zu schenken – ihn wahrzunehmen, loszulassen und sanft zu trainieren, anstatt ihn zu überfordern.

Ein zentrales Element des Beckenbodentrainings ist die richtige Atmung. Sie unterstützt die Muskulatur und hilft dir, Spannung und Entspannung bewusst zu steuern:

- Beim Einatmen entspannst du den Beckenboden (e – einatmen, entspannen).
- Beim Ausatmen spannst du ihn an (a – ausatmen, anspannen).

Wenn du den Beckenboden anspannst, stell dir vor, du hieltest den Urinstrahl an – genau dort arbeitest du. Dann aktiviere auch den Bereich rund um den After. Zieh den Beckenboden sanft nach innen und oben, ganz ohne Druck. Hier stell dir vor, du möchtest einen engen Reißverschluss an der Hose schließen – langsam und kontrolliert. Weniger ist in diesem Fall mehr.

Schon 10 bis 15 Minuten tägliches Training reichen aus, um den Beckenboden nachhaltig zu stärken. Wichtiger als die Dauer ist die Regelmäßigkeit, mit der du übst. Im Gegensatz zu anderen Muskelgruppen darfst du den Beckenboden täglich trainieren – er profitiert von dieser sanften, kontinuierlichen Aktivierung.

Und genauso wichtig wie das Training selbst ist die Entspannung danach. Gönne dir am Ende jeder Einheit ein paar ruhige Atemzüge, um loszulassen, damit dein Beckenboden Kraft und Elastizität in Balance halten kann.

Dieses Training ist kein reines Frauenthema, sondern eine echte Basis für Lebensqualität aller Geschlechter, für eine gute Körperhaltung und Kraft – von innen heraus

	Übung	Wiederholungen	Seite
Mobilisation	Beckenwippe im Sitzen	10 Wdh. je Seite	118
	Beckenkippen im Sitzen	10 Wdh.	117
	Katze-Kuh im Vierfüßlerstand	10 Wdh.	111
Kraftübung (wähle hier 5–6 Übungen aus)	Kniestand mit Pilatesball	8–12 Wdh.	157
	Bird Dog	8–12 Wdh. je Seite	135
	Bär mit Pilatesball	8–12 Wdh.	154
	Beckenbodenöffner	8–12 Wdh. je Seite	156
	Beinstreckung mit Froschposition	8–12 Wdh.	155
	Dead Bug	8–12 Wdh. je Seite	149
	Muschel	8–12 Wdh. je Seite	172
	Plank auf Knien	20–30 Sek.	146
Stretching	Liegender Schmetterling	1 Min.	204
	Kindhaltung	1 Min.	205
	Atemübung in der tiefen Brücke	min. 5 Min.	206
	Brust- und Schulterdehnung an der Wand	30 Sek. je Seite	185

Hinweise:

- Wähle aus dem Hauptteil die Übungen, bei denen du dich gut konzentrieren und die Aktivität im Beckenboden bewusst wahrnehmen kannst. Es ist nicht nötig, alle acht Übungen in einer Einheit zu absolvieren – wichtiger ist eine saubere, achtsame Ausführung.
- Variiere regelmäßig und spüre aufmerksam in die Bewegung hinein. Qualität geht hier klar vor Quantität.

WORKOUTS FÜR EINEN FLACHEN BAUCH

Der Bauch ist ein Thema, das viele Frauen – besonders ab den Wechseljahren – beschäftigt. Plötzlich sammelt sich dort Fett an, obwohl sich an deinem Lebensstil scheinbar gar nicht so viel verändert hat. Und ja, es liegt vor allem an den hormonellen Veränderungen in dieser Lebensphase. Der Körper fängt an, vermehrt viszerales Fett im Bauchraum zu lagern, also jenes Fett, das sich rund um die inneren Organe ansammelt. Und genau dieses Fett ist nicht nur ein optisches, sondern vor allem ein gesundheitliches Thema. Es kann den Stoffwechsel aus dem Gleichgewicht bringen, die Insulinempfindlichkeit verringern und das Risiko für Herz-Kreislauf- und Stoffwechselerkrankungen erhöhen. Deshalb lohnt es sich, gezielt etwas dagegen zu tun – nicht aus Eitelkeit, sondern aus Selbstfürsorge.

Weil Bewegung eine so große Rolle spielt, habe ich mich entschieden, dieses Buch zu schreiben. Doch, ich bin ehrlich mit dir: Nur Bewegung allein reicht nicht aus, um Bauchfett nachhaltig zu reduzieren. Dazu braucht es eine bewusste, ausgewogene Ernährung, die den Hormonhaushalt unterstützt und den Stoffwechsel wieder in Balance bringt (mehr dazu in Kapitel 3 ab Seite 50).

Mit den Übungen in diesem Workout aktivierst du gezielt deine Bauchmuskulatur – von der tiefen, stabilisierenden Schicht bis hin zur sichtbaren Oberfläche. Du baust Kraft auf, verbesserst die Spannung in der Körpermitte und unterstützt so den gesamten Rumpf. Du merkst also, dass ein flacher Bauch nicht nur für ein ästhetisches Ziel steht, sondern vor allem für Gesundheit, Stabilität und Wohlbefinden von innen heraus. Mit Geduld, Bewegung, bewusster Atmung und einer Ernährung, die zu dir passt, kannst du deinen Körper wunderbar unterstützen – auf deinem Weg zu einem starken und gesunden Bauchgefühl.

Core-Express-Workout für Eilige

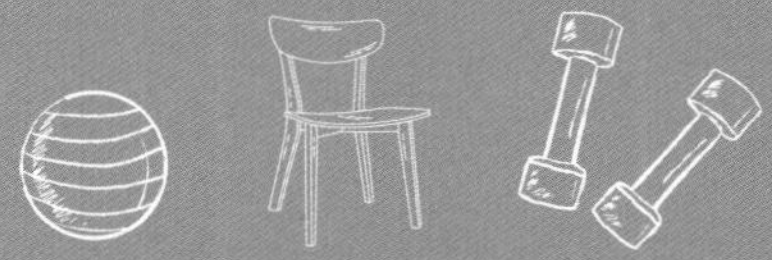

Dauer: circa 25 bis 30 Minuten

Hast du nur wenig Zeit? So bleibst du mit drei Einheiten pro Woche stark und gesund. Vielleicht denkst du manchmal: »Ich würde ja so gern trainieren, aber wann soll ich das bloß schaffen?« Die gute Nachricht ist, dass du gar nicht stundenlang zu trainieren brauchst, um spürbare Ergebnisse zu erzielen. Schon drei Einheiten pro Woche à 25 bis 30 Minuten können einen großen Unterschied machen – für deinen Körper, deinen Stoffwechsel und dein Wohlbefinden.

Das Entscheidende ist nicht die Dauer, sondern die Regelmäßigkeit und Qualität deiner Bewegung. Drei Einheiten sind ein machbares Ziel, selbst an Tagen mit einem vollen Terminkalender. Plane sie wie kleine Termine nur für dich, ganz gleich ob morgens, in der Mittagspause oder abends.

Diese kurzen Workouts bringen dich in Bewegung, steigern dein Energielevel und helfen dir, den Stoffwechsel zu aktivieren – gerade im Bauchbereich, wo sich Veränderungen oft zuerst bemerkbar machen. Bleib dran, genieße das gute Gefühl nach jeder Einheit und erinnere dich: Kleine, konsequente Schritte bringen dich deutlich weiter als große Schritte, die du nie gehst.

		Übung	Wiederholungen	Seite
EINHEIT 1	Mobilisation	Katze-Kuh im Stehen	5–6 Wdh.	110
		Pendeldrehung	8 Wdh. je Seite	109
		Beckenkippen im Sitzen	8 Wdh.	117
	Kraftübung	Bär (mit oder ohne Pilatesball)	10 Wdh.	154
		Beckenbodenöffner	12 Wdh.	156
		Glute Bridge	12 Wdh.	158
		Side Plank auf Knien	20–30 Sek. je Seite	144
		Dead Bug	10 Wdh. je Seite	149
	Stretching	Knie zur Brust	30 Sek.	196
		Rumpfrotation im Liegen	30 Sek. je Seite	191
		Kindhaltung	1–2 Min.	205
EINHEIT 2	Mobilisation	Schulterkreisen	10 Wdh. je Richtung	105
		Beckenkreisen	10 Wdh. je Richtung	113
		Pendeldrehung	8 Wdh. je Seite	109
	Kraftübung	Plank auf Knien oder mit gestreckten Beinen	30 Sek.	146
		Russian Twist (mit oder ohne Hantel)	12 Wdh. je Seite	142
		Einbeiniges Senken	10 Wdh. je Seite	148
		Beinstreckung mit Froschposition	12 Wdh.	155
		Bird Dog (ohne oder mit Crunch)	10 Wdh. je Seite	135
	Stretching	Rumpfrotation im Liegen	30 Sek. je Seite	191
		Körpervorderseitendehnung in der Bauchlage	30 Sek.	192
		Flankendehnung im Sitzen	30 Sek. je Seite	190
EINHEIT 3	Mobilisation	Schulterkreisen	10 Wdh. je Richtung	105
		Pendeldrehung	8 Wdh. je Seite	109
		Diagonales Knieheben mit Armheben	15 Wdh. je Seite	180
	Kraftübung	Kniebeuge mit Schulterdrücken (mit oder ohne Hanteln)	12 Wdh.	165
		Holzhacker	10 Wdh.	137
		Mountain Climber am Stuhl	10 Wdh.	153
		Side Plank auf Knien (alternativ: mit Beinheben)	10 Wdh. je Seite	144
		Einseitiger Diagonal-Crunch mit Beinstrecken	10 Wdh. je Seite	152
	Stretching	Körpervorderseitendehnung in der Bauchlage	30 Sek.	192
		Rumpfrotation im Liegen	30 Sek. je Seite	191
		Kindhaltung	1–2 Min.	205

Mini-Fettkiller-Training für zwischendurch

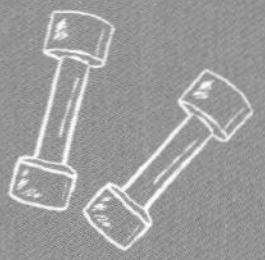

Dauer: circa 16 Minuten

Manchmal braucht es gar kein großes Workout – nur ein paar gezielte Bewegungen, die deinen Kreislauf anregen, deine Muskeln aktivieren und dich mit frischer Energie aufladen. Genau dafür ist dieses Mini-Fettkiller-Programm gedacht: ein kurzer, effektiver Mix aus Kraft, Cardio und Haltungstraining, der dich ins Schwitzen bringt und spüren lässt, wie lebendig dein Körper ist.

Ich weiß, du wünschst dir, gezielt am Bauch abzunehmen, doch der Körper entscheidet selbst, wo er zuerst Fett reduziert. Deshalb ist es wichtig, den gesamten Körper zu trainieren, denn je mehr Muskeln aktiv sind, desto stärker wird der Stoffwechsel angeregt. So unterstützt ganzheitliche Bewegung letztlich auch die Fettreduktion am Bauch – von innen heraus und auf natürliche Weise. Schon wenige Minuten genügen, um den Stoffwechsel in Schwung zu bringen und dem Körper etwas Gutes zu tun.

Die Übungen kräftigen also nicht nur den Bauch, sondern auch Beine, Arme, Rücken und Brust – für eine aufrechte Haltung, schöne Konturen und ein rundum starkes Körpergefühl. Ganz gleich, ob du dich mehr auf Ausdauer oder Muskelkraft konzentrierst, dieser kurze Trainingsmix bringt dich in Bewegung und schenkt dir sofort spürbare Energie.

Hinweis: Mach diese Einheit immer dann, wenn du das Gefühl hast, dein Körper braucht einen kleinen Energieschub. Ein paar Minuten genügen – aber sie machen einen großen Unterschied, für deinen Stoffwechsel, deine Haltung und dein Wohlbefinden.

	Übung	Wiederholungen	Seite
Mobilisation	Schulterkreisen	10 Wdh. je Richtung	105
	Pendeldrehung	8 Wdh. je Seite	109
	Kleine Kniebeuge mit Armkreisen und Beinheben	10 Wdh. je Seite	179
Kraftübung	Diagonales Knieheben mit Armheben	40 Sek.	180
	Kniebeuge mit Schulterdrücken (mit oder ohne Hanteln)	40. Sek	165
	Plank auf Knien	40 Sek.	146
	Bird Dog	40 Sek. je Seite	135
	Glute Bridge	40 Sek.	158
	Wandliegestütz	40 Sek.	130
Stretching	Katze-Kuh im Stehen	30 Sek.	110
	Brust- und Schulterdehnung an der Wand	30 Sek. je Seite	185
	Flankendehnung im Stehen	30 Sek. je Seite	189

Hinweis: Führe jede der Kraftübungen 40 Sekunden aktiv aus und mache dann 20 Sekunden Pause – nach einer Runde kurz durchatmen und, wenn möglich, einen zweiten Durchgang starten.

Anhang

VERZEICHNIS DER ÜBUNGEN

DANK

Dieses Buch ist in einer Lebensphase entstanden, die mich herausgefordert, verändert und gestärkt hat. Ohne die Menschen an meiner Seite wäre dieser Weg nicht derselbe gewesen – und vielleicht wäre dieses Buch nie entstanden.

Mein ganz besonderer Dank gilt meinen beiden Freundinnen Olga Adamczak und Tanja Kirchner, meiner Mentorin. Ihr wart in den schwierigsten Momenten meine mentalen Stützen, mein Rückhalt und meine Ermutigung. Ihr habt an mich geglaubt, selbst dann, wenn ich es nicht tat. Ihr habt mir gezeigt, dass in mir mehr steckt, als ich mir zuzutrauen wagte. Dafür trage ich euch beide tief in meinem Herzen.

Von Herzen danke ich auch meinem Partner Ralph Sauer. Während der gesamten Schreibzeit warst du an meiner Seite – geduldig, aufmerksam, ein wunderbarer Zuhörer. Du hast meine Ideen mitgetragen, mich unterstützt und mir den Raum gegeben, mich zu entfalten. Deine Präsenz und dein Vertrauen bedeuten mir mehr, als Worte ausdrücken können.

Mein Dank geht außerdem an den riva Verlag, der auf mich aufmerksam geworden ist und mir die Möglichkeit gegeben hat, dieses Buch zu veröffentlichen. Eure Offenheit und Begleitung haben diesen Traum Wirklichkeit werden lassen.

Und schließlich bin ich dankbar für all meine Lebenserfahrungen – für jede Herausforderung, jede Begegnung, jede Wendung. Sie haben mich geprägt, gestärkt und zu der Frau gemacht, die ich heute bin. Ohne diese Erfahrungen hätte ich den Mut und die Klarheit für dieses Buch vielleicht nie gefunden. Sie haben mir gezeigt, wie wertvoll Wachstum durch gelebtes Leben sein kann.

Dieses Buch ist ein Ergebnis all dieser Wege, die ich gegangen bin – und all der Menschen, die mich begleitet haben. Dafür danke ich von Herzen.

ÜBER DIE AUTORIN

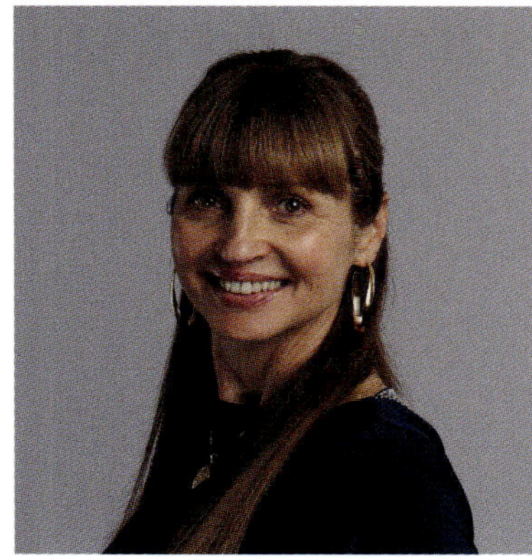

Die zertifizierte Fitnesstrainerin Estera Witte hat es sich zur Mission gemacht, Frauen in den Wechseljahren dabei zu unterstützen, sich stark und gesund zu fühlen und ihre Energie zurückzugewinnen. Estera bietet Programme an, die speziell auf die Bedürfnisse von Frauen in und nach den Wechseljahren zugeschnitten sind, und setzt dabei auf digitale Fitnessangebote. Damit begeistert sie auf Instagram unter @estera_menomove Hunderttausende Follower*innen.

Bibliografische Information der Deutschen Nationalbibliothek
Die Deutsche Nationalbibliothek verzeichnet diese Publikation in der Deutschen Nationalbibliografie. Detaillierte bibliografische Daten sind im Internet über https://dnb.de abrufbar.

Für Fragen und Anregungen
info@m-vg.de

Wichtige Hinweise
Dieses Buch ist für Lernzwecke gedacht. Es stellt keinen Ersatz für eine individuelle medizinische Beratung dar und sollte auch nicht als solcher benutzt werden. Wenn du medizinischen Rat einholen willst, konsultiere bitte einen qualifizierten Arzt. Der Verlag und die Autorin haften für keine nachteiligen Auswirkungen, die in einem direkten oder indirekten Zusammenhang mit den Informationen stehen, die in diesem Buch enthalten sind.

Ausschließlich zum Zweck der besseren Lesbarkeit wurde auf eine genderspezifische Schreibweise sowie eine Mehrfachbezeichnung verzichtet. Alle personenbezogenen Bezeichnungen sind somit geschlechtsneutral zu verstehen.

Originalausgabe
1. Auflage 2026

Türkenstraße 89
80799 München
Tel.: 089 651285-0

Redaktion: Susanne Schneider
Umschlaggestaltung: Manuela Amode
Abbildungen Umschlag: Nils Schwarz
Abbildungen Innenteil: alle Bilder von Nils Schwarz, außer: AdobeStock/Kerstin: 68; IndrePau: 69; Sabana: 70; Big: 71; Feliz: 72; AkuAku: 73; VirtualVista: 74; Olena: 75; SibteHUSSAIN: 76; Pixel Town: 77; Vasym: 78; JohnLee: 79; ShStock:81; Shutterstock/Nataliia Pokrovska: 103 (Fitnessband, Hanteln, Pilatesball); BeiLen: 103 (Stuhl); Elen Bushe: 103 (Tennisball)
Layout und Satz: feschart print- und webdesign, Michaela Röhler, Leopoldshöhe
Druck: Balto Print UAB, Litauen
Printed in the EU

ISBN Print 978-3-7423-0344-8
ISBN E-Book (EPUB, Mobi) 978-3-7453-0612-5

Weitere Informationen zum Verlag finden Sie unter
www.rivaverlag.de
Beachten Sie auch unsere weiteren Verlage unter www.m-vg.de